MUYING HULI
JICHU ZHISHI
CHUJI

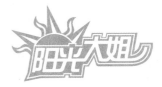

"1+X"母婴护理职业技能
等级证书配套教材

母婴护理
（基础知识、初级）

● 济南阳光大姐服务有限责任公司
组织编写

高等教育出版社·北京

内容提要

本书为"1+X"母婴护理职业技能等级证书配套教材，依据《母婴护理职业技能等级标准》，通过岗位工作任务分析，确定职业必备的理论知识和操作技能为教材的主要内容。

本书分基础知识和初级两个模块共十一章。基础知识模块包括职业道德、法律知识、孕妇护理基础、产妇护理基础、婴儿护理基础、安全知识；初级模块包括孕妇护理、产妇护理、婴儿护理、婴儿保健和教育训练。教材编写突出产教融合、书证融通，将母婴护理的理论知识与"阳光大姐"多年积累的实践经验相结合。

本书为新形态一体化教材。各章节标注有学习目标，并配套建设有重点知识点和技能点的典型性、实用性优质视频资源，通过扫描二维码可以随时观看。

本书可作为全国应用型本科院校、高等职业院校、中等职业院校相关专业配套教材，也可供母婴护理行业相关机构开展母婴护理职业技能等级证书培训使用，还可作为母婴护理人员的自学用书。

图书在版编目（CIP）数据

母婴护理：基础知识、初级 / 济南阳光大姐服务有限责任公司组织编写. --北京：高等教育出版社，2020.8

ISBN 978-7-04-054462-6

Ⅰ.①母… Ⅱ.①济… Ⅲ.①产褥期 - 护理 - 教材 ②新生儿 - 护理 - 教材 Ⅳ.① R714.61 ② R174

中国版本图书馆CIP数据核字（2020）第115405号

MUYING HULI（JICHU ZHISHI、CHUJI）

策划编辑	夏 宇	责任编辑	吴 静	封面设计	姜 磊	版式设计	徐艳妮
插图绘制	于 博	责任校对	马鑫蕊	责任印制	尤 静		

出版发行	高等教育出版社	网 址	http://www.hep.edu.cn	
社 址	北京市西城区德外大街4号		http://www.hep.com.cn	
邮政编码	100120	网上订购	http://www.hepmall.com.cn	
印 刷	北京鑫丰华彩印有限公司		http://www.hepmall.com	
开 本	787 mm×1092 mm 1/16		http://www.hepmall.cn	
印 张	14.5			
字 数	290千字	版 次	2020 年 8 月第 1 版	
购书热线	010-58581118	印 次	2020 年 8 月第 1 次印刷	
咨询电话	400-810-0598	定 价	39.00元	

本书如有缺页、倒页、脱页等质量问题，请到所购图书销售部门联系调换
版权所有 侵权必究
物 料 号 54462-00

"1+X"母婴护理职业技能等级证书配套教材
编写委员会

主 任 委 员：卓长立
副主任委员：初黎华　高玉芝
委　　　员：(排名不分先后)

陈 平　王 钰　李 凯　高秀梅　王莫辞
刘丽君　郭青青　刘晓媛　时召萍　李 燕
周兰琴　王桂玲　刘 珍　李 晖　蔡 兢
张玉环　付春颖　田英姿　刘 菲　王华芳
王慕兰　刘洪建　杜慧真

参 与 编 写：薛书敏　杨 伟　朱晓卓　王黎英　石新娣
教 材 审 阅：马 骏
联合建设院校：(排名不分先后)

山东医学高等专科学校
聊城大学东昌学院
宁波卫生职业技术学院
菏泽家政职业学院
闽西职业技术学院
北京财贸职业学院
天津医学高等专科学校
河北女子职业技术学院
山西卫生健康职业学院
兴安职业技术学院
盘锦职业技术学院
长春医学高等专科学校
黑龙江护理高等专科学校
上海济光职业技术学院
苏州卫生职业技术学院
金华职业技术学院

I

合肥幼儿师范高等专科学校

江西卫生职业学院

漯河医学高等专科学校

武汉铁路职业技术学院

湖南中医药高等专科学校

肇庆医学高等专科学校

广西卫生职业技术学院

海南健康管理职业技术学院

重庆三峡医药高等专科学校

四川护理职业学院

四川中医药高等专科学校

铜仁职业技术学院

曲靖医学高等专科学校

宝鸡职业技术学院

甘肃工业职业技术学院

海北州职业技术学校

宁夏民族职业技术学院

新疆农业职业技术学院

石河子卫生学校

联合建设单位:(排名不分先后)

贝亲管理(上海)有限公司

乌鲁木齐爱之星服务有限公司

全国妇联人才开发培训中心

上海秋歌实业发展有限公司

黑龙江省龙妹家庭服务有限公司

南宁市绿城南方职业培训学校

武汉恩安健康管理有限公司

杭州巾帼西丽生活服务科技集团有限公司

广西壮家女家庭服务有限公司

广州市新希望家政有限公司

哈尔滨报达家政有限公司

邯郸市巾帼再就业培训服务中心

菏泽巾帼家政服务有限公司

鸡西市龙妹家政服务中心

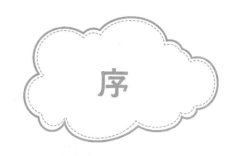

序

　　一个生命的孕育,奇妙,充满着期待。它带着生命的最高智慧,承载着不可预知的人生使命。从大处说,这是人类生命传奇的开始;从小处说,这是个体人生旅程的开始。在生生不息的人类历史中,生育的进步也是人类文明的进步。从《本草纲目》的"赤马皮,催生,良",到现代母婴护理、养育模式的形成,这是科学进步与母婴护理在生命中开出的灿烂花朵。在这些花朵中,由"阳光大姐"组织编写的"1+X"母婴护理职业技能等级证书配套教材亦吐露着芬芳,迸发着光彩。

　　从使用者的角度说,这是一部真正意义上的科学、全面、适应居家环境下的孕产妇护理与婴幼儿养育指南。它由中国家政服务行业的龙头企业、在国内母婴护理领域享有盛誉的济南阳光大姐服务有限责任公司组织编写,作者中既有医护领域的专家,也有很多具有多年母婴护理工作经验的首席技师和金牌母婴护理员。教材在编写过程中历经数轮修改,不仅汇集了"阳光大姐"近20年的实践经验,而且根据教育部等部委关于"1+X"职业技能等级证书的要求,融入了相关专业教学内容,以期符合新时期人才的培养需求。

　　该系列教材共三册,包括基础知识、初级、中级、高级四个模块,完整涵盖了孕妇健康、分娩生产、产后护理、新生儿护理、婴幼儿护理与养育的内容,有理论,有实践,有案例,还有"阳光大姐温馨提示"和"阳光大姐支招"。在人们越来越关注生命质量、关爱母婴健康的今天,该系列教材至少解决了四个层面的需求问题。

　　首先,这是一套系统、专业的"1+X"母婴护理职业技能等级证书培训教材。对于有志于从事母婴护理、婴幼儿保育工作的大中专毕业生和社会人士来说,这套教材提供了系统的理论知识和实践指导。参加培训,考核通过不仅仅是获得一份职业技能等级证书,更是掌握了一项现代社会需求量大、专业技术水平要求高的就业本领。这将为大中专毕业生多提供一份职业选择的机会,并帮助他们顺利地步入社会,踏上胜任的工作岗位,也为千千万万户家庭、婴幼儿护理机构提供源源不断的、优秀的母婴护理工作者。

　　其次,这是一套专业的职业教育母婴护理方面的学习教材与实训指南。在设有母婴护理及相关专业的院校,选用这样一套系统、全面、实操性强的教材,将为教师提供逻辑清晰、简单直观、逐级提升的教学方案,为学生提供来源于实践,紧贴工作生活,易于记忆与实践的专业学习内容。

　　再次,这是一套内容详实的母婴护理人员日常工作范本。对从事月嫂、育婴师和保育员工作的从业者来说,这套教材中的内容能帮助提升其专业能力和服务技巧。业内专家和同行的工作经验、处理问题的方法透过字里行间传递出来,堪称母婴护理的"工作说明书"。

最后,这是一套可供孕妇、新手妈妈参考的母婴保健科普读物。书中丰富的内容、简洁易懂的语言、扫码可视的实际操作示范,会让孕妇和新手妈妈在孕育、生产、育儿和自我护理的过程中得心应手。

对于准备取得母婴护理职业技能等级认证的学习者来说,通过教材和培训,并通过考核获得等级认证不应是终极目标。从事与生命的孕育、成长密切相关的就业岗位,这套教材带给我们的不仅是职业技能的培训和护理技巧的掌握,还处处体现出对生命的尊重与呵护。只有站在生命的高度,站在参与生命成长的意义上学习、领悟和应用,从业者才会用心服务于生命的成长,成为真正的"生命守护者"。

没有一成不变的经验,也没有永远不变的教材。科技在发展,时代在进步,母婴健康与科学育婴的内容也需要不断提升与完善。相信本系列教材的编者在不断实践的过程中,能够持续累积先进的方法、经验与案例,在今后的教材修订过程中为学习者和读者带来惊喜。也希望这套教材的出版,能够让更多人学会如何更好地"参与一个生命的成长"。

卓长立

2020 年 3 月

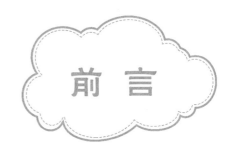

前 言

本系列教材根据《国务院关于印发国家职业教育改革实施方案的通知》（国发〔2019〕4号）的要求，贯彻落实教育部《关于在院校实施"学历证书＋若干职业技能等级证书"制度试点方案》等相关文件精神，以母婴护理行业未来发展和需求为导向，按照《母婴护理职业技能等级标准》编写。

本系列教材主要面向母婴护理服务、培训及管理等岗位，以护理、助产、家政服务与管理各相关专业职业院校与应用型本科院校的学生为主体，用于指导其母婴护理方面的学习，也可供母婴护理从业人员参考。这套教材通过对母婴护理岗位工作任务进行分析，确定职业技能等级标准，注重选择职业与专业必备的基础知识和操作技能为教材的主要内容，突出教材的针对性、可操作性，关注培养学生的学习兴趣，强化职业素养养成和专业技术积累，将专业精神、职业精神和工匠精神融入人才培养全过程。

编者通过深入调研，在教材编写过程中历经数轮修改，充分吸收了各个领域、不同专家的意见，作者中既有医护领域的专家，也有很多具有多年母婴护理工作经验的首席技师和金牌母婴护理员，还有院校教师以及服务客户。本书在编写过程中得到了聊城大学东昌学院、山东医学高等专科学校、宁波卫生职业技术学院等单位的大力支持，在此向提供帮助的有关专家表示衷心感谢！

本书在编写过程中吸收了学术界的研究成果，参考了有关资料。由于时间仓促，书中难免有疏漏不足之处，恳请读者批评指正，以便及时修订完善。

编　者

2020年4月

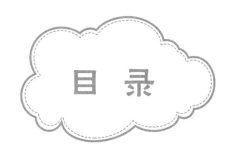

目 录

模块一 基础知识

二维码视频资源目录

模块一

基础知识

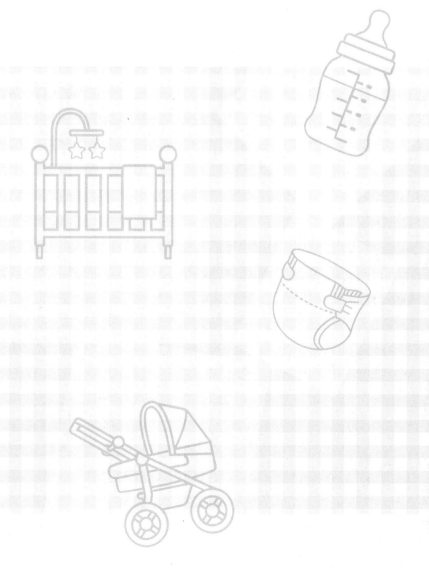

第一章 职业道德

学习目标

1. 掌握母婴护理员职业道德。
2. 掌握母婴护理员工作守则、行为规范。
3. 提高职业素养,树立爱岗敬业精神。

母婴护理是用现代思想观念和科学方法,为孕产妇、新生儿提供生活照料、专业护理服务,提供婴幼儿早期教育服务,是适应我国社会发展需要而产生的一种新的职业,受到了党和国家的高度重视与关注。

2013年11月27日,习近平总书记在济南视察外来务工人员综合服务中心时询问了"阳光大姐"培训学校的情况并对家政行业做出重要指示:"家政服务大有可为,要坚持诚信为本,提高职业化水平,做到与人方便、自己方便。"2018年3月8日,习总书记在第十三届全国人民代表大会第一次会议山东代表团全体会议上再次做出重要指示:"在我国目前发展阶段,家政业像'阳光大姐'这个名字一样是朝阳产业,既满足了农村进城务工人员的就业需求,也满足了城市家庭育儿养老的现实需求,要把这个互利共赢的工作做实做好,办成爱心工程。"牢记总书记嘱托,推动家政服务事业的健康发展,是每一个家政人肩负的责任。母婴护理是家政服务的一项重要内容,遵守职业道德、爱岗敬业、诚实守信、奉献爱心,是每个母婴护理人员都必须具备的素质。

第一节 职业道德概述

从事母婴护理工作必须有较高的职业道德和品德修养。认真践行社会主义核心价值观,遵循社会主义职业道德,对提高母婴护理人员素质、提高服务品质、提升行业形象具有重要意义。

一、道德的基本概念

道德是指人与人之间行为原则和规范的总和,同时也指个人的道德行为、思想品质和修养境界。社会公德是全体公民在社会交往和公共生活中应遵循的行为准则,包括人与人、人与社会、人与自然之间的关系。道德规范是靠思想教育、社会舆论、传统习惯和内心信念来维持的,渗透于生活的各个方面,既是人们应当遵守的行为准则,也是对人们思想和行为进行评价的标准。

二、职业道德的概念、特点和社会作用

职业道德是与人们的职业活动紧密联系的、符合职业特点要求的道德准则、道德情操与道德品质的总和,是人们在从事职业活动的过程中形成的一种内在的、非强制性的约束机制。职业道德是社会公德在职业活动中的具体化,是从业人员在职业活动中的行为标准和要求,也是本行业对社会所承担的道德责任和义务。

(一) 职业道德的特点

职业道德与社会公德有着密切的联系,同时也有自己的特征。

1. 行业性　鲜明地表达职业义务、职业责任以及职业行为上的道德准则。

2. 连续性　具有不断发展和世代延续的特征和一定的历史继承性。

3. 实用性及规范性　根据职业活动的具体要求,对人们在职业活动中的行为用条例、章程、守则、制度、公约等形式做出规定。

(二) 职业道德的社会作用

职业道德具有重要的社会作用,具体体现在以下几方面。

1. 调节职业交往中从业人员内部以及从业人员与服务对象间的关系。

2. 从业人员良好的职业道德有助于维护和提高本行业的信誉。

3. 从业人员的责任心、良好的知识和能力以及优质的服务是促进本行业发展的主要活力,并且对推动社会道德水平的提高发挥重要作用。

三、社会主义职业道德基本规范

母婴护理职业道德基本规范包含 5 个方面的内容,即爱岗敬业、诚实守信、办事公道、服务群众、奉献社会。

1. 爱岗敬业　爱岗敬业是为人民服务和集体主义精神的具体体现,是社会主义职业道德一切基本规范的基础。爱岗就是热爱自己的工作岗位,热爱本职工作。爱岗是对人们工作态度的一种普遍要求。敬业就是用一种恭敬严肃的态度对待自己的工作,勤勤恳恳、兢兢业业、忠于职守、尽职尽责。爱岗是敬业的基础,敬业是爱岗的升华。

2. 诚实守信　诚实,就是忠诚老实,不讲假话。诚实的人能忠实于事物的本来面目,不歪曲、不篡改事实,同时也不隐瞒自己的真实思想,光明磊落,言语真切,处事实在。守信,就是信守诺言,说话算数,履行自己应承担的义务。诚实是守信的基础,守信是诚实的具体表现。诚实守信是为人处世的一种美德,也是一种社会公德,是任何一个有自尊心的人进行自我约束的基本要求。

3. 办事公道　办事公道是指从业人员在办事情、处理问题时,站在公正的立场上,按照同一标准和同一原则办事。不可因为是亲朋好友就给予特别照顾,更不能利用职权挟嫌刁难。办事公道要以一定的个人道德修养为基础。

4. 服务群众　服务群众是为人民服务精神的集中表现,体现了工作的主要服务对象是人民群众。要时时刻刻为群众着想,急群众所急,忧群众所忧,帮群众所需。

5. 奉献社会　奉献社会是为人民服务精神的最高体现。奉献就是不期望等价的回报和酬劳,而愿意为他人、为社会、为正义贡献自己的力量。奉献社会的精神主要强调的是一种忘我的全身心投入精神,专注于事业,而不是个人的回报。一个人不论从事什么工作,不论在什么岗位,都可以为社会做贡献。

四、坚守社会主义核心价值观,加强职业道德建设

社会主义核心价值观倡导全心全意为人民服务。用社会主义核心价值观教育人、培养人、凝聚人,是加强职业道德建设的重要内容。具体要求如下。

弘扬社会主义职业精神,把国家利益、人民利益放在第一位。认真履行公民的社会责任,对社会、对企业、对客户高度负责,厚道做人,本分做事。

弘扬工匠精神,干一行,爱一行,专一行。做到"术业有专攻",对工作有执着的坚持和追求,勇于创新、精益求精。善于学习和掌握新知识、新技能,通过自身努力学习,不断提升专业能力、业务质量、服务水平。

弘扬奉献精神,工作中团结协作,乐于助人。牢记"赠人玫瑰,手有余香",增强合作意识,遇到困难互帮互助,不因善小而不为,在工作中形成互尊、互爱、互助、互帮的氛围。

人们生活于各种社会关系之中,需要通过为他人服务体现自身的价值。社会主义核心价值观不仅是中华传统文化的集中体现,也包含了现代人们对美好社会与和谐社会的追求和向往。坚守社会主义核心价值观有利于人与人之间增加信任感和亲近感。

第二节　母婴护理人员的职业守则

职业守则是职业道德规范的具体体现,是对母婴护理人员的纪律要求。

一、工作守则

1. 遵守国家法律法规,爱岗敬业、守时守信、尊重客户。
2. 履行"责任 + 爱心"的服务理念,认真履行工作职责。
3. 掌握孕产妇及婴儿生活照料、护理和教育的专业知识和操作技能。
4. 平等地对待每一个孕产妇、婴儿,让他们充分享有安全感和自尊心。
5. 严格遵守操作规程,在服务实践中不断提高对孕产妇、婴儿护理的技能水平。
6. 文明礼貌、品行端正、仪表端庄、举止大方。

7. 讲究个人卫生,着装得体整洁。

二、专业修养

1. 善于学习,勤于动脑,勇于创新。

2. 富有爱心、耐心、诚心和责任心。

3. 尊重客户,关爱母婴。

4. 具有现代教育观念及科学育婴的专业知识。

5. 具有广泛的兴趣及宽泛的学识。

6. 善于沟通,具有与人合作的能力。

7. 具有解决问题和研究问题的能力。

8. 身心健康。

9. 思路敏捷,工作有条理。

10. 有进取精神。

三、仪容仪表、职业形象

母婴护理人员必须注意自己的仪容仪表和言行举止,正确处理与客户及其邻里的关系。

(一) 着装

1. 着装整齐、清洁、美观、自然大方。

2. 不穿薄透或过于紧身的衣服,不穿低胸装、超短裙、露脐装等不适宜工作的衣服。

3. 不浓妆艳抹,不佩戴过多的饰物。

4. 鞋子应选平跟的布鞋或旅游鞋。

(二) 文明礼貌

母婴护理人员要讲文明、懂礼貌。在客户家中可按年龄、辈分称呼其家庭成员。自觉运用礼貌用语,如"您好""请您帮忙""谢谢""请问""再见"。说话诚实,不随意乱说话或插话。

(三) 行为举止

母婴护理人员的坐姿、站姿、走姿、表情和手势应落落大方,不卑不亢,要努力改正不良的姿态或行为习惯。

(四) 卫生习惯

母婴护理人员要养成良好的个人卫生习惯,勤洗手、勤洗澡、勤洗头、勤理发、勤剪指甲。

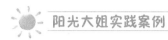 **阳光大姐实践案例**

感恩——我把你当妈妈

母亲节到了,来自各地的信件与贺片如雪花纷飞而至。任增桂在大爱如山的日子里,除了收到女儿敏敏的信,还收到了另一位"女儿"静静的来信。

任增桂把信缓缓展开:

任妈妈,您好,请允许我这样冒昧地称呼您。因为我搜遍天下美好的称呼,只有叫您妈妈最贴切、最准确。

时间过得真快,56天像飞一般转瞬即逝。

今天恰逢母亲节,刚做母亲不久的我从床上爬起来,写上深情祝福,作为我们对您的爱。

回想这段时间,我的宝宝从出生不认母乳,到闭着眼就能吃上。从6斤4两,长到现在的12斤。宝宝一听到您的声音就眉开眼笑,而且还会给您抛"媚眼"呢——看提多逗了。我从剖宫产时的疼痛、不能自己下床,到现在情绪和体力已经恢复很好,变成谈笑风生、漂亮潇洒的妈妈。我很欣慰,也很高兴。在此,我感谢您对我像家人一样的呵护,感谢您给我做可口的饭菜,这56天是我生命中非常愉快的56天,宝宝健康成长,全家沉浸在欢乐之中。

母亲节之际,请允许我为您献上一首小诗……

《再见 漂亮的任妈妈》

轻轻地你走了
正如你轻轻地来
你轻轻拥抱
唤醒了优优对你的依恋
清晨八点
你亲切的问候
带来了对优优的关爱
这问候
如一束阳光
抚慰了晚上我照看优优疲惫的心
午后十二点
你麻利美丽的身影
穿梭于厨房与冰箱之间

本着饮食健康的原则

做着各种美食

滋润着我馋馋的嘴巴

黄昏五点

你美丽可爱的笑容

如夕阳的一抹余晖

暖暖地照在随风落下的红叶上

带走了树的依恋

光秃的枝头

却挂满了优优对你的思念

以及我对你行车安全的嘱托

悄悄地你走了

正如你悄悄地来

你挥一挥衣袖

却带不走咱们家人对你的祝福

好人一生平安

最后祝任妈妈

每天哈哈开口笑

继续走 90 后路线

做个超级美丽快乐的辣妈

身体倍棒,吃嘛嘛香!

您的女儿:静静

2016 年 5 月 8 日

生 死 时 速

2011 年 4 月 11 日是个星期一,天气仍有些冷,上午 9 点,从事母婴护理工作的刘东春在济南的大街上奋力飞奔,没有发令枪声,没有跑道,没有竞争对手……那一天,她不是跑得最快的人,而是跑得最好的人。

1 周前,刘东春照看的宝宝"好好",因被爸爸的感冒传染,患上了肺炎。医生开了消炎药,让好好在家里观察治疗。1 周后好好到医院复诊,医生听好好肺里呼吸音不那么粗了,建议先停药。

星期一早晨 8 点,刘东春准时踏进了好好家的门。爸爸上班了,家里只有妈妈和好好。好好吃完妈妈的奶后,刘东春又冲了 60 ml 奶粉喂了好好。吃完后刘东春拍打着好好,嗝打出来了,好好的精神也很好。此时,一切看起来很平静。

刘东春把孩子交给妈妈后,开始清理东西,消毒器皿。回来的时候,发现孩子有异常。好好想吐,又吐不出,喉咙里发出异样的声音,干呕得喘不上气来。情急之下,不容犹豫,刘东春果断地采取了护理救助:先让好好趴在床上倒过来,轻拍后背。接着把好好抱起来拍后背,还是不行。她又蹲下,让好好俯身趴在她的腿上,左手托着好好的下巴和胸部,右手在好好背上使劲地拍,还不奏效,好好脸上开始泛出紫红色,头在摇晃,显然憋得很厉害。刘东春又朝好好的脚心上猛弹两下,她希望,通过猛弹脚心,好好会"哇"地哭出声来,打通呼吸通道……可是,这一切无济于事。

这时,刘东春意识到好好喉咙处有异物堵塞,如不去医院抢救,后果不堪设想。

此时刘东春只有一个念头:去医院!

她拎起小被子,把孩子裹紧,扭头对"坐月子"的好好妈妈说:"孩子有些不好,我带她去医院……"话音还未落地,刘东春已抱着好好冲出家门。

刘东春穿着拖鞋,戴着工作大兜巾,飞奔似地下了三楼,冲到大街上。此时,正巧有一辆出租车刚刚发动,她跨过隔离花坛,奋不顾身地冲向那辆缓缓启动的车子。她一手搂着被子,一手托着好好,腾不出手来,只好用脚拼命地踢着车门,冲司机喊着:"师傅,求求你,求求你,快送我去医院……"

上了车,刘东春始终拍打着好好。这时的好好已经没有反应了,原来晃动的头,现在一动不动了。她贴近好好的耳朵,声音虽然不大,但充满恳求的语气:"好好,你醒醒,别吓唬阿姨好吗?"

"师傅,开快点,开快点儿吧!"一路上,刘东春以近乎哀求的口吻催着司机。临近医院仅二三百米了,遇到前方堵车。她推开车门,道了声谢谢,朝医院方向冲去。冰凉的街面上,刘东春甩下了晶莹的汗水。

拨开医院大厅里乌泱乌泱的人群,刘东春抱着孩子冲到急诊室,声音嘶哑地喊着:"大夫,快点救救孩子……"

医生跑出来,好好的脸已经成了深紫色。刘东春倚在抢救室的门外,耳朵贴着门缝听着。不知过了多久,里面传来好好"哇"的哭声。随即,这个骨头最硬的"大姐"瘫倒在地上。她脚上的拖鞋早已不知甩到了哪里……

打上吊瓶的好好已经在观察室睡着了。医生告诉刘东春:"新生儿肺炎恢复期易出现反复,嗓子的异物就是黏痰,堵塞呼吸道造成了窒息。幸亏你当时急救措施得当、来得及时,要不然孩子就不行了。"隔着观察室的大玻璃,刘东春看到那个让她魂牵梦绕的小生命,禁不住拍打着玻璃,呼喊着:"好好,好好……"

好好仿佛听到或看到了什么,这个仅20天的小生命朝这边望来。好好的目光好似触到了刘东春的神经,她的眼泪"扑簌扑簌"掉了下来。

夜深了,刘东春久久不能入睡。闭上眼,就是好好发紫的脸庞。这时,她的短信提示音响了一下,打开一看,是好好妈妈发来的:"刘姐,您睡了吗?我代表全家感谢您。要是没有您,好好可能就不在了。"

一个春寒料峭的早晨,身为母婴护理人员的刘东春犹如传说中的夸父,朝着一个赛场上没有终点线的目标冲刺:她狂奔下楼,冲出大门,越过花坛,飞身上车,跨入急诊……她采用这些不同寻常的姿势完成了从奔跑到奔驰、从奔驰到奔腾的跨越,她用特殊的动作书写了两个最有力量的大字：责任。

思考题	1. 什么是道德？
	2. 什么是职业道德？
	3. 职业道德有哪些特点？
	4. 社会主义职业道德的基本规范包括哪些方面？
	5. 母婴护理工作守则的内容有哪些？
	6. 母婴护理人员的仪容仪表、职业形象应是怎样的？

第二章 法律知识

学习目标	1. 掌握母婴护理相关法律知识。
	2. 能够做到知法、懂法、用法。

俗话说:"没有规矩不成方圆",遵纪守法是母婴护理人员从业必备条件。掌握法律知识,有助于母婴护理人员正确履行自己应尽的义务、维护自己的权益,也有助于维护客户的合法权益。

第一节 宪法相关法律素养

《中华人民共和国宪法》(以下简称《宪法》)是我国的根本大法,反映了人民的利益和要求,规定了公民的基本权利和义务。作为新时代的母婴护理人员,学习宪法,自觉做到懂法、守法,是做好工作的基础。

一、公民的权利义务

(一) 公民的基本权利

《宪法》规定,我国公民享有的基本权利和自由:中华人民共和国公民在法律面前一律平等。年满十八周岁的公民,都有选举权和被选举权(依照法律被剥夺政治权利的人除外)。公民有言论、出版、集会、结社、游行、示威的自由。公民有宗教信仰自由,公民的人身自由不受侵犯。公民的人格尊严不受侵犯。公民的住宅不受侵犯。公民的通信自由和通信秘密受法律的保护。公民有劳动的权利和义务,劳动者有休息的权利。公民有受教育的权利和义务。

《宪法》除了规定上述公民的基本权利和自由外,还包括:婚姻、家庭、母亲和儿童受国家的保护。禁止破坏婚姻自由,禁止虐待老人、妇女和儿童。保护归侨和侨眷的合法的权利和利益等。

(二) 公民的基本义务

《宪法》规定公民的基本义务主要有:有维护国家统一和全国各民族团结的义务;必须遵守宪法和法律;有维护祖国的安全、荣誉和利益的义务;保卫祖国是每一个公民的神圣职责;依照法律服兵役和参加民兵组织是公民的光荣义务;有依照法律纳税的义务等。

二、服务中如何维护客户的基本权利

母婴护理人员工作环境特殊,服务的客户来自不同的民族,有不同的宗教信仰、不同的语言、不同的文化等。服务中主要应该注意以下几方面的问题。

(一)尊重客户家庭成员的人身权利

母婴护理人员有时会遇到婴儿患病或客户不在家的时候,面对哭闹的婴儿要有耐心、爱心和奉献精神,无论客户在与不在,都要用爱心对待婴儿,不能因婴儿哭闹而打骂、虐待他。母婴护理人员打骂、虐待婴儿造成损害的,应当承担相应的法律责任。

(二)尊重客户的财产权

《宪法》保护公民合法财产的所有权。母婴护理人员应该像爱护自己的财产一样爱护客户的财产。不论价值大小,都不能据为己有。不小心损坏了客户的财物应该主动告知客户,并且进行赔偿。

(三)尊重客户的婚姻、家庭

婚姻、家庭受到《宪法》的保护。母婴护理人员应该尊重客户,维护客户的家庭和睦。无论什么原因,影响客户家庭关系甚至导致客户家庭破裂都是不道德的,也是违法的。

(四)尊重客户的民族传统、风俗习惯

我国有 56 个民族,各民族都有自己独特的文化、风俗习惯,服饰、饮食也各有特色。母婴护理人员在言谈举止等方面都要谨慎,避免因民族传统不同与客户产生冲突,努力维护民族的团结、和睦。尊重少数民族的传统习俗,是母婴护理人员自觉履行维护民族团结的义务。

(五)尊重客户的宗教信仰自由

《宪法》规定公民有宗教信仰的自由。因此,母婴护理人员在日常生活中,如语言交流、生活习惯、服饰穿着方面,应该尊重客户的宗教信仰。

另一方面,母婴护理人员也有选择宗教信仰的自由。当一个无宗教信仰的母婴护理人员进入一个有宗教信仰的家庭,被邀请参加客户所信仰的宗教组织时,母婴护理人员有权拒绝。

如果发现客户从事非正常的宗教活动,要向公司反映,同时向公安机关、国家有关部门举报。宁可放弃自己的工作也要维护宪法的尊严。

第二节　劳动法相关法律素养

《中华人民共和国劳动法》(以下简称《劳动法》)以劳动者权益保护为宗旨,对用人单位、劳动者规定了各自的权利、义务和责任,单位和个人都应该严格遵守、坚决执行。

一、劳动合同

(一) 什么是劳动合同

劳动合同又称劳动契约,是指劳动者和用人单位之间确立劳动关系,明确双方权利和义务的协议。建立劳动关系应当订立劳动合同(依法协商达成的双方权利和义务的协议),劳动合同是建立劳动关系的法律形式。

违反法律、行政法规的劳动合同,采取欺诈、威胁等手段订立的劳动合同为无效合同。无效合同从订立的时候起,就没有法律约束力。

(二) 劳动合同的订立

1. 订立和变更劳动合同,应当遵循平等自愿、协商一致的原则,不得违反法律、行政法规的规定。劳动合同依法订立即具有法律约束力,当事人必须履行劳动合同规定的义务。

2. 劳动合同应当以书面形式订立,并具备以下条款:劳动合同期限;工作内容;劳动保护和劳动条件;劳动报酬;劳动纪律;劳动合同终止的条件;违反劳动合同的责任。

劳动合同除规定的必备条款外,当事人可以协商约定其他内容。

3. 劳动合同的解除:用人单位解除劳动合同分三种情况。

一是因劳动者不符合录用条件、有严重过错或者触犯法律,用人单位可以随时通知劳动者解除劳动合同。

二是因劳动者不能胜任工作或因客观原因致使劳动合同无法履行的,用人单位可以提前通知劳动者解除劳动合同。

三是因经济性裁减人员,用人单位按照法定程序解除与劳动者的合同关系。

(三) 劳动时间和休息时间

《劳动法》规定,国家实行劳动者每天工作时间不超过 8 小时,平均每周不超过 40小时的工时制度。用人单位由于生产经营需要,经与工会或者劳动者协商后可以延长工作时间,一般每天不得超过 1 小时。因特殊原因需要延长工作时间的,在保障劳动者身体健康的条件下,每天不得超过 3 小时,但每月不得超过 36 小时。但在特殊情况下,延长工作时间不受上述限制。这类情况包括:发生自然灾害、事故或者其他原因,威胁到人的生命健康和财产安全,需要紧急处理的;生产设备、交通运输线路、公共设施发生故障,影响生产和公共利益,必须及时抢修的等。

劳动者依法在周六、周日、法定节日享有休息的权利。但是,考虑到母婴护理的特殊性,母婴护理人员可以和客户在合情、合理、合法的原则下,兼顾双方利益,约定工作时间和休息时间。

(四) 劳动争议的处理

劳动争议是指劳动者和用人单位之间,因劳动关系中的权利义务而发生的纠纷。根据《劳动法》《中华人民共和国企业劳动争议处理条例》等相关法律的规定,我国劳动争议的处理机构有:劳动争议调解委员会、劳动争议仲裁委员会和人民法院。

1. 设立于企业内部的劳动争议调解委员会有权对本企业的劳动争议进行调解,如果达成和解协议,需要甲乙双方自觉履行,该和解协议并不具有强制执行的法律效力。如果劳动争议调解委员会调解不成,纠纷的双方可以请求劳动仲裁机构裁决。

2. 劳动争议仲裁委员会是国家授权、依法独立处理劳动争议的专门机构。处理纠纷具有成本低、速度快的特点,是解决劳动争议的有效途径。对仲裁的结果不服,可以请求人民法院通过诉讼程序解决劳动纠纷。

3. 人民法院受理不服仲裁裁决的劳动争议案件。当事人对仲裁裁决不服的,自收到仲裁裁决书之日起 15 日内,可以向人民法院起诉。一方当事人在法定期限内不起诉又不履行仲裁裁决的,另一方当事人可以申请人民法院强制执行。

二、母婴护理服务合同

由于家政服务业起步较晚,市场还不够规范。目前,家政服务公司分为两类,一是员工制的家政服务公司,二是中介性质的家政服务公司。

(一) 合同签订

1. 员工制家政服务公司(企业建立规范的管理系统、培训系统,与客户、服务员签订服务合同,代收、代发工资,服务员缴纳社会保险) 母婴护理人员与家政公司、客户之间必须签订书面服务合同。三方应将合同的必备条款写清楚,其中包括服务内容、地点、时间、期限、劳动报酬、劳动保障、合同解除等。

2. 非员工制家政服务公司(中介性质) 企业、母婴护理人员、客户三方,应参照员工制家政公司的服务合同内容,签订书面服务合同。

(二) 损失赔偿

社会中风险无处不在,母婴护理服务也存在风险,会遇到不同形式的伤害。母婴护理人员受到伤害可获得赔偿。

1. 员工制家政服务公司 母婴护理人员与公司签订有合法的服务合同,应该按《劳动法》的规定处理。母婴护理人员缴纳商业保险的,出险之后由保险公司负责理赔。

2. 非员工制家政公司 现实生活中,有些母婴护理人员通过中介组织或者直接与客户签订书面或者口头劳务合同,形成的劳动关系并不适用于《劳动法》。这种情况下,母婴护理人员在工作中受到损害,应该按照雇工的相关规定来处理。

(三) 合同解除

母婴护理服务合同签订后,不能轻易解除合同,除非有可以解除合同的法定情况。母婴护理人员应该严格按照合同的规定履行合同约定的权利和义务,母婴护理人员与家政公司或者客户不辞而别,造成合同无法履行或解约的,要承担相应的法律责任。同样,家政公司也不能无故解除合同。

第三节　妇女、未成年人保护相关法律素养

为保护妇女、未成年人权利,国家依据《宪法》制定了《中华人民共和国母婴保健法》(以下简称《母婴保健法》)、《中华人民共和国妇女权益保障法》(以下简称《妇女权益保障法》)、《中华人民共和国未成年人保护法》(以下简称《未成年人保护法》)。《中华人民共和国刑法》中也对某些犯罪做了明确的规定。

一、母婴保健法

(一) 孕产期保健服务

《母婴保健法》规定,医疗保健机构应当为育龄妇女和孕产妇提供孕产期保健服务。其内容包括以下几方面。

1. 母婴保健指导　对孕育健康后代以及严重遗传性疾病和碘缺乏病等地方病的发病原因、治疗和预防方法提供医学意见。

2. 孕妇、产妇保健　为孕妇、产妇提供卫生、营养、心理等方面的咨询和指导以及产前定期检查等医疗保健服务。

3. 胎儿保健　对胎儿生长发育进行监护,提供咨询和医学指导。

4. 新生儿保健　为新生儿生长发育、哺乳和护理提供医疗保健服务。

5. 为产妇提供科学育儿、合理营养和母乳喂养的指导。

6. 对婴儿进行体格检查和预防接种,逐步开展新生儿疾病筛查、婴儿多发病和常见病防治等医疗保健服务。

7. 省、自治区、直辖市人民政府卫生行政部门指定的医疗保健机构负责本行政区域内的母婴保健监测和技术指导。

(二) 护理职责要求

1. 母婴护理人员应经过正规和严格的培训,具备专业知识和技能,胜任母婴护理工作。

2. 母婴护理人员应依据所学专业知识,为孕产妇提供卫生、营养、心理等方面的指导和护理。

3. 母婴护理人员应依据所学专业知识,为产妇提供科学育儿、合理营养、母乳喂养的指导和护理。

4. 各级相关部门应组织好母婴护理人员的培训,提高母婴护理水平。

二、妇女权益保障法

(一) 妇女的权益

《妇女权益保障法》规定,保障妇女的合法权益是全社会的共同责任。妇女在政治的、经济的、文化的、社会的和家庭的生活等各方面享有同男子平等的权利。实行男女

平等是我国的基本国策。国家采取必要措施,逐步完善保障妇女权益的各项制度,消除对妇女一切形式的歧视。国家保护妇女依法享有的特殊权益。禁止歧视、虐待、遗弃、残害妇女。

妇女的权益主要表现在:享有同男子一样的政治权利,包括选举权和被选举权、批评建议权、检举权、参与管理国家和社会事务的权利;享有同男子一样的文化教育的权利,包括接受义务教育、高等教育、学习培训等;享有劳动权利和财产权利。

妇女的人身权利受到特殊的保护:妇女的人身自由不受侵犯,禁止以非法拘禁或者其他手段剥夺或者限制妇女的人身自由,禁止拐卖和绑架妇女,严禁卖淫、嫖娼,保护妇女的肖像权,保护妇女的名誉权和人格尊严等。

(二) 妇女权益的维护

母婴护理人员在护理服务过程中必须严格依法办事,尊重妇女和未成年人的人格、财产等方面的权利,避免违法。同时要有自我保护意识,避免自身权益受到侵害。具体注意以下问题。

1. 学会自我保护

(1) 保护隐私:隐私权是自然人享有的对其个人的、与公共利益无关的个人信息、私人活动和私有领域进行支配的一种人格权。我国民法草案对隐私权做出了原则性规定:隐私权的范围包括私人信息、私人活动、私人空间和生活安宁。隐私权保护是人权保护的要求,但它又受到公共利益的限制。

母婴护理人员在客户家工作时,会有一些相关的私人信息、私人活动、私人空间为客户知道。客户应该为其保密,若客户擅自公开母婴护理人员的隐私,母婴护理人员可以依法要求其承担相应的赔偿责任。

(2) 避免性骚扰:母婴护理人员均为女性,在工作中有可能受到男客户的性骚扰甚至性侵害。性骚扰具有很强的隐蔽性,使女性身心都受到伤害。因此,避免性骚扰的关键在于母婴护理人员,要防患于未然,如避免与男客户长时间独处。如果受到伤害,应该及时向公安机关报案。工作中,应洁身自爱,对客户的不正当要求要严词拒绝,要勇于以《妇女权益保障法》为武器,捍卫自己的利益。

2. 尊重女客户的权利

(1) 尊重女客户的隐私:在为客户服务的过程中,母婴护理人员对知悉的客户尤其是女客户的各种私人信息、私人活动或者私人空间等具有保密的义务,在工作中了解、掌握的这些信息,不论出于什么目的,不论善意或者恶意,都不能以任何方式公开,除非该隐私侵害了公共利益。对客户的物品不能随便翻看。

由于科学技术的发展,出现了可获取他人信息的先进的技术和设备,这些设备和技术如果被不当应用,会严重侵犯公民的利益。母婴护理人员首先不能用这种方法侵犯客户的隐私权;其次也应该提高警惕,以免自己的隐私被别人侵犯。

(2) 不能侵犯客户的肖像权:在客户家服务时有机会接触到客户的照片,有时母婴护理人员可能会与客户及其家人一起合影。这些照片应妥善保存,不能为谋取利益提供给别人,把照片作为宣传广告或者货物外包装的图像等。公民肖像权受到法律保护,侵害这些权利要承担法律责任。

（3）不得私自隐匿、毁弃、拆开客户家庭成员的信件,不要主动了解、询问其信函、邮件、手机短信和微信的内容等,尤其是女客户的,更不能把了解到的相关信息向外界宣扬。

（4）维护女客户家庭和睦:家庭的和睦与稳定是整个社会和谐与稳定的前提,母婴护理人员与客户长时间共同生活,相互了解,难免会对男客户产生友谊甚至好感,但是,这种感情应该限制在适当的限度之内,不可越雷池半步,始终不要忘记自己是服务人员的身份。只有这样才可以尽到自己的工作职责,才是真正尊重自己、尊重女客户的权利。

三、未成年人保护法

（一）未成年人的权益

未成年人是指未满 18 周岁的自然人。未成年人由于身体、智力还没有发育成熟,社会阅历少,在社会生活中处于弱势地位。因此,我国《未成年人保护法》和其他一些法律对未成年人规定了特殊的保护措施。

联合国非常关注对未成年人的保护。1989 年 11 月 20 日,联合国大会通过了《儿童权利公约》。1991 年 12 月 29 日,中华人民共和国第七届全国人民代表大会常务委员会第 23 次会议批准中国加入《儿童权利公约》,该公约自 1992 年 4 月 2 日对我国生效。

我国《未成年人保护法》规定,未成年人享有生存权、发展权、受保护权、参与权等权利,国家根据未成年人身心发展特点给予特殊、优先保护,保障未成年人的合法权益不受侵犯。未成年人享有受教育权。任何组织和个人不得披露未成年人的隐私。禁止对未成年人实施家庭暴力,禁止虐待、遗弃未成年人。

年满 16 周岁、不满 18 周岁的未成年人有劳动的权利,称为未成年工人。国家对未成年工人进行特殊的保护。

（二）未成年人的权益保护

1. 维护未成年人的身心健康和安全。由于经济条件的改善、生活品质的提高,有些儿童在家中养成了一些坏毛病。母婴护理人员对儿童的任性、不礼貌,甚至其他让人不能容忍的缺点和错误,应该耐心引导、教育,实在不起作用时,可以告知家长,由家长对其约束、管教。切记不可恐吓、打骂,要维护儿童的身心健康。因为儿童的身体和心理的发育都没有成熟,有些方面还非常稚嫩,经不起强烈的恐吓、责骂等。如果因为母婴护理人员的不当行为给未成年人造成伤害,当事者要承担相应的责任。

2. 带儿童外出游玩时,要遵守交通规则,避免儿童受到意外伤害。在公共场所、流动人员稠密的地方,不能让儿童脱离自己的视线,坐汽车、乘电梯的时候,要拉紧或者抱紧儿童,防止意外伤害事故发生。

3. 保护未成年人的肖像权,尊重未成年人的隐私。

四、刑法

(一)犯罪的基本概念

一切危害国家主权、领土完整和安全,分裂国家、颠覆人民民主专政的政权和推翻社会主义制度,破坏社会秩序和经济秩序,侵犯国有财产或者劳动群众集体所有的财产,侵犯公民私人所有的财产,侵犯公民的人身权利、民主权利和其他权利,以及其他危害社会的行为,依照法律应当受刑罚处罚的,都是犯罪,但是情节显著轻微危害不大的,不认为是犯罪。

故意犯罪:明知自己的行为会发生危害社会的结果,并且希望或者放任这种结果发生,因而构成犯罪的,是故意犯罪。故意犯罪,应当负刑事责任。

过失犯罪:应当预见自己的行为可能发生危害社会的结果,因为疏忽大意而没有预见,或者已经预见而轻信能够避免,以致发生这种结果的,是过失犯罪。过失犯罪,法律有规定的负刑事责任。

不可抗力和意外事件:行为在客观上虽然造成了损害结果,但不是出于故意或者过失,而是由于不能抗拒或者不能预见的原因所引起的,不是犯罪。

(二)母婴护理人员重点了解的几种犯罪

1. **虐待被监护、看护人罪** 对未成年人、老年人、患病的人、残疾人等负有监护、看护职责的人虐待被监护、看护的人,情节恶劣的,处 3 年以下有期徒刑或者拘役。单位犯前款罪的,对单位判处罚金,并对其直接负责的主管人员和其他直接责任人员,依照前款的规定处罚。有第一款行为,同时构成其他犯罪的,依照处罚较重的规定定罪处罚。

2. **遗弃罪** 对于年老、年幼、患病或者其他没有独立生活能力的人,负有扶养义务而拒绝扶养,按照立法精神和社会主义道德的要求,具有以下情形的,应认为负有抚养的权利义务关系:由法律上不负有抚养义务的人抚养成人的人,对抚养人应负有赡养扶助的义务;在长期生活中互相形成的道义上的抚养关系,如保姆不计较待遇,多年帮助客户抚育子女、操持家务等,客户言明养其晚年,对于这种赡养扶助关系,应予确认和保护。

3. **拐骗儿童罪** 拐骗不满 14 周岁的未成年人脱离家庭或者监护人的,处 5 年以下有期徒刑或者拘役。

现实中曾有极端的案例,母婴护理人员带着客户家的幼儿一同消失了。有的是自己的孩子出了意外,把客户的孩子当自己的孩子抚养。极个别的是和人贩子有牵连。这显然是刑事犯罪,犯罪嫌疑人必然要受到法律的严厉惩罚。

4. **盗窃罪** 盗窃公私财物,数额较大的,或者多次盗窃、入户盗窃、携带凶器盗窃、扒窃的,处 3 年以下有期徒刑、拘役或者管制,并处或者单处罚金;数额巨大或者有其他严重情节的,处 3 年以上 10 年以下有期徒刑,并处罚金;数额特别巨大或者有其他特别严重情节的,处 10 年以上有期徒刑或者无期徒刑,并处罚金或者没收财产。

第四节 消费者权益、食品安全、标准化相关法律素养

为保护消费者合法权益,保证食品生产经营的卫生安全,强化全民标准化意识,推动标准化的实施,国家制定了《中华人民共和国消费者权益保护法》、《中华人民共和国食品安全法》(以下简称《食品安全法》)、《中华人民共和国标准化法》。

一、消费者权益保护法

(一) 消费者的权益

1. 人身财产安全权　消费者在购买、使用商品和接受服务时享有人身、财产安全不受侵害的权利。

人身安全权:是指消费者在进行消费活动时享有人身安全不受侵害的权利。

财产安全权:是指消费者在消费活动中所享有的财产安全不受侵害的权利。它不仅指消费者自己购买的商品的安全,还包括其他的财产安全。

2. 知悉真情权　消费者享有知悉其购买、使用的商品或者接受的服务真实情况的权利。消费者的知悉真情权包括 3 个方面的内容:有权向经营者询问有关商品和服务的情况,要求经营者真实地回答;有权向生产者或销售者索取与商品和服务有关的真实资料,如产地证明书;有权获得真实的广告信息。消费者在购买商品和接受服务时,需要了解的情况主要包括价格、产地、用途、规格、性能、等级、主要成分、生产日期、有效期限、检验合格证明、使用方法说明书、售后服务或者服务的内容、规格、费用等。

3. 自主选择权　消费者享有自主选择商品或者服务的权利。自主选择权是我国公民的自由权利在消费生活领域的体现。具体说来,消费者享有的自主选择权包含 3 个方面的内容:有自主选择提供商品或服务的经营者的权利;有自主选择商品品种和服务方式的权利;在自主选择商品或服务时,有进行比较、鉴别和挑选的权利。

4. 公平交易权　消费者在购买商品或者接受服务时,有权获得质量保证、价格合理、计量正确等公平交易,有权拒绝经营者的强制交易行为。

5. 损害求偿权　消费者因为购买、使用商品或者接受服务受到人身或者财产损害的,享有依法获得赔偿的权利。

6. 受尊重权　人格尊严受到尊重,就是消费者的人格权不受非法侵害。现实生活中,有些经营者非法搜身,侮辱漫骂,甚至拳打脚踢消费者的事件屡有发生,严重侵害了消费者的利益。消费者的人格尊严关系到消费者的切身利益,必须依法保护。

(二) 消费者的权益维护

1. 购物时索要发票　法律规定,只要消费者索要发票,不论数额多少,商家都要开具发票。这样既支持国家的税收,防止商家偷税漏税,也能在消费者和商家发生纠纷时保留书面证据,同时购物发票可以向客户交清账目,避免无必要的误解。

2. 购物时有自主选择商品的权利,不受商家的强迫。

3. 购物时人身自由权利受法律的保护,不能以任何理由被强迫搜身。

4. 购物时要认清商品的品种、品牌、生产日期,以防买到假冒伪劣商品或过期食品。另外,不买超过食用期限的或者即将到食用期限的商品。

5. 母婴护理人员在代理客户购物、接受服务的过程中受到侵害,可以通过以下途径获得帮助:消费者直接与经营者协商,达成和解协议,解决纠纷;消费者向中国消费者协会投诉,请求调解;消费者向有关行政部门(如政府的工商、技术监督、物价、商检、医药、卫生、食品监督等部门)反映问题,进行申诉。维权时消费者一定要出具相关的证据。

二、食品安全法

为了保证食品安全,保障人民的身体健康,我国制定了《食品安全法》。虽然该法主要针对从事食品生产经营的单位和个人,但母婴护理人员在为客户准备饮食,购买日常用品时,也应该参照《食品安全法》的相关规定,指导自己的工作。

(一)食品安全

1. 食品应当卫生、无毒、无害,符合应有的营养要求,具有相应的色、香、味等感官性状。专为婴幼儿生产经营的主辅食品,必须符合国务院卫生行政部门制定的营养、卫生标准。主辅食品的包装标识及产品说明书必须与婴幼儿主辅食的名称相符。

2. 防止待加工食品与直接入口食品、原料与成品交叉污染,食品不得接触有毒物、不洁物。

3. 餐具、饮具和盛直接入口食品的容器,使用前必须洗净、消毒,炊具、各种容器使用后必须清洗、保持清洁。

4. 储存、运输和装卸食品的容器、包装、工具、设备和条件必须安全、无害,保持清洁,防止食品污染。

5. 直接入口的食品应该有小包装或者使用无毒、清洁的包装材料。

6. 食品的生产经营人员应当保持个人卫生,生产、销售食品时,必须穿戴清洁的工作衣、帽;销售直接入口的食品时,必须使用售货工具。用水必须符合城乡生活用水的标准。使用的洗涤剂、消毒剂应当保证对人体安全、无害。

(二)母婴护理服务中的要求

1. 使用客户购买的食材或用品时,发现不符合《食品安全法》的问题,要立即停止使用并向客户反映。否则,造成损害要承担相应的责任。

2. 母婴护理人员必须身体健康,有间歇性精神病、传染病的人不能从事此项工作。为保证母婴护理人员的健康,家政公司必须对其进行上岗前的体检和定期体检。否则,家政公司应承担责任。

3. 服务中必须保持个人卫生,做饭时洗净双手,穿工装(围裙),戴工作帽,套袖,不能让头发垂到饭菜中。手指甲要勤剪,烹饪时不可有搔头、挖耳、抠鼻等不卫生的动作。

不能随地吐痰、乱丢垃圾。

4. 烹饪时发现原料腐败变质、生虫、污秽不堪、混有异物，或者有其他感官异常情况，要及时停止使用，并向客户说明情况。已做成的饭菜也不能食用。

5. 客户家的餐具、炊具、其他盛器和直接入口的食品的容器都要清洗干净，保持整洁、卫生，并定期消毒。

6. 烹饪时，因故意或者过失违反《食品安全法》的规定，造成客户家人食物中毒或其他食源性疾病的，母婴护理人员应该承担相应的责任。

7. 在制作饮食时不能任意添加药物或其他物质。传统的药膳，要征得客户的同意才能制作，否则出现问题，母婴护理人员要承担相应的责任。

三、标准化法

（一）标准化的基本知识

1. 标准的概念　标准是为了在一定范围内获得最佳秩序，经协商一致制定并由公认机构批准，共同使用的和重复使用的一种规范性文件。通俗地说，就是行业生产、服务质量的规范。

2. 标准的分类　标准分为强制性标准和推荐性标准。

（1）强制性标准：凡涉及保障人体健康，人身、财产安全的标准，都是国家以行政命令和法律的形式颁布，要求相关部门和单位以至个人必须执行，具有法律效力。如《食品安全法》《中华人民共和国药品管理法》。

（2）推荐性标准：对各行业起引领作用的单位和部门，可以制定推荐性标准。如济南阳光大姐服务有限责任公司（简称"阳光大姐"）参与起草、中国国家标准化委员会发布的《家政服务—母婴生活护理服务质量规范》《家庭育婴服务基本要求》《家政服务基本要求》。

推荐性标准虽然不具有法律效力，但伴随经济社会的发展，人们标准化意识的增强，越来越多的企业经营者已认识到，提升企业竞争力最有效的措施就是加强标准化建设。标准化可以帮助企业确立明确的企业文化，建立规范的管理体系，开展规范的技能培训，提供规范的监管依据。

行业内可以成立由相关方组成的标准化技术委员会，承担行业内国家标准、行业标准、团体标准的起草、技术审查工作。如全国家政服务标准化技术委员会于2013年成立，委员会秘书处设在济南"阳光大姐"。

企业可以根据需要自行制定企业标准。国家支持在重要行业、战略性新兴产业、关键共性技术领域利用自主创新技术制定企业标准、团体标准。如"阳光大姐"，截至目前，共制定企业的管理标准、质量标准、工作标准1 100条。

制定标准应当有利于科学合理利用资源，推广科学技术成果，增强产品（服务）的安全性、通用性、可替换性，提高社会效益、生态效益、经济效益，做到技术上先进、经济上合理。

（二）履行标准化的要求

1. 母婴护理人员要强化标准意识，充分认识实施标准化的重要意义，做标准化的宣传者和践行者。

2. 目前母婴护理方面的国家标准有《家政服务—母婴生活护理服务质量规范》《家庭育婴服务基本要求》《育婴员国家职业技能标准》等，这些标准对母婴护理的知识、技能要求做出了明确的规定，母婴护理人员应熟悉并掌握标准，指导工作实践。

3. 善于学习和总结，把工作实践中总结、创新的新知识和新技能上升到技术层面，参与标准的起草和修订工作。

 阳光大姐实践案例

服务员维权案例 1

35 岁的母婴护理员小张年轻漂亮，在签约客户王先生家服务 3 个月，对产妇和婴儿的照料无微不至，深得王先生夫妇和他们双方父母的赞许。最近小张有些惶恐，王先生总是趁家人不在时，对小张实施性骚扰行为，这天王先生又故伎重演，小张严肃地告诉王先生，家政公司岗前培训时讲过，王先生的性骚扰行为已构成违法，希望王先生今后自重自爱，如果不改继续骚扰，自己要向公安机关报案，同时向自己服务的家政公司举报。此后 3 个月，客户王先生规规矩矩，再也没有性骚扰行为，直至小张服务期满。

服务员维权案例 2

小马是个离异单亲妈妈，为了给女儿提供更好的教育，37 岁的她来家政公司做了母婴护理员。在签约客户曹先生家，给刚出生的二女儿做母婴护理工作，工作中逐渐发现，曹先生和妻子经常因孩子或琐事吵架，曹先生也常在小马面前抱怨妻子不理解、不体谅自己为家族企业生存承受的辛苦和压力。某天因为大女儿的学习，夫妻俩又大吵了起来，曹先生向小马倾诉，他和妻子的婚姻早已名存实亡，为了生个男孩继承家族产业，不得已才维持婚姻，并向小马坦露，自小马进家看到她贤惠能干，善解人意，便心生爱恋，想和小马做红颜知己，只要小马答应，她和女儿的一切费用全包。小马告诉曹先生，感谢他对自己工作的认可，自己从事母婴护理工作，不介入客户婚姻矛盾，不破坏客户婚姻，是自己必须严格遵守的法律和职业道德规范，自己虽然生活不富裕，但自己还年轻，可以靠双手劳动，养育女儿，并以此给女儿做个榜样。曹先生和妻子的矛盾主要是夫妻缺少相互耐心的沟通，特别是在孕期和产后因曹先生忙于生意对妻子关爱不足产生矛盾，相信曹先生能处理好当下的家庭危机，为两个孩子营造和谐的成长环境。曹先生羞愧难当，对小马竖起大拇指，恳请小马千万不要因自己的鲁莽行为终止合同。

思考题

1. 服务中如何维护公民的基本权利？

2. 妇女的权益主要表现在哪些方面？

3. 如何依法维护妇女的合法权益？

4. 母婴护理人员应重点了解哪几种犯罪？

5. 消费者的权益有哪些？

6. 在工作中如何落实《食品安全法》的要求？

第三章　孕妇护理基础

学习目标	1. 了解孕妇生理、心理变化及其特点。
	2. 了解妊娠期胎儿的生长发育。
	3. 掌握孕妇日常生活护理知识。

　　孕妇指处于妊娠期的女性,妊娠是胚胎和胎儿在母体内发育成长的过程,从卵子受精开始,到胎儿及其附属物从母体排出终止。临床上通常以末次月经第 1 天作为计算妊娠的开始,正常妊娠期也称怀孕期,简称孕期,约为 40 周(280 天)。

　　孕期妇女全身各系统及心理都会发生一系列变化,而且这种变化持续整个孕期。母婴护理人员应掌握这些知识,以便对孕妇进行妥善护理。

第一节　女性生理与心理

　　妊娠是正常的生理现象。由于另一个生命进入母体,为了胎儿的生长发育,母体相应地会发生许多变化,以适应胎儿的生长发育。

一、女性生殖系统解剖

　　女性生殖器官以骨盆为中心,主要由内、外生殖器官构成。内生殖器位于腹腔中,周围由韧带及骨盆底组织支托,与血管、神经及淋巴有密切联系。外生殖器位于腹腔外。

(一)女性外生殖器

　　女性外生殖器又称外阴,是生殖器官的外露部分,包括耻骨联合至会阴及两股内侧之间的组织。

　　1. 阴阜　位于外阴的上部,为耻骨联合前面隆起的脂肪垫。女性自青春期开始阴阜处皮肤长出阴毛,呈尖端向下的三角形分布。

　　2. 大阴唇　为邻近两股内侧的一对纵行隆起的皮肤皱襞,前起于阴阜,后止于会阴。外侧面与皮肤相通,青春期长出阴毛,皮层内有汗腺和皮脂腺,皮下脂肪很厚,内有丰富的静脉丛,损伤后易形成血肿,内侧面皮肤湿润似黏膜。未婚妇女的两侧大阴唇自然合拢,遮盖尿道口及阴道口。经产妇大阴唇向两侧分开。绝经后妇女大阴唇呈萎缩状,阴毛稀少。

3. 小阴唇 为位于大阴唇内侧的一对薄皮肤皱襞。表面湿润、无毛,神经末梢丰富,极敏感。两侧小阴唇前端相互融合,再分为两叶包绕阴蒂,前叶形成阴蒂包皮。后端与大阴唇后端在正中线会合,形成阴唇系带。经产妇受分娩影响此系带不明显。

4. 阴蒂 位于小阴唇的顶端,为海绵体组织,有勃起性,分为阴蒂头、阴蒂体、阴蒂脚三部分。阴蒂头显露,富含神经末梢,极敏感,直径为 6~8mm。

5. 阴道前庭 为两小阴唇之间的菱形区。前为阴蒂,后为阴唇系带。在此区域内有以下各器官。

(1) 前庭大腺:又称巴氏腺,位于大阴唇的后方,似黄豆大小,左右各一。腺管细长,开口于小阴唇与处女膜之间的沟内。性兴奋时分泌黄白色黏液润滑阴道口。正常时不易触及此腺,感染时腺管口堵塞形成脓肿或囊肿时可触及。

(2) 尿道口:位于阴道口与阴蒂之间,为一不规则的椭圆形小孔。后壁上有一对尿道旁腺,其分泌物有润滑尿道口的作用,此腺常为细菌潜伏之处。

(3) 阴道口及处女膜:阴道口位于尿道口的下方,阴道口覆盖一层有孔的薄膜,称为处女膜。膜的大小、形状、厚薄因人而异。处女膜多在初次性交或剧烈运动时破裂,分娩时进一步破损,仅留处女膜痕。

(二) 女性内生殖器

女性内生殖器包括阴道、子宫、输卵管及卵巢。输卵管及卵巢亦称为子宫附件。

1. 阴道 是性交器官和月经血排出及胎儿娩出的通道。阴道上宽下窄,前壁长 7~9 cm,与膀胱及尿道相邻,后壁长 10~12 cm,与直肠紧贴。下端开口于阴道前庭,上端环绕子宫颈形成前、后、左、右穹隆。阴道壁有很多横纹皱襞及弹力纤维,伸展性较大。阴道壁富有静脉丛,损伤后易形成血肿。

2. 子宫 位于盆腔中央,前为膀胱,后为直肠,呈前倾前屈位,为前壁略扁平而后壁稍隆起的倒置梨形。成年妇女子宫长 7~8 cm,宽 4~5 cm,厚 2~3 cm,重约 50 g,宫腔容量约 5 ml。

子宫上部较宽,称子宫体,其上端隆突的部分称子宫底。子宫底两侧与输卵管相通的部分称为子宫角。宫体的内腔称子宫腔,呈上宽下窄的三角形。子宫下部较窄,呈圆柱形的部分称为子宫颈。宫颈的内腔呈菱形称宫颈管,成年女性的宫颈管长约 3 cm,下端称宫颈外口,通入阴道。宫体与宫颈之间的狭窄部分称子宫峡部,非孕期长约 1 cm,妊娠后逐渐伸展至 7~10 cm,形成子宫下段。

3. 输卵管 为一对细长而弯曲的管道,全长 8~14 cm,近端与子宫角相连,远端游离。由近及远分为间质部、峡部、壶腹部、伞部。输卵管是精子和卵子结合的场所,也是受精卵被输送到子宫腔的通道。输卵管黏膜受性激素影响有周期性变化。

4. 卵巢 为一对扁椭圆形的腺体,具有产生卵子和分泌性激素的功能。卵巢位于输卵管的后下方,附着于阔韧带后叶,外侧以骨盆漏斗韧带连于骨盆壁,内侧以卵巢固有韧带连接于子宫。成年妇女的卵巢大小约 4 cm×3 cm×1 cm,重 5~6 g,呈灰白色。青春期后因排卵,卵巢表面凹凸不平。绝经后卵巢萎缩、变小、变硬。

（三）女性生殖器的邻近器官

女性生殖器与盆腔内其他器官相邻，与血管、神经、淋巴也相互密切联系。当某一生殖器有病变时，易累及邻近器官。主要的邻近器官有：

1. 尿道　位于阴道前面、耻骨联合后，开口于前庭，长 4~5 cm，因女性尿道短而直，又邻近阴道，故容易发生泌尿系统感染。

2. 膀胱　肌性囊状器官，位于子宫之前。充盈时妨碍盆腔检查，并易造成误诊，在妇科腹部手术中易被误伤，故妇科检查及手术前必须排空膀胱。

3. 输尿管　为一对肌性圆索状长管，妊娠时受子宫的压迫，易发生尿潴留，使肾炎的发病率增加。

4. 直肠　直肠下 2/3 与阴道后壁紧贴，其间仅隔一层结缔组织和筋膜，因此，阴道后壁损伤时可累及直肠，发生肠瘘。肛门距阴道外口很近，易引起泌尿系上行感染。

5. 阑尾　位于右髂窝内，与右侧输卵管及卵巢相邻，因此，妇女患阑尾炎时可能累及子宫附件。妊娠期阑尾的位置可随妊娠月份增加而逐渐向上向外推移。

（四）女性骨盆及会阴

1. 骨盆　骨盆的大小、形状对分娩有直接影响。

（1）骨盆的构成：骨盆由 1 块骶骨、1 块尾骨和左右 2 块髋骨组成。骶骨由 5~6 块骶椎合成。尾骨由 4~5 块尾椎合成。每块髋骨由髂骨、耻骨及坐骨融合而成。骨盆各部之间由关节、韧带或软骨相连，形成一个盆形骨环。妊娠期由于激素影响，韧带较松弛，关节的活动性稍增加，有利于分娩。

（2）盆骨的分界：以骶岬上缘、两侧髂耻线及耻骨联合上缘为界，将盆骨分为假骨盆（大骨盆）及真骨盆（小骨盆）。假骨盆位于骨盆的分界线之上，与正常分娩没有直接关系，但通过测量其径线可间接了解真骨盆的大小。真骨盆位于骨盆的分界线之下，是胎儿阴道分娩中必须经过的通道，故又称骨产道。真骨盆上为骨盆入口，下为骨盆出口，两口之间为骨盆腔。

2. 会阴　广义的会阴指封闭骨盆出口的所有软组织。狭义的会阴指阴道外口与肛门之间的软组织，厚 3~4 cm，由外向内逐渐变窄呈楔形。会阴伸展性较大，妊娠后组织变软，有利于分娩，但分娩时承受的压力也较大，若处理不当，可发生不同程度的撕裂伤，影响盆腔器官的位置与功能，如子宫脱垂、膀胱阴道瘘（尿瘘）、阴道直肠瘘（粪瘘）。

（五）女性乳房

女性乳房为双侧、对称性的外分泌腺体，外有皮肤，腺体位于脂肪及结缔组织中。乳房位于胸部，为半球形。乳房的大小、形状因人而异，并且随年龄变化有所不同。

1. 乳房的位置和形态　乳房位于胸前部，胸大肌和胸肌筋膜的表面。成年未产妇女的乳房呈半球形，紧张而有弹性，乳房中央为乳头，其顶端有输乳管开口。乳头周围的环形色素沉着区，称乳晕。

2. 乳房的内部结构　乳房由皮肤、皮下脂肪、纤维组织和乳腺构成。乳腺位于皮肤和胸肌筋膜之间，被致密结缔组织和脂肪组织分隔成 15~20 个乳腺小叶。每个乳腺小叶都有 1 条输乳管,乳腺小叶和输乳管围绕乳头呈放射状排列。

3. 乳汁分泌的调节 垂体分泌的催乳素及妊娠期分泌的胎盘催乳素对乳腺的生长发育及泌乳有重要的影响。吸吮乳头可刺激乳头的神经末梢,使垂体分泌催乳素,促使乳腺分泌乳汁。吸吮得越多、越早,乳汁就分泌得越多、越早,此为催乳反射,也称喷乳反射。乳腺导管内乳汁如不被排出,会淤积其中,抑制催乳反射。如果产妇有产后出血、睡眠不佳、心理状态不良及食欲缺乏等情况,也会导致乳汁分泌不足。

二、妊娠期孕妇各器官的生理变化

伴随胎儿在母体内不断地生长发育,母体为了适应胎儿的需要,也要发生变化。

(一)内分泌系统

为使胎儿成功着床和发育,要对孕妇体内营养素代谢进行调节,增加营养素的吸收和利用,以支持胎儿的发育,保证妊娠的成功,孕妇的内分泌系统主要发生如下改变。

1. 母体卵巢及胎盘激素分泌增加

(1)胎盘催乳素:刺激胎盘和胎儿的生长以及母体乳腺的发育和分泌;刺激母体脂肪分解,维持营养物质由母体向胎儿体内转运。

(2)雌二醇:调节糖类和脂类代谢,增加钙的吸收和潴留,以增加母体骨骼更新率。

2. 妊娠期甲状腺素及其他激素水平的改变

(1)甲状腺 T_3(三碘甲腺原氨酸)、T_4(四碘甲腺原氨酸)水平升高。

(2)肾上腺皮质激素如皮质醇、醛固酮分泌增多。

3. 其他 如胰岛素分泌增多。

(二)血液系统

孕妇血容量自妊娠 6~8 周开始增加,妊娠 32~34 周达到高峰,比未妊娠时约增加45%,平均约 1 500 ml,并维持此水平至分娩。

妊娠期血容量增加包括血浆及红细胞增加,血浆增加多于红细胞增加。血浆增加约 1 000 ml,红细胞容量增加约 500 ml。血浆增加多于红细胞增加,出现血液稀释,称为生理性贫血。

1. 红细胞 妊娠期骨髓不断产生红细胞,网织红细胞也轻度增生。由于血液稀释,红细胞计数约为 3.6×10^{12}/L,血红蛋白约为 110 g/L。孕妇体内需储备铁元素约500 mg,为适应红细胞增生及胎儿成长和孕妇各器官生理变化的需要,容易发生缺铁性贫血。一方面,孕妇自身新陈代谢需要血液,另一方面,胎儿在生长时更需要大量血液,同时孕妇在妊娠期要储备血液为分娩时做好准备,因此应在妊娠晚期补充铁剂,以防血红蛋白下降。

2. 白细胞 自妊娠 7~8 周起开始轻度增加,至妊娠 30 周达到高峰。主要为中性粒细胞增加,淋巴细胞增加不多,而单核细胞和嗜酸性粒细胞几乎无改变。这些白细胞的增加有助于对抗妊娠期感染,增加免疫力。

3. 凝血因子 妊娠期血液处于高凝状态。凝血因子起到凝血的作用,其中凝血因子Ⅱ、Ⅴ、Ⅶ、Ⅸ、Ⅹ均增加,凝血因子Ⅺ、Ⅻ及血小板计数无明显改变。部分孕妇于妊娠晚期可见凝血酶原时间及凝血活酶时间稍缩短,但凝血时间改变不明显。血浆纤维蛋白原比非妊娠期约增加50%,妊娠末期可达4~5 g/L,目的是增强孕妇的凝血功能。

(三)循环系统

妊娠晚期由于子宫增大,使膈肌上升推挤心脏向左上方移位,再加上孕妇体重增加,新陈代谢旺盛,更加加重了心脏的负担,机体必须增加心率及心搏出量来完成超额的工作。由于新陈代谢和循环血量的增加以及为了适应胎盘循环的需要,母体心脏负担加重。心排血量自妊娠8~10周逐渐增加,妊娠32~34周达高峰,较正常增加30%~50%。心率逐渐增加,于妊娠晚期每分钟增加10~15次。妊娠后期,因子宫增大,膈肌升高,可使心脏向左、向上、向前移位,大血管轻度扭曲,心尖部可产生收缩期杂音及肺动脉瓣第二心音亢进。正常心脏具有代偿功能,所以能胜任妊娠期的负担。但心脏病患者在妊娠、分娩或产后各期,均可能出现不同程度的心功能代偿不全。

因为妊娠子宫压迫盆腔静脉,使下肢血液回流受阻,股静脉压升高,导致妊娠后期常出现足踝及小腿水肿,少数可出现下肢或会阴部静脉曲张。

血压一般无变化。若孕妇血压比原有水平升高20 mmHg以上或达到130/90 mmHg以上,应警惕妊娠高血压的发生。

孕妇肺活量加大,通过加深、加快呼吸来增加肺的通气量,以获取更多的氧气和排出更多的二氧化碳。正常的心脏有一定的储备力,可以胜任肺活量加大所增加的负担。

(四)消化系统

妊娠早期常有食欲不振、恶心、呕吐、挑食及唾液分泌增加等现象,数周后大多自愈。因胃液分泌减少、胃酸减少,可以影响铁的吸收,所以孕期贫血时虽给予铁剂却不易纠正贫血。

妊娠后期子宫压迫直肠,加重便秘,并可因静脉血流淤滞而出现痔疮。

妊娠末期子宫增大至剑突下,使膈肌升高,将胃及肠管挤到子宫外围,限制了胃肠道的容量及蠕动。由于膈肌的升高,使得孕妇肺活量减小,心脏被挤压,孕妇往往出现胸闷、心悸,以及反酸等不适现象。

(五)泌尿系统

妊娠时由于新陈代谢旺盛,母子代谢产物的排泄量增多,增加了肾的负担,肾血液量及肾小球的滤过率均增加,到足月时比孕前可增加30%~50%。

早孕时增大的子宫及妊娠末期下降的胎头,都可以压迫膀胱而引起尿频。妊娠中期以后,在孕激素的影响下,输尿管蠕动减弱,加之输尿管常在骨盆入口处受妊娠子宫的压迫,致尿流迟缓,容易引起泌尿系统的感染。因此,孕妇应当多喝水、不憋尿,以减轻肾的负担。

(六)呼吸系统

妊娠期子宫增大,膈肌上升,肋膈角增宽,肋骨外展,胸腔周径增加,膈肌活动幅度减少,胸廓活动加大。孕妇以胸式呼吸为主,呼吸次数与妊娠前相比变化不大,约20次/分钟,但呼吸较深。妊娠期鼻、咽部等上呼吸道黏膜增厚,轻度充血、水肿,局部抵抗力下降,容易发生感染。

(七)乳房

乳房是女性的第二性征,乳房的功能是哺乳。

妊娠期在激素的作用下,乳腺腺泡与乳腺小叶增生,脂肪沉积增多,乳房增大,孕妇自觉乳房发胀或偶有刺痛,乳房浅静脉明显可见。乳头、乳晕增大,颜色加深,乳晕外围的皮脂腺肥大,形成散在的结节状小隆起,称蒙氏结节。

妊娠末期,尤其在接近分娩期挤压乳房时,可有数滴稀薄黄色乳汁溢出,称初乳。分娩后乳汁正式分泌。

(八)皮肤

孕妇体内促黑色素细胞激素增加,使皮肤黑色素细胞功能加强,黑色素分泌增加,乳头、乳晕、腹白线、外阴等处出现色素沉着。颜面部出现蝶状褐色斑,称妊娠黄褐斑,产后可消退。妊娠期汗腺活动亢进,孕妇易出汗。孕妇腹壁、大腿、乳房等部位,因肾上腺皮质激素分泌增多及子宫增大,引起皮肤弹性纤维断裂,呈紫色或淡红色不规律平行略凹陷的条纹,为妊娠纹,产后多变为银白或灰白色。

(九)骨骼、关节及韧带

妊娠期因骨盆关节及椎骨间关节松弛,孕妇可感觉到腰骶部、耻骨联合及(或)肢体疼痛不适,这与妊娠期雌激素水平升高和垂体释放松弛素有关。

妊娠末期为满足分娩需求,骨盆各关节及韧带变得松弛,以适应分娩的需要。妊娠期不断增大的子宫迫使孕妇改变体位以保持平衡,因此孕妇常有腰酸背痛等不适感。当胎头入盆时会造成耻骨联合分离,使孕妇产生耻骨处疼痛,甚至不能行走和翻身。

(十)新陈代谢

早孕期因早孕反应造成食欲不振、恶心呕吐,体重可有所下降。随着妊娠月份的增加、胎儿的发育、体内水分的潴留、血液总量的增加以及蛋白质和脂肪的储存等,孕妇体重逐渐增加。一般从妊娠13周起体重平均每周增加350 g,直至妊娠足月时体重平均约增加12.5 kg;若每周体重增加超过500 g,需警惕隐性水肿。

胎儿生长发育需要大量钙、磷、铁,胎儿骨骼及胎盘的形成需要较多的钙,而妊娠末期胎儿体内所含的钙、磷绝大部分是妊娠最后2个月积累的。因此,在妊娠最后3个月应补充维生素 D 及钙,提高孕妇血钙浓度。

铁是血红蛋白及多种氧化酶的组成部分,与血氧运输和细胞内氧化过程关系密切。孕期母体铁的主要来源是破碎的红细胞,释放出铁元素重复利用,而膳食铁的吸收利用率低或摄入不足,不能满足母体和胎儿对铁的需求,因而易发生缺铁性贫血,因此应适当补充铁剂。

微量元素锌参与多种酶的合成,能影响细胞分裂、生长和再生。锌在脑功能发育中起着重要的作用,尤其是对于胎儿。实验证明,即使是对于智力低下的婴儿,科学地补充锌,亦可提高他们的智商。缺锌容易造成中枢神经系统畸形、染色体畸变,导致流产,妊娠期适量补锌是十分必要的。富含锌的食物来源包括:肝、贝壳类海产品、鱼类、牡蛎、瘦肉、粗粮、坚果、蛋和豆类。因此,多吃粗粮和坚果类是补锌的良好途径。

钙在胎儿发育中很重要,缺钙时胎儿骨骼发育不良,出生后牙萌出晚,影响婴儿外貌。钙是人体骨骼和牙齿的主要成分,游离钙能降低毛细血管和细胞膜的通透性,降低神经肌肉兴奋性,利于心肌收缩,对于预防妊娠高血压疾病有重要作用。胎儿骨骼及胎盘形成需较多的钙,胎儿体内的钙绝大多数在妊娠最后 2 个月储存,因此,在孕末期需补充钙及维生素 D。平时应多晒太阳,使体内产生足量的维生素 D,利于钙的转化。多参加运动有利于钙的吸收。

妊娠期机体水分平均约增加 7.5 L,包括胎盘、羊水,胎儿、母体血容量,子宫、乳腺等增加的水分。一般情况下水钠潴留与排泄形成适当比例,故不引起水肿。

孕妇体内钠盐潴留较多,除供胎儿需要外,也分布在母体的细胞外液内。随着钠的潴留,体内水分亦相应增加。钠与水的潴留与体内醛固酮及雌激素有关,而其排出则与孕激素及肾功能有密切关系。潴留的水分在产后迅速以尿及汗液形式排出。

妊娠是胎儿在母体内发育成长的过程。卵子受精是妊娠的开始,胎儿及其附属物排出是妊娠的终止。妊娠期母体各器官要发生一系列变化,以适应胎儿生长发育需要。只有对妊娠过程有所认识,才能做好孕产期保健,保证母子健康。

三、妊娠期孕妇生殖系统的变化

妊娠后,为适应胎儿的生长和为分娩做好准备,母体生殖器官的变化最为明显,具有以下共性:组织增生、肥大、充血、水肿、松软及呈紫蓝色。

(一) 子宫

妊娠后子宫变化最明显,宫体逐渐增大变软。子宫重量从非孕时的 50 g 增至妊娠足月的约 1 000 g,增大近 20 倍。宫腔重量由非孕时的 5 ml 增至妊娠足月的约 5 000 ml,改变近 1 000 倍。子宫形态由非孕时倒置的梨形变为球形或椭圆形。子宫韧带相应拉长。

子宫的血流量逐渐增加,由平时的每分钟 50 ml 增加到足月妊娠时的每分钟 500~700 ml。孕期子宫的血管变粗大并形成许多侧支循环,供给胎盘大量养料和氧气,以满足胎儿生长的需要。

妊娠 12 周以后,宫颈黏液分泌量增多,形成黏稠的黏液栓,有保持子宫腔免受外来感染侵袭的作用。子宫峡部不断伸展,至妊娠末期伸展可达 7~10 cm。峡部的肌纤维增生,但不如子宫体明显。分娩时,峡部继续伸展,成为软产道的一部分,称为"子宫下段"。由于宫颈肌纤维比子宫少,因此一旦发生孕期出血,止血较难。

妊娠期间,子宫经常有不规则的间歇性收缩,以促进胎盘血液循环。妊娠后半期,子宫兴奋性增高,收缩加频,足月时变为有规律的收缩,称"阵缩",是分娩的主要动力。临产时,宫颈管变短并出现扩张,子宫不断收缩推挤胎儿,同时宫颈口扩张,使胎儿从阴道娩出。

（二）卵巢

孕期卵巢略增大，不排卵。卵巢中的妊娠黄体产生雌激素及孕激素，以维持妊娠的继续。黄体功能于妊娠 10 周后由胎盘取代。

（三）外阴

外阴皮肤增厚，大阴唇内血管增多及结缔组织变松软，故伸展性增加。

（四）阴道

由于妊娠期分泌的雌、孕激素比非妊娠时高，孕妇的阴道肌层会变得肥厚，周围的结缔组织会变软，黏膜会增厚。这些改变都有利于分娩时阴道充分扩张、伸展。

妊娠期白带增多，颜色变成乳白色。孕妇患细菌性和真菌性阴道炎的概率增加。

由于子宫增大，妊娠期间阴道和会阴部的血管增多，静脉高度扩张，静脉压增高，有时会在下肢或阴道口及外阴处出现静脉曲张，特别是在孕晚期时尤为明显，因此孕妇发生痔疮的概率较高。

总之，女性生殖器官在妊娠期为了适应胎儿的生长发生一系列变化，最终为分娩胎儿做好准备。

四、妊娠期孕妇心理特点

孕妇在孕育新生命时的心理变化也是不可忽视的，一般而言，孕妇的心理敏感度比平时有所增加。在妊娠各时期，会出现不同的心理变化，其中，人际关系是影响妊娠时心理状态的重要因素。因此，妊娠期是一个需要心理调适并关注情绪健康的时期。

（一）妊娠确诊

孕妇有一种将为人母的复杂心理。首先孕妇会感到喜悦，因为妊娠不仅证实了自己生育功能正常，而且预示着自己在家庭和社会中地位的变化，即将要做妈妈，强烈的母爱从此时开始，有的孕妇会在情绪上表现出兴奋，有的则可能变得娇宠、霸道，在家中无意识地以自我为中心，也有的怕难以承受担当母亲的责任而感到惶惑和紧张。

（二）妊娠早期

孕妇早孕时出现一些不适，可能会产生焦虑、忧郁等情绪，在产生一些异常情况，如发热、感冒服药、阴道流血、养宠物或丈夫吸烟时，因担心流产或胎儿畸形，这种焦虑、忧虑的情绪更为明显。孕妇的心理特点是情绪不稳，易激动、发怒或流泪，有的会挑食，表现懒散、爱发脾气等。但是，大多数孕妇会为新生儿的出生积极准备。乐观的心态能帮助孕妇度过早孕反应不适的阶段。

（三）妊娠中、晚期

妊娠中期从妊娠 13 周起。孕妇自觉下腹逐渐膨大，有怕羞或不愿到公共场所去的心理。这一时期孕妇的心理特点是对异性缺乏兴趣，性欲减低。妊娠 28 周后腹部增长较快，子宫向上挤压膈肌，呼吸增快，弯腰困难。由于激素影响、骨盆韧带松软，孕妇会感到腰酸、腰痛、间歇性子宫收缩，常会担心早产。妊娠晚期，孕妇的心理比较复杂。她们既满怀激情，期待新生儿的出生，又会有许多忧虑和恐惧，考虑分娩是否疼痛、过程是否顺利、胎儿是否安全等。此外，一旦到预产期而无临产的征兆，孕妇也会出现急躁、不耐烦等心理情况。

第二节 胎儿的生长发育

妊娠期间，胎儿在子宫内由一个受精卵发育成婴儿是一个复杂的过程。了解妊娠期胎儿的发育，掌握胎儿在每个妊娠月份中的变化，对优生有着特殊的意义。

一、受精卵到胎儿的发育过程

人类的受精过程是在输卵管的壶腹部完成的。当受精卵在输卵管中段时，胚胎发育就开始了。受精卵一边进行卵裂，一边沿输卵管向子宫方向下行，2~3 天就可以到达子宫。此时的胚胎是由许多细胞构成的中空小球体，称为胚泡。

胚泡不断通过细胞分裂和细胞的分化而长大，分成两部分。一部分是胚胎本身将来发育成胎儿，另一部分演变为胚外膜，最重要的是羊膜、胎盘和脐带，胎儿通过胎盘和母体进行物质交换。

为方便计算孕周，对月经规律的孕妇通常从末次月经第 1 天开始计算，到下次应该月经来潮的日子，此时说孕周为 4 周，实际胚胎只有 2 周。妊娠前 8 周的胚体称为胚胎，胚胎期是主要器官分化发育的时期。自妊娠第 9 周起至出生称为胎儿，为各组织器官进一步发育成熟的时期。

预产期的计算：月份加 9 或减 3，日期加 7。

例 1：末次月经是 1 月 30 日

月：1+9=10（月）

日：30+7=37（日）

预产期为 11 月 7 日

例 2：末次月经是 9 月 22 日

月：9−3=6（月）

日：22+7=29（日）

预产期为 6 月 29 日

二、胎儿发育的特征

（一）孕期 40 周

1. 孕 4 周　胎儿只有约 0.2 cm。受精卵刚完成着床，羊膜腔才形成体积很小的胚泡，称胚芽。超声还看不清妊娠迹象。胚胎周围有绒毛和羊膜保护，能看到将来成为脊柱的团块组织在形成，团块组织之间形成神经束。

2. 孕 5 周　胎儿长到约 0.4 cm，进入胚胎期，羊膜腔扩大，原始心血管出现，可有搏动。心脏开始有规律地跳动及开始供血。B 超可看见小胎囊,胎囊约占宫腔不到 1/4,或可见胎芽。

3. 孕 6 周　胎儿长到约 0.85 cm,胎儿头部、脑泡、额面器官及呼吸、消化、神经等器官分化。B 超可见胎囊清晰,并见胎芽及胎儿心跳。

4. 孕 7 周　胎儿长到约 1.33 cm,胚胎已具有人的雏形,体节全部分化,四肢分出,各系统进一步发育。

5. 孕 8 周　胎儿长到约 1.66 cm,胎形已定,可分出胎头、体及四肢,胎头大于躯干。B 超可见胎囊约占宫腔的 1/2,胎儿形态及胎动清楚可见,并可见卵黄囊。5~8 周时面部开始发育,眼、鼻都已出现。手指、脚趾已发育。

6. 孕 9 周　胎儿长到约 2.15 cm,胎头大于胎体,各部表现清晰,头颅开始钙化,胎盘开始发育。B 超可见胎囊几乎占满宫腔,胎儿轮廓更清晰,胎盘开始出现。胎儿性别分化在 9~12 周。

7. 孕 10 周　胎儿长到约 2.83 cm,各器官均已形成,胎儿的眼皮黏合在一起,胎盘雏形形成。胎儿活跃在羊水中。

8. 孕 11 周　胎儿长到约 3.62 cm,各器官进一步发育,胎盘也在发育。B 超可见胎囊完全消失,胎盘清晰可见。胎儿手指、脚趾迅速发育,完全成形。头部长大,颈部长长。眼睛移到前方,但间距仍宽。外耳从颈部开始向上移到两侧,全身覆盖胎毛。

9. 孕 12 周　胎儿长到约 4.58 cm,外生殖器初步发育,如有畸形可以表现。头颅钙化更趋完善,颅骨光环清楚,明显的畸形可以诊断。此后各脏器趋向完善,肠管已有蠕动,指甲、生殖器开始形成。

10. 孕 13~16 周　13 周时眼睛在头的额部更为突出,手指上出现指纹。15 周时可在子宫中打嗝,是胎儿开始呼吸的前兆。16 周开始呼吸并且长出头发,皮肤很薄,深红色;自己会在子宫中玩耍;身长约 12 cm,重约 100 g。

11. 孕 17~20 周　17 周的骨骼都是软骨,可以保护骨骼的"卵磷脂"开始慢慢地覆盖在骨髓上。皮肤暗红,有汗毛,开始吞咽羊水,会排尿。18 周的胎儿身长约 14 cm,体重约 200 g,胎儿此时胸部一鼓一鼓地在"呼吸",但吸入呼出的不是空气而是羊水。19 周时,胎儿最大的变化是感觉器官开始按照区域迅速地发展,味觉、嗅觉、触觉、视觉、听觉开始在大脑内特定的区域发育。20 周时身长约 16 cm,重约 250 g。

12. 孕 21~24 周　21 周的胎儿身长约 18 cm,体重 300~350 g,胎儿体重开始大幅度地增加。眉毛和眼睑清晰可见,手指和脚趾也开始长出指(趾)甲,24 周身长约 20 cm,体重约 700 g,眉毛和睫毛开始长出,各个器官已初步发育。

13. 孕 25~28 周　25 周的胎儿坐高约 22 cm,体重约 800 g。皮下脂肪已开始出现,但依然很瘦,全身覆盖细细的绒毛。26 周的胎儿开始有了呼吸。27 周的胎儿身长约 38 cm,体重约 900 g。这时候眼睛可以睁开和闭合,同时有了睡眠周期。胎儿有时也会将自己的大拇指放到口中吸吮。28 周时坐高约 26 cm,体重约 1 000 g。皮肤粉红色,身上开始有胎脂。此时如果早产,加强护理,可能存活。

14. 孕 29~32 周　29 周的胎儿坐高 26~27 cm,体重约 1 300 g,男孩的睾丸已经从腹腔降下来。女孩可以看到突起的小阴唇。30 周的胎儿身长约 44 cm,体重约 1 500 g。胎儿的头部继续增大,大脑发育非常迅速,神经系统已经发达到一定的程度。皮下脂肪继续增长。32 周的胎儿身长约 45 cm,体重约 2 000 g,皮肤暗红色,面部汗毛已脱落,并长有很多头发。

15. 孕 33~36 周　33 周的胎儿身长约 48 cm,体重约 2 200 g。胎儿的呼吸系统和消化系统发育已经接近成熟。34 周的胎儿坐高约 30 cm,体重 2 300 g 左右;皮下脂肪增加,将会在出生后调节体温。36 周身长约 50 cm,体重约 2 800 g。皮下脂肪较多,面部皱纹消失,指甲已长到指缘。

16. 孕 37~40 周　身长约 51 cm,体重约 3 000 g。皮肤粉红色,皮下脂肪多,头发粗,脚底有纹理。男孩睾丸已降到阴囊内,女孩外阴发育良好。所有器官发育成熟,等待出生。

(二)胎儿发育成熟

经过宫内 280 天的孕育,一个单细胞的受精卵逐渐发育成一个健全的胎儿。来到这个大千世界,新生儿的神经系统等发育还不健全,尤其是神经系统,到 3 岁只达到成人的 75%,直到 6 岁才达到成人水平。

新生儿像初升的太阳,充满朝气,有思维,有感情,因此要善待这个生命,给他(她)人间一切最美好的东西,促使他(她)健康成长。

第三节　孕妇生活护理

对孕妇来讲,妊娠期是一段特殊的生理与心理时期。特别是初孕妇女,从确认妊娠到临产,随时都在面临着自己从未经历过的感觉,了解这些变化并给予恰当的护理,有益于孕妇与胎儿的身心健康。

一、孕妇饮食护理

(一)孕期营养的重要性

妊娠期间,胎儿生长发育所需的营养主要来自母体,母体妊娠期的营养状况将直接关系到自身健康及胎儿生长发育。

1. 孕期营养对胎儿的影响　充足的营养可使胎儿发育良好,而营养不良容易导致胎儿异常、新生儿死亡率增高、胎儿畸形或出现低出生体重儿等。

2. 孕期营养对孕妇的影响　营养充足可以增强孕妇的抵抗力,加速母体分娩后的体力恢复。反之,营养不良则不利于孕妇体能的有效补充及产后体力的恢复。

(二)孕期各阶段饮食

孕妇除了要维持自身所需的营养外,还要供给胎儿发育所需的营养。因此,妊娠期间的饮食必须注意补充足够的蛋白质及其他营养。

1. 孕早期(妊娠第 1~12 周)　孕早期的早孕反应易影响营养吸收,所以应注意以下几点。

(1) 遵循孕妇喜好:经常询问孕妇想吃什么,按照孕妇的喜好选择能够促进食欲的食物。

(2) 饮食要易于消化:选择易消化食物可以减少呕吐,如柠檬、土豆、粥、面包干、馒头、饼干。

(3) 注意少食多餐:睡前或晨起可为孕妇准备饼干、馒头干、面包、温开水等,可以减轻呕吐,增加进食量。

(4) 孕早期一日三餐实例:见表1-3-1。

表1-3-1 孕早期一日三餐实例

餐次	食品
早餐	馒头、煮鸡蛋、酸奶、鲜橙
加餐	杏仁、葡萄
午餐	米饭、红烧排骨、清炒荷兰豆、西红柿鸡蛋汤
加餐	黑芝麻糊、苹果
晚餐	面条、胡萝卜炒肉丝、菜心、豆腐鱼头汤
加餐	饼干、牛奶

2. 孕中期(妊娠第13~27周)

(1) 及时补充营养:孕中期胎儿生长开始加快,母体子宫、胎盘、乳房逐渐增大,加上早孕反应导致的营养不良,这时需要补充充足的营养。

(2) 增加主食含量:因早孕反应结束,食欲好转,应变换花样,想方设法制作各类主食增加孕妇食欲,如花卷、豆包、发面饼、枣卷、肉包子、素包子、锅贴。

(3) 增加优质蛋白食品:多安排孕妇进食鱼、奶、豆类及豆制品、瘦肉等,为胎儿骨骼及神经系统的生长发育提供营养。

(4) 增加蔬菜、水果:蔬菜和水果的摄入可增加维生素及膳食纤维,防止便秘。

(5) 增加补充含铁食物如动物肝、血、瘦肉,以防贫血。如孕妇爱吃酸味食物,应避免吃山楂,山楂虽然营养丰富,但可加速子宫收缩,容易导致流产。孕妇可选择西红柿、杨梅、樱桃、葡萄、橘子、苹果等。孕妇可以每天吃2~3个核桃,促进胎儿脑发育。

(6) 孕中期一日三餐实例:见表1-3-2。

表1-3-2 孕中期一日三餐实例

餐次	食品
早餐	麻酱肉末卷、煮鸡蛋、小米红豆粥
加餐	酸奶、面包片
午餐	米饭、糖醋鲤鱼、蒜蓉油麦菜、豆角炒鸡蛋
加餐	鲜橙、核桃仁
晚餐	花卷、豆腐干芹菜炒牛肉、海米煲娃娃菜
加餐	牛奶、面包片

3. 孕晚期(妊娠第 28 周及以后) 孕晚期胎儿体内组织、器官迅速增长,骨骼开始钙化,孕妇体内胎盘、子宫增大,乳腺发育增快,营养需求明显增加。

(1) 增加蔬菜食量:这一时期孕妇饭量明显增大,体重迅速增长,应提醒孕妇多摄入些蔬菜,以防体重过度增长。

(2) 增加钙质的补充:充足的钙可促进胎儿骨骼生长发育。

(3) 孕晚期一日三餐实例:见表 1-3-3。

表 1-3-3 孕晚期一日三餐实例

餐次	食品
早餐	肉丝鸡蛋面
加餐	牛奶、杏仁、苹果
午餐	米饭、白萝卜焖排骨、虾皮花菇煮菜心
加餐	橘子、核桃仁
晚餐	花卷、芹菜豆腐炒肉丝、蒜蓉生菜、黑豆煲黑鱼汤
加餐	饼干、牛奶

(三) 科学搭配,平衡饮食

孕期营养固然重要,但也不能盲目补充。在保证孕妇营养的同时,还应做到各类食物的调配和合理摄入,做到"四多""三少""二禁""一忌"。

1. 四多

(1) 多吃奶、蛋、鱼、肉。

(2) 多吃新鲜蔬菜和水果。

(3) 多吃谷类食品。

(4) 多吃豆类、核桃、花生、芝麻等食品。

2. 三少

(1) 少吃甜食。

(2) 少吃油脂过多的食物。

(3) 少吃过咸食物。

3. 二禁

(1) 禁吃不洁食品。

(2) 禁吃污染食品。

4. 一忌 忌刺激性饮料、食品的摄入,如吸烟,饮酒,喝浓茶、咖啡、可乐以及食用有刺激性的调料。

二、孕妇的日常生活护理

孕妇在妊娠期间,对生活起居、个人卫生、着装、洗漱、外出等都有一定的要求。

（一）生活环境

1. 开窗通风　每天开门开窗、通风换气，但要防止对流风。室内应整齐清洁、舒适安静。

2. 温度适宜　室温最好保持在 20~22℃。温度太高会使孕妇全身不适。温度太低会影响孕妇正常生活。

（二）个人卫生

1. 口腔卫生　每次餐后 3 分钟内刷牙。刷牙时，选择小头软毛牙刷，要竖刷。

2. 洗澡

（1）勤洗澡：孕期皮肤的呼吸功能增强，出汗较多，应经常洗头、洗澡。洗浴应采取淋浴。

（2）防意外：孕早期，如早孕反应严重，身体虚弱，应防止孕妇虚脱。孕晚期，孕妇行动笨拙，应防止摔倒，发生意外。

3. 清洁会阴

（1）妊娠后阴道分泌物增加，需要每晚用专用盆、专用毛巾、温开水清洗会阴。

（2）及时更换内衣。清洗会阴后换干净内裤，应选用透气性强、吸水性好的棉质内裤。

（3）防止交叉感染。大、小便后用卫生纸擦拭一定从前往后擦。因女性尿道长度只有 5~6 cm，从后往前擦极易引起尿路逆行感染。

（三）孕妇着装

孕妇着装要做到全棉、松软、宽大。

1. 穿着舒适　贴身内衣一定要是纯棉或真丝面料，款式要宽松，穿着要舒适。

2. 不宜紧束　妊娠期间不应穿三角紧身内裤，以妨碍腹部血液循环；不应穿紧束乳罩。妊娠 6 个月以后穿的裤子腰部应前高后低，不束腰带，以孕妇裤为宜。

3. 防止下肢水肿　妊娠 7 个月后，有的孕妇会出现腿肿、脚肿现象，这时可配一双弹力长筒袜。因为弹力袜有消除疲劳、缓解脚肿胀和静脉曲张的作用。

4. 注意安全　孕妇穿鞋首先考虑安全性。选择鞋应注意以下几点：

（1）尺度合脚：鞋的宽窄、大小要合适，透气性好。宽松、轻便、帮底柔软的鞋有助于减轻脚的疲劳。

（2）鞋跟适宜：鞋后跟高度不超过 2 cm。

（3）注意防滑：鞋底上要有防滑纹，以防孕妇滑倒。

（四）孕妇睡眠

1. 保证充足睡眠　睡眠不足会引起疲劳。孕妇每天要保证 8~9 小时睡眠时间。孕中晚期，隆起的腹部会压迫孕妇的腰部，建议这时的孕妇采取左侧卧位睡姿。

2. 养成午睡习惯　午睡可使孕妇精神放松，恢复体力。因此，孕妇应养成每天午睡的习惯。时间无须太长，以精神、体力得到恢复为宜。午睡时脱下鞋、垫高双脚，让全身放松，恢复效果会更佳。

（五）孕妇活动

孕妇要进行适当的活动。适合孕妇的活动形式有：

1. 散步　散步是孕妇最常用的一种运动方式，不需要借助任何器械。孕妇散步应选择上午 9 :30—10 :30，下午 14 :30—16 :00。行走次数不宜过多，速度不宜过快，时间不宜过长。孕妇通过散步，一方面可以呼吸室外新鲜空气，放松心情。另一方面通过调节身体功能，起到锻炼身体的作用。在整个妊娠期间，散步都是比较安全的活动形式。

2. 游泳　游泳是深受大家喜爱的运动，同时也非常适合孕妇。孕妇通过游泳，可以锻炼腹部、腰部、腿部等部位的力量。同时，借助水的浮力，可以减轻腰部的压力。

3. 孕期保健操　孕妇可以在妊娠的各阶段选择不同的孕期保健操。如从妊娠 3 个月开始做呼吸操，一直坚持到分娩，其目的是使胸部各器官得以活动，有利于胎儿供氧。此外，还有护胸运动、胯部摆动、足尖运动、踝关节运动操等。

4. 孕妇瑜伽　瑜伽是一种较为舒缓的运动，适当的瑜伽运动可以锻炼身体，有利于日后生产，还可以促进血液循环，控制孕妇的呼吸节奏，帮助孕妇平复心情，调节情绪。孕妇练习瑜伽的最佳时间是妊娠 3~7 个月，因为这一时间胎儿着床已经比较稳定。

孕妇可以根据自己的情况选择适当的锻炼方式，运动时要以保证安全为原则，以不感觉疲劳为标准。如运动时心率超过 140 次 / 分钟，则应休息至心率恢复到 90 次 / 分钟以下，再进行运动。如心率不能及时恢复，则应降低运动强度。运动后要注意补充足够的水分和热量。

（六）乳房护理

在妊娠期间，要注意进行乳房的检查和保健。乳房增大下垂，其本身又没有肌肉支持，需要有乳罩支托，罩杯的大小要能覆盖整个乳房。注意保持乳房的清洁卫生，每次沐浴时以清水冲洗为宜。

（七）孕妇出行

外出购物或散步可使孕妇心胸开阔，心情舒畅，但要保证孕妇出行安全。

1. 关注出行天气　选天气晴朗、无风的日子出行。恶劣天气，特别是刮风、突降寒潮时避免外出。

2. 选择出行衣物　根据天气变化选择衣服，如冬天时以轻便、保暖、不影响孕妇行动的衣服为好。

3. 注意错峰出行　不要在人流高峰时外出，避免挤乘公共汽车或到人员拥挤的超市、菜市场等场所。

4. 掌握时间　如去商场购物，应先计划周全，列好清单，以防购物时间太长引起孕妇劳累。

5. 注意安全

（1）尽量避免攀爬楼梯，乘电梯时家人要搀扶孕妇，以保安全。

（2）避免提拿重物，家人应提供帮助。

（八）避免不良因素影响

1. 减少辐射

（1）孕妇应与房间内正在使用的电器保持 2 m 以上的距离。如孕妇看电视时应与电视机保持 2 m 远，看电视不应超过 2 小时。

（2）防止辐射对孕妇及胎儿的影响，手机不要贴身携带，每周累计使用计算机不得超过 20 小时。

（3）孕妇不可使用电热毯。因为在电能转变为热能的同时，会产生电磁场，电磁场的辐射会影响胎儿各器官如大脑的正常发育。

2. 其他因素

（1）戒除不良嗜好，如主动戒烟、戒酒。

（2）远离动物。许多动物，如猫、狗和鸽子体内寄生的弓形虫，极易通过胎盘使胎儿受到感染而诱发流产、早产和胎儿畸形等。

（九）换洗衣物

妊娠晚期孕妇行动不便，生活自理能力较弱，穿脱衣服有一定困难，特别是患有高血压、先兆子痫、糖尿病等疾病者，更需要他人协助。对此，家人应给予充分理解和体谅，尽量为她们做好服务。

1. 穿脱衣服

（1）换衣前，先洗手，剪掉长指甲，以免不慎划伤孕妇。

（2）关好门窗，防止室内出现对流风。

（3）找出干净衣物，按内衣在上、外衣在下的顺序摆放好。

（4）协助孕妇穿脱衣物时要扶孕妇站稳、坐稳，动作轻柔。

2. 清洗衣物

（1）孕妇衣物最好单独浸泡，尽量手洗，可使用中性洗衣液揉搓，清水漂洗干净。

（2）衣物清洗干净后再用柔顺剂浸泡 5~10 分钟，以消除静电。

（3）洗净后的衣物应晾晒于阳光下，除湿灭菌，晒干后叠好存放。

（十）及时掌握孕妇情况

1. 了解预产期、产检期

（1）应了解孕妇的预产期，在接近预产期的时间内，最好不要外出。

（2）问明孕妇产前检查情况、每次检查的时间和地点，帮助准备好食物及检查资料，陪同孕妇一起去医院进行产检。

2. 提前备好待产用品　临近预产期，要将相关证件、资料等准备好，放在随手可取之处，一旦需要，携用品可以立即前往医院。

三、孕妇常见不适症状的应对措施

（一）消化道症状

妊娠早期孕妇出现嗜酸择食、食欲缺乏、恶心呕吐等消化道症状，称为早孕反应。

一般在清晨起床后发生,对生活工作无影响,多在妊娠6周左右出现,12周前后消失。少数孕妇发生呕吐不限时间、反复发作,致体液平衡失调、新陈代谢紊乱,严重影响胎儿和孕妇的营养,称为妊娠剧吐。其处理原则为少食多餐,进食高热量、易消化的清淡饮食,促使孕妇养成良好的生活习惯,同时注意解除孕妇的紧张情绪,必要时应到医院就诊。

(二)眩晕、晕厥

孕妇早期容易发生体位性低血压,引起一过性脑缺血,造成眩晕、晕厥。在进餐之前或两餐之间,孕妇有时会发生低血糖反应,感觉头重脚轻、出虚汗、心慌、胸闷,甚至突然晕倒。其处理原则是:马上卧床,进食少量甜食,如巧克力、水果糖,也可喝些白糖水。孕妇活动不能过度,更不能动作过猛,所有起居动作都要缓慢进行。尽量少食多餐,通过饮食和补充葡萄糖液,改善低血糖症状。

(三)便秘

指导孕妇养成定时排便的习惯,鼓励其多吃富含纤维素的食物,如水果、蔬菜。保证摄取足够的水分,适当增加活动量,必要时遵医嘱服用粪便软化剂等药物。

(四)尿频、尿急、夜尿增多

尿频、尿急常发生在妊娠前3个月及后3个月,多因子宫压迫引起,若无其他不适,可不必处理,孕妇无须通过减少液体摄入量来缓解症状。孕妇卧床休息或睡眠时,肾血流量增加,尿液增多。若因夜尿增多影响睡眠,可合理调整晚餐后的饮水时间及饮水量。若孕妇出现尿痛、排尿困难、血尿等尿路感染的表现,需及时就诊,尽早诊治。

(五)下肢痉挛

发生于孕晚期,夜间多见。指导孕妇避免腿部着凉、疲劳,伸腿时避免绷脚尖,走路时脚跟先着地。若考虑痉挛因钙磷不平衡引起,应限制含磷饮食(如口蘑)的摄入,必要时补充钙剂。下肢肌肉痉挛发作时,应坐立或站起蹬伸脚部以拉伸肌肉,也可进行局部热敷和按摩以缓解痉挛。

(六)水肿,下肢、外阴和直肠静脉曲张

妊娠期因下肢静脉压升高,易发生下肢水肿,下肢、外阴及直肠静脉曲张。应指导孕妇避免久站久坐,要经常变换体位。适当行走可以收缩小腿肌肉。抬高下肢,也可穿弹力裤或弹力袜,促进静脉回流。会阴部有静脉曲张者,可于臀下垫枕抬高髋部。另需保持局部卫生,避免感染。需注意的是,妊娠期生理性水肿经休息后多可消退,若发生下肢明显凹陷性水肿或经休息后不消退,应警惕病理情况。

直肠静脉曲张严重者可造成痔疮,妊娠期因子宫压迫易发生痔疮。孕妇积极纠正便秘,有助于预防痔疮的发生。

(七)贫血

缺铁性贫血最常见,孕妇应适当增加含铁食物的摄入,如动物肝、瘦肉、蛋黄、豆类。因病情需要补充铁剂时,要饭后服用。饮用富含维生素C的水果汁,避免浓茶,以促进铁的吸收。服用铁剂后大便可能会变黑,也可能导致便秘或轻度腹泻,向孕妇解释,不必担心。

(八) 腰背痛

妊娠期间孕妇常出现轻微腰背痛。指导孕妇穿舒适的鞋,站立、下蹲、托举物品时保持良好姿势,上楼梯时上身直立,膝部弯曲,避免弯腰。坐位站立时,身体应先挪至座椅边缘,而后身体前倾,待重力转移至双脚后站起。卧位站立时,应先侧身移至床旁,利用手肘力量,慢慢坐起,待无头晕不适时再站起。适当活动锻炼腰背肌、佩戴腹带、局部热敷或理疗可减轻症状。疼痛严重需卧床休息者,宜睡硬床垫。

(九) 失眠

每日坚持户外活动,规律作息,睡前梳头,温水泡脚,饮热牛奶,避免睡前精神紧张或兴奋,去除影响睡眠的环境和心理因素,提高睡眠质量。

思考题

1. 孕期营养的重要性有哪些方面?
2. 孕妇如何做好日常生活保健?
3. 如何进行预产期的计算?
4. 孕妇如何做到科学搭配平衡饮食?
5. 适合孕妇的活动形式有哪些?
6. 孕妇常见不适应症状有哪些?

第四章 产妇护理基础

学习目标

1. 了解产妇的生理、心理特点。
2. 掌握产褥期营养调理原则。
3. 掌握产妇饮食要点及制作。
4. 能够正确使用家用电器。

产褥期是指胎儿、胎盘娩出后到产妇机体和生殖器官复原的一段时间,约需要 6 周。由于妊娠分娩产妇的生理及心理出现较大变化,因此加强这一时期的护理非常重要。

第一节 产妇生理与心理

胎儿娩出后,产妇又进入一个新的身心转变时期。在生理上,母亲身体各系统都会发生变化。在心理上,做母亲的期望转为现实,母亲行为的实践也从预期转为现实。因此,产褥期产妇生理、心理的双重转变,使产妇对各种生理、心理、社会因素的易感性提高,她们会面临许多新的问题。

一、分娩后产妇一般生理变化

(一)心血管系统

心输出量在生产时开始增加,产后因胎盘排出及周边组织间液回到血管,促使多余的液体回到循环中。产后短时间内心输出量更高,以后逐渐下降,产后 2~3 周可以恢复到未妊娠状态。

产后 3 天内,因子宫收缩使得大量血液从子宫进入体循环,回心血量明显增加,心脏负担加重,易诱发心力衰竭。所以,有妊娠合并心脏病者,无论是自然产还是剖宫产,都应该特别注意产后前 3 天的变化。

(二)泌尿系统

自然生产时胎先露对膀胱形成压迫,产后常见膀胱肌张力减低,对膀胱内部尿液产生的张力增加不敏感,易于发生尿潴留。由于分娩时胎先露的压迫,膀胱肌肉收缩功能障碍或尿道口、阴道、会阴创伤疼痛,也会反射性地增加排尿困难。产后 2~4 小时内产妇能否排尿极为重要,应尽量争取自解小便。

妊娠期间,孕妇体内滞留了大量的水分,在产后早期尿液量会明显增多。有些产妇还可能出现产后尿失禁的现象。避免产后过早地劳动,尿失禁可慢慢减轻。如果尿失禁现象长期没有好转,需要到产科或泌尿科诊治。

(三) 消化系统

妊娠期间,子宫的增大迫使胃向上移位,加上孕激素的影响,胃肠蠕动逐渐减少,排空减慢。分娩后子宫缩小,胃、小肠及大肠开始恢复正常位置,功能逐渐恢复。但由于分娩疲劳以及卧床时间长等因素,使肠蠕动减缓,常有中度肠胀气的情况。因此,产妇表现出食欲欠佳、进食少、水分排出较多的身体状况,加上腹肌及盆底肌松弛以及会阴伤口疼痛等原因,产后易发生便秘。产妇可以经常做缩肛运动,以缓解便秘现象。

(四) 腰腿痛

很多产妇在产后都会有腰腿疼痛的现象。由于妊娠期间胎儿的生长发育,孕妇的腹部膨隆,身体重心前移,腰背部的负担加大。分娩时产妇又消耗掉大量体力,分娩后产妇常卧床,活动时间少,或由于产褥期的休养方法不科学,均可能导致腰腿疼痛。产后腰腿痛一般属于生理变化,可自行恢复。如果疼痛情况不减轻,并有加重的表现,应及时请医生治疗。

(五) 体型和皮肤的变化

妊娠期间,孕妇的皮肤上会出现色素沉着,腹壁出现妊娠纹;产后下腹正中的色素沉着会消失,腹壁上的紫红色妊娠纹会变成永久性的白色旧妊娠纹;由于激素水平的下降,产妇面部容易出现黄褐斑。产后腹壁松弛,一般6~8周内可恢复。产后的妈妈一般都会有腹部凸出、臀部宽大、腰部粗圆等体型,通过锻炼可恢复。

(六) 其他

产妇生产后的体温多数在正常范围内,产程延长致过度疲劳者,体温可在产后最初24小时内略有升高,一般不超过38℃。不哺乳者在产后3~4天因乳房血管、淋巴管极度充盈也可发热,局部温度可达38.5~39℃,一般仅持续数小时,最多不超过12小时,体温即下降,这种情况不属病理现象。

产妇产后脉搏略缓慢,每分钟60~70次,与子宫胎盘循环停止及卧床休息等因素有关,产后1周基本可以恢复正常。由于产后腹压降低、膈肌下降,产妇由妊娠期胸式呼吸变为胸腹式呼吸,使呼吸频率减慢,每分钟14~16次,也可逐渐恢复正常。

产妇的血压在产褥期通常较平稳,变化不大。患妊娠高血压疾病的产妇,在产后血压多有较明显降低。

二、分娩后产妇生殖器官的变化

经历分娩后,女性生殖器官发生的变化包括:子宫恢复原位,可比孕前稍大;阴道内部的肌肉发生变化,阴道口变得宽大;会阴处可能撕裂或侧切,造成不同程度的损伤;骨盆韧带变宽。

(一) 子宫

胎盘娩出后,子宫便开始收缩复原,一方面缩小子宫的体积,另一方面可压迫子宫的血管以减少出血。刚产后的子宫可在脐下触及,此时子宫重 1 000~1 200 g;1 周后降为 500 g;2 周后降至骨盆腔,约 300 g;4 周后恢复到未妊娠时的重量,即 50~70 g。子宫缩小主要是肌细胞体积的缩小,而不是数目的减少。

产后下腹疼痛是由子宫间歇性的强烈收缩所引起,初产妇较明显(为持续性收缩),过度疼痛可使用镇痛剂,一般在第 3 天后会逐渐减轻。哺乳可反射性地促进子宫收缩,产妇可感觉到类似痛经样的不适,不需要治疗。

子宫内膜的重建很快,产后两三天内,残留的蜕膜开始分化成两层,表层坏死,随恶露排出;底蜕膜则为重建子宫内膜的来源,7~10 天就可以恢复接近未妊娠时的状态。除了胎盘所在处以外,完全重建需 2~3 周。

产后子宫颈会渐渐闭合,第 4~6 天时约剩 2 指宽,到第 10~14 天时,开口剩余不到 1 cm。子宫颈腺体的增生也渐渐退化,约 6 周左右可恢复到妊娠前的状态。

(二) 阴道

分娩后的阴道壁呈青紫色,因肿胀没有褶皱。阴道在分娩之后即开始恢复,肿胀逐渐缓解,阴道壁的松紧度也逐渐恢复。产后 1 周左右,阴道恢复到分娩前的宽度;产后 4 周左右,阴道壁再次形成褶皱,基本上恢复到原来的状态。但是,一旦有过分娩经历,阴道就无法完全恢复,要比分娩前略微宽一些。

(三) 外阴部

外阴部自分娩后不久就开始恢复,肿胀缓解并恢复到原来的松紧度。自然分娩的产妇,因分娩时会阴压迫、撕裂产生的水肿、疼痛等症状通常在产后数日消失。有些产妇会阴部和产道较窄小,自然分娩可能引起会阴撕裂损伤,医生一般会建议做会阴侧切。侧切后的产妇要注意会阴部的清洁和护理,防止伤口感染。轻度的撕裂往往在产后 1 周左右得到恢复,而比较深的会阴撕裂或较大的裂痕则需要较长的时间才能痊愈。骨盆底部肌肉群的恢复需要较长时间,一般 4~6 周才能恢复到孕前的状态。

(四) 恶露

在产后 5~6 日内,子宫蜕膜便会开始坏死、脱落。这些坏死组织和上皮细胞及细菌混在一起排出阴道,称为恶露。

1. 血性恶露　产后第 1 周,恶露量较多,颜色鲜红,含有大量的血液、小血块和坏死的蜕膜组织,称为血性恶露。血性恶露持续 3~4 天,随着子宫出血量逐渐减少,浆液增加,转变为浆性恶露。

2. 浆性恶露　1 周以后至半个月内,恶露中的血液量减少,较多的是坏死的蜕膜、宫颈黏液、阴道分泌物及细菌,使得恶露变为浅红色的浆液,此时的恶露称为浆性恶露。浆性恶露持续 10 天左右,浆液逐渐减少,白细胞增多,转变为白色恶露。

3. 白色恶露　半个月以后,恶露中不再含有血液,但含大量白细胞、退化蜕膜、表皮细胞和细菌,使恶露变得黏稠,色泽较白,所以称为白色恶露。白色恶露持续 3 周排净。

三、分娩后产妇乳腺的变化

胎儿娩出后，产妇腺垂体分泌大量的催乳素作用在乳腺的腺泡膜上，促进乳汁中各种成分的合成，如乳糖、甘油三酯。产后2~3天，产妇的乳房在催乳素等激素的刺激下，乳腺导管和乳腺腺泡会进一步发育，双侧乳房充血膨大，有胀痛感及触痛。吸吮作用刺激乳头内的感觉神经末梢，通过泌乳反射刺激垂体产生催乳素和催产素。催产素可以作用于乳腺导管的肌上皮细胞以及乳房周围的肌细胞，从而将原存于腺泡内的乳汁输送到乳腺导管出口流入新生儿的口中。若挤捏乳头，会有少量淡黄色、清亮的初乳泌出。初产妇乳房胀痛明显，此时乳母应充分休息和睡眠，避免精神刺激和乳房感染，从而有利于乳房分泌乳量的逐渐增多。一般经过2周左右，乳母的乳量就能满足新生儿的需要了。

部分产妇乳房没有明显的发胀感和充盈感，此时可在饮食中适当增加"催乳"食品如鲫鱼汤，同时让新生儿尽早吸吮乳头，并坚信自己能够哺乳，这样有助于刺激母体，增加泌乳。

泌乳反射易受产妇思想、情绪的影响。产妇情绪良好，对哺乳能力有信心，就能促进反射。新生儿的形象、声音和产妇对新生儿的抚摸、接触引起产妇挚爱的感受亦有利于此反射的建立。相反，担忧或恐惧的情绪、疼痛或困窘，以及对自己喂哺能力发生怀疑，或者很少见到新生儿，都可能抑制反射的建立，从而阻止乳汁的流通。

初乳具有很高的营养价值，能通畅清理胎粪，防止黄疸发生；其丰富的抗体可以防止婴儿的感染和过敏；吞噬细胞、溶菌酶可以帮助婴儿抵抗感染；生长因子有利于婴儿肠道成熟，防止过敏。另外，初乳还富含维生素A，一方面可以减轻感染，另一方面可以预防眼病。所以，应鼓励母亲尽早哺乳。

四、产褥期心理特点

（一）不稳定情绪

因为产妇产后身体内的雌激素和孕激素水平下降，与情绪活动有关的儿茶酚胺等分泌减少，体内的内分泌调节处于不平衡状态，所以其情绪很不稳定，可表现为精神沮丧、焦虑不安、失眠、食欲不振、易激动、注意力和记忆力减退等。

（二）紧张情绪

造成紧张情绪的原因是多方面的，与分娩后体内激素比例重新分配、产妇分娩后角色转变、不知如何哺育期待已久的新生儿有关。家庭关系、环境等因素使产妇不能及时诉说，也会导致产后情绪波动。

（三）依赖性情绪

产妇由于产后特殊生理变化，同时受传统"坐月子"习惯影响易产生依赖性心理。产妇由于分娩时巨大的体力消耗，产后会感到非常疲劳，同时产妇体内的激素发生很大变化,产后 2 周内情绪特别敏感,易受暗示,依赖性较强。

(四) 产后抑郁症

产后抑郁症是产后精神综合征中常见的类型,多于产后 2 周发病。表现为恐怖、焦虑、心情沮丧、情绪低落、易激怒,对自身及婴儿健康过度担忧。产后抑郁症的产生与生理、心理及社会因素密切相关,与缺乏产褥期知识小儿喂养常识也有一定关系。因此,产妇在产前应学习一些产褥期知识,产后尽早下地活动,恢复原有的兴趣。家人、亲人也应多给予产妇一些心理疏导,这是减少产后抑郁症的有效方法。

产妇情绪的好坏还与新生儿生长发育密切相关。产妇心情舒畅,新生儿则安宁。产妇情绪烦躁,新生儿也随之躁动不安。产妇长期处于忧虑的精神状态,会影响新生儿智力发育,使新生儿烦躁、爱哭闹,不好好进食,睡眠不好,长大后还可能出现学习困难以及各种心理问题。

因此,应注意产后心理调节,营造一个安静、舒适的家庭环境。家人的悉心关照,良好的家庭氛围,将在情感上给产妇以最大的安慰,使产妇能在和谐愉快的家庭环境中顺利度过产褥期。

第二节 产妇营养与膳食

分娩后的产妇面临着机体修复、母乳喂养、照料新生儿三大任务。为产妇安排科学、合理的营养膳食,能够帮助产妇活血化瘀、排出恶露、滋补进养、恢复体质、增进泌乳。

一、产褥期营养的重要性

产褥期是产妇机体修复阶段,基础代谢率也会相应提高,产妇要修复子宫创面、排出恶露,产后多汗,都需要较多的营养物质补充。同时,在排出代谢废物的过程中,还会排出一些矿物质和微量元素,也需要营养素及时补充。此外,产妇还要承担母乳喂养的任务,随着新生儿生长的需要,分泌乳汁的量逐渐加大,使产妇所需的能量、蛋白质及各种营养素明显增加。

产褥期仅有热量和蛋白质充足还不够,还要补充含钙、铁、锌的食物及一些营养素。孕期胎儿成长所需的物质全部来源于母体,因此产妇是否能及时补充孕期所失去的蛋白质、钙、铁等取决于产褥期饮食是否合理。产后纠正孕期贫血、缺钙、高血压、水肿、糖尿病等都需要通过饮食调理来完成。所以,产妇的身体是否能很快康复,保证各种营养素充足平衡,保证产妇精力充沛、体型尽快恢复、乳汁分泌充足的关键是营养调理。

从 2013 年中国营养学会制定的《中国居民膳食营养素参考摄入量》中可以看出,产妇和孕妇比一般正常未孕年轻女性各种营养素的需要量要大,见表 1-4-1。

表 1-4-1　孕产妇膳食营养素参考增加摄入量

人群	热量 / (kcal·d^{-1})	蛋白质 / (g·d^{-1})	钙 / (mg·d^{-1})	铁 / (mg·d^{-1})	锌 / (mg·d^{-1})	硒 / (μg·d^{-1})	碘 / (μg·d^{-1})
孕后期	+450	+30	+200	+9	+2	+5	+110
乳母	+500	+25	+200	+4	+4.5	+18	+120

注:+ 表示在同龄人群参考基础上额外增加量。1 kcal=4.2 kJ。

二、产褥期营养调理原则

(一)充足热量

一般卧床休息的产妇每日需要 2 300~2 600 kcal(9.6~10.9 MJ)热量。产妇需要时刻照顾婴儿,体力消耗大,加之乳汁和恶露、汗液带走大量热量,所以要及时补充。

热量主要来自糖类,约占总热量的 55%,主要指粮食、薯类和一些杂豆类。提倡粮食种类多样,粗粮约占总主食的 1/3 左右。

我国传统饮食讲究"五谷宜为养,失豆则不良",意思是说五谷是有营养的,但没有豆类就会失去平衡。豆类含有植物蛋白、维生素等,营养丰富。蔬菜、水果除含有丰富的糖类、维生素和矿物质外,还富含各种有机酸、芳香物质和色素等成分,使它们具有良好的感官性状,对增进食欲、促进消化、丰富食品多样性具有重要意义。

(二)高蛋白

产妇每日所需总蛋白占总热量的 15%~20%,每日 80~100 g,相当于 1 斤牛奶、2 个鸡蛋、4 两瘦肉、1 两豆类、6~7 两主食(1 斤 =500 g,一两 =50 g)。

产妇需要修复组织创伤、补充气血、恢复体力,还要泌乳哺育婴儿,因此优质蛋白应占总蛋白的 2/3。产妇对蛋白质的摄取直接影响乳汁的质量。当膳食中蛋白质的含量不足时,乳汁的分泌量及蛋白质含量会明显减少。为促进乳汁分泌,必须摄取丰富的优质蛋白。研究发现,如果哺乳期间母亲膳食中缺少蛋白质成分,乳汁中的赖氨酸和蛋氨酸含量将明显下降。为补充新生儿每日所需蛋白质量,产妇每日需增加 25 g 蛋白质供应(表 1-4-1)。

(三)低脂肪

脂肪的需要量每日约 60 g,其中烹调用油约 30 g。强调产妇要增加亚麻酸摄入,亚麻酸是人体必需的脂肪酸,在体内可转化为二十二碳六烯酸(DHA),不仅能促进脑和视力发育,还可减少婴儿湿疹及皮肤过敏的发生。世界卫生组织建议每人每日摄入 1 000 mg 亚麻酸,孕妇提高到 1 300 mg,可以考虑紫苏籽油或亚麻籽油,最好不要加热使用,否则会影响使用效果,可拌菜或直接加入产妇的饮食中。

(四)高营养素

1. 钙　除蛋白质、脂肪和糖类外,产妇需要的维生素、矿物质及微量元素比一般人也要高。其中最容易缺乏的是钙、铁、锌等。根据中国营养学会《中国居民膳食营养素参考摄入量》,产妇需要每日摄取钙 1 000 mg,比平时增加 200 mg。如果产褥期钙摄取不足,会使产妇在产褥期恢复不利,这与平时所说的"月子病"密切相关。

2. 铁　母乳中铁的含量极少,无法满足婴儿的需要。在妊娠期间,胎儿肝中会储备一定数量的铁,可供婴儿6个月的消耗。但产妇身体恢复需要铁,膳食中要多供应一些含铁丰富的食物如瘦肉、红枣。为了防止产妇产后贫血,一般每日应摄入铁24 mg,较平日增加4 mg/d。

3. 维生素　维生素是人体不可缺少的一种营养要素。哺乳期间,为了维护母体健康、促进乳汁分泌,保证乳汁中的营养成分,满足婴儿的需要,母亲膳食中要相应增加含各种含维生素的食物,包括脂溶性维生素和水溶性维生素。在脂溶性维生素中,只有维生素A能有少量进入乳汁。母亲膳食中维生素A含量丰富,乳汁才能含有足够量的维生素A。产妇每天需要维生素A 1 300 μg,超过这一限度,母亲即使摄入大量的维生素A,也不能使乳汁中的含量增加。

此外,产妇每日至少需要150 mg维生素C。因产妇饮食中生拌菜及水果通常较少,故很容易缺乏维生素C。

(五) 纤维素

产妇需每日摄入纤维素25~30 g,以防止便秘。产妇活动少,摄入无渣饮食较多(肉、蛋、奶),极易便秘,同时会增加代谢毒素积累,有害健康。可每日适当选择一定量的粗杂粮及蔬菜、水果,防止便秘。

(六) 低盐

有关资料表明,产褥期产妇需要低盐饮食,而且低于正常健康人。这是因为产妇体内水分较多,低盐可减少水钠潴留,有利于产后体型恢复。低盐有利于泌乳量增加,多盐会增加渗透压及减少组织间浆液而影响泌乳量。同时,婴儿肾功能尚不完善,低盐不会增加婴儿肾的负担。

三、产妇饮食要点及制作

产后的饮食非常重要,其原则为:易于消化、少食多餐、荤素搭配、制作卫生、美味可口。母婴护理人员应帮助产妇及其家人改变传统"坐月子"只吃小米稀饭、红糖、鸡蛋、鸡汤等单一膳食的观念,合理安排产妇产褥期的饮食。

(一) 产后"月子餐"制作

产妇在产褥期除了自身的营养供给外,还要哺乳新生儿,因此,产褥期饮食需要均衡的营养、多量的汤汁、多样化的主食、丰富的蔬菜和水果等。

1. 分阶段调补　"月子餐"应按产妇生理恢复的阶段进行调理。按恢复过程将产后1个月分为四个阶段。

第1周:分娩结束,身心疲惫,对新生儿的母爱和好奇使产妇精神高度兴奋,子宫收缩,血性恶露排出,大量出汗,乳房逐渐充盈肿胀,开始泌乳。无论自然分娩还是剖宫产,伤口都在逐渐愈合。因此,产后第1周的饮食特点应以排净恶露、伤口愈合、化瘀消肿、催生乳汁为主要目的。故不适合过于油腻,饮食要清淡,易消化,能促进子宫收缩、排出恶露,并适应产妇的个人体质。应以小米粥、鸡蛋羹、鸡蛋挂面汤、鱼汤、肝汤和一些易消化的软饭、发面面食及绿叶菜肴为主,同时配用一些促进子宫收缩的食材,煮成饮料或汤替代白开水。

第2周:产妇体力基本恢复,已能下地活动,生活逐渐规律。新生儿喂养方式已明确,母乳喂养已较顺利。此阶段要排出代谢废物,健脾利湿,恢复脾胃功能,内脏复位,愈合伤口。此时乳腺管初通,产妇泌乳到过渡乳阶段。过渡乳非常适合新生儿不完善的胃肠消化功能,有助于新生儿黄疸消退。产后第2周的饮食特点应以修复组织、调理脏器、增加乳汁量、促进体能为主。故饮食不可过于油腻及大补,否则易引起产妇乳腺导管堵塞及新生儿消化不良。这周内营养汤以动物性原料为主,如鱼、肉汤。因为一般产妇此时都会有不同程度的铁缺乏,所以要注意重点补充含铁食材。充足的微量元素和矿物质有利于各脏器复位和恢复。在低脂清补阶段,要具备高蛋白特点。

第3周:生活渐渐规律,体力恢复较好。恶露减少、逐渐转为白色,乳汁充足,新生儿生活逐渐规律,母婴生活协调。产后第3周饮食特点主要以增强体质、养血补气、滋补元气、补精补血为主。产妇泌乳质量为成熟乳,泌乳量稳定并随着新生儿的生长而增加,哺乳产妇体质需要加强,可酌情增加高蛋白、高热量的营养汤,如鸡汤、猪蹄汤、排骨汤、肘子汤、鱼汤及补气补血的食材。这一阶段是产妇恢复元气、促乳的最佳时期。

第4周:经过前几阶段的调整,产妇精神状态良好,精力充沛,乳汁充足,新生儿发育良好。在"月子"的最后1周,饮食特点以理气补血、健体修身、美容养颜为主。产妇调理康复阶段,热量不可过高,可逐渐调整至正常乳母的膳食。每天比孕前增加半斤牛奶、1个鸡蛋、1两肉、2两主食即可。

2. 每日就餐次数 "月子餐"每日分早、中、晚3次主餐和上午10:00、下午15:00、晚上20:00 3次加餐,全天共6餐。

3. 各餐食物搭配

(1) 主餐在主食基础上保持一荤、一素、一汤。

(2) 早、晚加餐可选择粥、面条等,下午加餐可选择小点心、水果等。

(3) 主食每日应变换多种花样。

4. 各餐食谱选择

(1) 主食可选择米饭、豆沙包、糖包、肉卷、糖花卷、金银卷、千层饼、发面饼等。

(2) 荤菜可选择清炒虾仁、红烧鱼块、海带炖肉、红烧鸡翅、红烧牛肉等。

(3) 素菜可选择白菜豆腐、鸡蛋炒菠菜、胡萝卜豆腐丝、西红柿炒鸡蛋、清炒油麦菜、香菇炒油菜等。

(4) 汤类可选择鲫鱼汤、乌鸡汤、花生排骨汤、莲藕猪蹄汤、小白菜丸子汤等。

(5) 早、晚加餐可选择莲子红枣粥、小米红糖粥、百合红豆粥、小米面粥、酒酿蛋花汤、疙瘩汤、鸡汤馄饨、鸡汤龙须面等。

5. "月子餐"制作要求

(1)所有食物应到正规商店或大型超市购买。肉类要选择经过国家检疫的禽畜产品,蔬菜、水果等要选择绿色(没有或少有农药污染)食品。

(2)煲汤主料,如排骨、鸡、猪蹄、大骨等处理干净后,凉水下锅,微火慢煮,以保持营养成分。

(3)炒菜应先洗后切,大火快炒,避免营养素流失。

(4)菜品应色、香、味俱全,既有营养,又增进产妇食欲。

6. 餐后整理

(1)清洗、规整炊具。

(2)清理灶台、灶具及地面。

(3)收拾、清洗餐具。

(4)可保留的汤菜用保鲜膜蒙盖后放入冰箱。

7. 产后第3周食谱实例   见表1-4-2。

表1-4-2 产后第3周食谱实例

餐次	星期一	星期二	星期三	星期四	星期五	星期六	星期日
早餐	小米粥 面包 煮鸡蛋	小米粥 卤鸡蛋 豆沙包	菠菜面片 荷包蛋 花卷	小米粥 麻酱花卷 煮鸡蛋	蒸蛋羹 豆包	牛奶 面包 煮鸡蛋	红枣南瓜小米粥 麻油小花卷 鸡蛋糕
加餐	藕粉 蛋糕	油菜肉汤 小烧饼	蒸鸡蛋羹	牛奶 蛋糕	菠菜面片 荷包蛋	藕粉小点心	姜丝红糖饮 小点心
午餐	米饭 红烧鱼 小白菜炖豆腐	两面馒头 肉片炒油菜 西红柿蛋花汤	米饭 虾皮炒小白菜 排骨海带汤	米饭 熘肝片 黄瓜豆腐干 炒小白菜 紫菜蛋花汤	花卷 小萝卜烧肉 排骨海带汤	米饭 红烧狮子头 炒 三 丁(肉丁、黄瓜、胡萝卜)	黑米软饭 上汤菠菜 山药百合鱼片粥
加餐	挂面 青菜 荷包蛋	馄饨	牛奶 饼干	馄饨	虾仁疙瘩汤	挂面荷包蛋	黑芝麻汤圆 小点心
晚餐	包子(猪肉白菜馅) 玉米面粥	米饭 素烧小萝卜 鸡块汤	打卤面(肉末、鸡蛋、木耳、香菇做卤) 面条汤	馒头 香菇炒油菜 肉片炒藕片 乌鸡汤	米饭 菠菜炒猪肝 鲫鱼汤	发糕 莲藕猪蹄汤 粉丝小白菜	发糕 香菇鲜虾球 淮山公鸡汤
加餐	小米粥(加红糖)	燕麦粥	红枣大米粥	百合红小豆粥	莲子红枣粥	红枣桂圆二米粥	木瓜牛奶 小点心

注:每日用油量25~30 g,盐控制在5 g以内。

(二) 产后饮食五忌

1. 忌过量滋补　产后因身体消耗很大,需要及时补充营养和能量,但无节制地大补特补却不可取。过量滋补既浪费又有损健康,不仅导致产妇肥胖,还会造成新生儿消化不良。

2. 忌久喝红糖水　产后适量喝红糖水,既能补血,又能供应热量;红糖是产妇较好的补益佳品,但不宜久服,一般不超过 10 天,久服对子宫复原不利,其活血作用会使恶露血量增多。

3. 忌辛辣、温燥食物　产妇在产后 5~7 天内应以蛋汤、稀饭之类食品为主,忌食辛辣、温燥食物。

4. 忌生冷、坚硬食物　产妇应不吃生冷、坚硬食物,以防止牙齿松动和保护脾胃。

5. 忌过早节食　产后一方面产妇身体需要恢复,另一方面还要为新生儿哺乳,过早节食减肥对自身和新生儿的健康均不利。

 阳光大姐实践案例

乳汁淤积引起的乳腺炎

有一天深夜,我正在睡梦中,突然被一阵急促的手机铃声惊醒。电话那头传来焦急的声音:"大姐,我媳妇积着奶了,乳房很硬,孩子却吸不出奶。媳妇又开始发烧了,您快帮忙看看吧。"这是我客户的朋友,宝宝才出生 10 天。我立马穿衣下床,骑上电动车赶到他家。

我看到产妇躺在床上,脸颊发红,额头发烫,左侧乳房发红,用手一摸有硬块。我又仔细地观察了她的乳头,没有裂口。量体温 38.5℃。我说:"现在必须马上冷敷、按摩乳房(先健侧后患侧,先健处后患处),再用土豆片、仙人掌去皮贴敷。也可以用蒲公英和丝瓜络煮水口服。"

冷敷完以后,我开始给产妇推奶,先把乳窦处疏通,然后用手感知每一条乳腺导管,从乳房根部向乳头部位按摩,找到硬块的部位,一点点把淤积的乳汁挤出来。两侧乳房大概总共按摩了 10 分钟,硬块慢慢变小,两侧乳房都疏通了。过了一会儿再量体温,产妇已经开始退烧了。我长舒了一口气,终于帮产妇解决了难题。如果当天晚上不及时处理,产妇就要到医院打针消炎,严重的甚至得做手术,宝宝就没法吃奶了。

产褥四期护理法

"阳光大姐"的母婴护理人员总结了诸多案例,发现新妈妈在孩子出生后的 1 个月内,大约要经历 4 个心理阶段:兴奋期、焦虑期、疲劳期和依恋期。了解了产妇产褥期不同阶段的特点,家人就不至于盲目紧张,可以有针对性地进行护理,有效呵护产妇的身体和心理健康。

1. 兴奋期　约产后 1 周。主要表现在产后兴奋睡不着,打电话、发微信、短信报喜、聊天,一个人胡思乱想。原因是产后体内激素急剧变化,加之刚生产完心理感受多,生理和心理上都可引起新妈妈过度兴奋。应对方法:要及时缓解其兴奋度,提醒她多休息、少说话,睡不着可以闭目养神,还要减少亲戚朋友探视。产后3天可喝鸡汤,以加速调整和改善体内激素状况。

2. 焦虑期　约产后第2周,多有提前。主要表现在担忧、手足无措、没主见、哭泣、害怕。原因是兴奋过后,接踵而来的是开奶、喂奶、胀奶、自身伤口疼痛等,开始担心没奶,担心自己身体有毛病,孩子有个风吹草动就更担心,害怕自己养不好孩子,亲戚朋友给出各种意见,新妈妈觉得都有道理,不知听谁的,最后产生焦虑,严重者还会导致产后抑郁。应对方法:家人要配合医生,及时解决遇到的问题,护理好孩子,帮助产妇减轻身体不适状况。给予言语宽慰,多加鼓励,使新妈妈建立自信,减少她的担心和忧虑。科学安排饮食,加强营养,不要吃太多大补食物,添加有助于减轻焦虑情绪的食物,如粗粮、新鲜蔬果、海产品、蘑菇及动物肝。推荐菜谱:小炒虾仁、香菇豆腐、冬笋肝尖。

3. 疲劳期　约产后第3周。主要表现在累、困、烦、疲倦,情绪不稳,容易发火,睡觉睡到自然醒成了强烈愿望。原因是身体尚未恢复元气,容易疲劳。因频繁喂奶,夜里不能好好睡觉,孩子哭闹、身体不适时,还要应对孩子出现的各种问题,都能使新妈妈困倦疲劳,甚至导致产后抑郁。疲劳期千万不能掉以轻心,新妈妈如果喂奶睡着了,可能导致婴儿窒息,后果不堪设想。应对方法:遵循"孩子睡,大人睡,孩子醒,大人醒"的作息原则。注意喂奶方式,减少躺着喂奶,选合适的沙发,后背加靠垫坐着喂,头靠着靠枕,身子后倾,避免打盹时压住孩子。如果躺着喂奶,旁边必须有人陪伴看护,谨防睡着了压住孩子。新妈妈情绪不稳时要抚慰、开导,更加精心地护理。饮食中适当添加大枣、当归、黄芪等补气血之物,以增强营养,恢复体力。

4. 依恋期　满月前1周。主要表现在面临满月,有些母婴护理人员即将离开,很多事情将要自己面对,表现出不舍、担忧、焦虑、难过、着急等情绪。原因是1个月的相处,母婴护理人员的精心呵护、理解、劝慰都在生活和精神上给予了产妇很大的支持,导致产妇对其非常依赖,即使遇到过的问题,一旦再次遇到还是手足无措。母婴护理人员要走,就仿佛抽走了产妇的主心骨。应对方法:母婴护理人员手把手地教会新妈妈给婴儿喂奶、洗澡、抚触、换尿布、换衣服等日常护理技能。鉴于好多新手父母太过于放手给母婴护理人员,总是等到母婴护理人员离开前几天才开始着急,这时学习已经来不及了,可以采取录像的方式,录下护理过程,方便新爸妈日后学习使用,保持电话联系。

思考题

1. 分娩后产妇身体的变化有何特点?

2. 什么是恶露?如何分类?

3. 产妇产褥期有什么心理特点?

4. 产褥期营养调理原则包括哪些?

5. "月子餐"4个阶段是如何划分的?每个阶段各有何饮食特点?

6. "月子餐"制作要求有哪些?

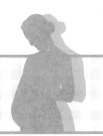

第五章　婴儿护理基础

0~1 岁是一个人身心发展的关键时期,也是智力发展的奠基时期。做好母婴护理工作,必须学习和掌握 0~1 岁婴儿生长发育的特点和规律,根据婴儿生长发育的特点,做好护理工作。

第一节　婴儿生长发育与营养

婴儿的生长发育是连续性、阶段性,有其规律性的。0~1 岁为出生后的第一个生长发育高峰。了解这一时期婴儿生长发育的特点,合理地进行喂养,对婴儿的生长发育、智力发育尤为重要。

一、婴儿生长发育

(一)"发育"的定义

发育指生命现象的发展,是一个有机体从有生命开始,受遗传、环境、学习等因素影响,进行有顺序的、连续的、阶段性的、渐进性的由分化到完整的生理、心理变化的过程。

(二)婴儿发育变化的特征

1. 量的变化

(1)生理方面:身高、体重、器官的增长。

(2)心理方面:语言词汇、记忆力、认知、推理和社会交往能力的不断提高。

2. 比例的变化　婴儿的身心发展有其独立的特征,并不是一个缩小的成人,所以在比例上也有明显的变化。例如:胎儿头占身长的 1/2,婴儿头占身长的 1/4,成人头占身长的 1/8。

3. 旧特征的消失　在个体发育过程中,会因为成熟出现旧特征消失的现象,如吸吮反射。

4. 新特征的获得　在学习过程中,婴儿会逐渐拥有一些新的能力,如好奇、好问及牙萌出。

(三)发育的任务

婴儿在成长的过程中,需要在社会环境中有不同的表现行为,在不同的发育阶段寻找合适的角色,为实现这个过程,就要完成如下"发育"任务。

1. 学习走路。

2. 学习食用固体食物。

3. 学习说话。

4. 学习控制排泄功能。

5. 学习认识自身器官和有关性别的行为。

6. 学习与人交往和控制情绪。

7. 学习判断是非。

8. 完成生理功能的稳定。

9. 形成社会与个体的简单概念。

(四)婴儿发育的主要特点

1. 年龄越小,生长速度越快。婴儿期的发育速度是最快的,但生长速度不是直线上升,而是有阶段性的,如新生儿时以天为单位计算,1~3 个月时以周为单位计算,4~6 个月时以 3 个月为单位计算,6~12 个月时以半年为单位计算,1~3 岁时以年为单位计算。

2. 婴儿生长发育有一定的顺序和方向,不能越级发展,如婴儿阶段身体和运动功能的发育遵循从头到足的规律。

3. 婴儿时期要完成从自然人到社会人的转变,从一个毫无生活自理能力的自然人,初步转变为能适应社会生活的社会人。

(五)年龄阶段的划分

联合国儿童基金会将儿童期定为 0~18 岁。根据我国的生活条件和教育情况,一般把从出生到成熟之间(0~18 岁)的发育过程分为新生儿期、婴儿期、幼儿期、学龄前期、学龄期和青春期六个阶段。

0~3 岁可以统称为婴幼儿期,其中包括新生儿期(出生至 28 天)、婴儿期(指 0~1 岁)和幼儿期(1~3 岁)。

儿童的每个年龄阶段都有相对稳定的、独立的特点,如新生儿期主要是适应外界生活的时期,每天都会有变化。婴儿期是需要成人生活照料较多的时期。

儿童在每个年龄阶段的特点各不相同,但又互相联系,既有明显的差别,又不能截然分开。由一个年龄阶段过渡到下一个年龄阶段,各方面的发展既有一定顺序,又不是等同的。

二、婴儿营养

0~1 岁的婴儿正处于快速生长发育的阶段,营养是保证生长发育的重要因素。生长发育越快,需要的能量和各种营养素就越多,合理的营养能促进生长发育并增进身体健康。营养供给不足时,可引起营养素缺乏性疾病、生长发育迟缓甚至影响到体格和智力发育。但营养长期供给太多又可引起肥胖,造成成年后发生糖尿病、高血压和冠心病的概率增加。

(一)婴儿能量的需要

能量不是一种营养素,而是由膳食中的产热营养素,即蛋白质、糖类和脂肪在体内经过氧化所产生的,也可称为产能营养素,而膳食中的维生素和矿物质是不产生能量的。

在营养学中人体对能量的需要和食物提供的能量常用千卡(kcal)表示,国际上现在常用千焦耳(kJ)表示,两种能量单位可以互换,即 1 kcal=4.2 kJ,1 kJ=0.24 kcal。

能量的摄入量应能满足能量的消耗,婴幼儿正处于迅速生长发育的阶段,对能量的需要相对比成人高。如能量的摄入不能满足婴幼儿生长发育的需要,则体重的增长会减慢甚至不增或降低。

婴幼儿的能量消耗主要用于以下几部分。

1. 基础代谢　维持机体最基本生命活动所需的能量,如心脏的搏动、肺的呼吸、维持肌张力和体温。

2. 体力活动　体力活动是影响人体能量消耗的最主要因素,一个好动、睡眠少、哭闹多的婴幼儿体力活动消耗的能量要比一个睡觉多、安静的婴幼儿多 2~3 倍。

3. 生长发育　生长发育消耗的能量是儿童特有的,儿童生长发育越快,需要的能量越多,在出生后的 3 个月内约 30% 的能量用于生长发育。

4. 食物特殊动力作用　食物特殊动力作用是食物在消化吸收过程中需要消耗的能量。

5. 排泄　幼儿通过皮肤、呼吸、尿液排出液体和气体带走的热量。大小便的排出需要消耗能量,随年龄增长而增大。

以上五部分能量的总和就是儿童能量的需要量,一般认为其中基础代谢占 50%、排泄消耗占 7%~10%、生长发育和体力活动所需占 35%~40%、食物的特殊动力作用占 5%~8%。

(二)能量的组成和来源

1. 蛋白质

(1)蛋白质的主要生理作用:蛋白质是人体重要的组成成分,是人体的"建筑材料",神经、肌肉、内脏、血液、骨骼甚至指甲、头发都需要蛋白质合成。蛋白质构成酶、激素、抗体等生理活性物质,参与各种生命活动和生理、生化反应的调节,如肌肉收缩、血液循环、神经传导、能量转化、生长发育,同时抗体能保护机体免受细菌和病毒的侵害,提高身体的抵抗力。蛋白质还参与维持机体内环境的稳定,在酸碱平衡、渗透压平衡和水的分布中均起到重要的调节作用。

(2) 蛋白质缺乏的结果:人体蛋白质缺乏常与能量的缺乏同时发生。蛋白质缺乏将阻碍细胞和组织的正常发育,造成生长发育迟缓、免疫功能下降,严重时发生营养不良,甚至有生命危险。

(3) 蛋白质的食物来源:蛋白质的来源有两种。一种是动物性蛋白质,如禽、肉、鱼、蛋和奶制品。另一种为植物性蛋白质,来自粮谷类和豆制品,蔬菜和水果中的蛋白质很少。

2. 脂肪

(1) 脂肪的主要生理作用:脂肪是人体重要的能量来源,也是体内重要的储能物质,且产生能量高。1 g脂肪可提供9 kcal能量,是蛋白质和糖类(1 g提供4 kcal能量)的2.25倍。① 构成组织的成分:细胞膜、大脑、神经组织都由磷脂、糖脂、胆固醇等组成。② 保护内脏和维持体温:人体的内脏器官、关节的外面都有脂肪包裹,可以起到保护和固定的作用,防止机械性损伤。脂肪在皮肤下面可阻止体温散失,有隔热、保温和御寒的作用。③ 提供必需脂肪酸:脂肪酸是脂肪的重要组成部分,某些多不饱和脂肪酸是人体不能合成的,需要通过膳食尤其是植物油提供。必需脂肪酸是组成细胞膜的重要成分,可以促进大脑和视力的发育。④ 促进脂溶性维生素的吸收:维生素A、D、E、K属于脂溶性维生素,不溶于水而溶于脂肪,溶解后才能被身体吸收、利用。⑤ 其他:脂肪可增加菜肴的香味,口感好,可增进食欲,同时在胃内的停留时间长,有饱腹感。

(2) 脂肪缺乏或过量的结果:脂肪缺乏常使婴幼儿的能量摄入不足,引起体格生长落后、脂溶性维生素缺乏症。必需脂肪酸缺乏会引起某些皮肤病,如湿疹,且不易痊愈,还会造成智力发育迟缓。脂肪摄入过多则会引起肥胖。

(3) 脂肪的食物来源:脂肪的来源可分为两大类,即动物脂肪和植物油。前者如猪油、牛油、奶油、鱼油,后者如芝麻油、豆油、花生油、菜油、玉米油、橄榄油。植物油中的必需脂肪酸含量高于动物脂肪。

3. 糖类

(1) 糖类的生理作用:① 供给能量是糖类最主要的作用。身体各个组织器官要维持正常生理功能,必须由能量来保证,尤其是肌肉、心脏的活动都需要糖原氧化供能,神经系统更是除葡萄糖外,不能利用其他营养物质供给能量。② 构成机体的重要物质。所有神经组织和细胞都含有糖类。作为生物遗传物质的脱氧核糖核酸(DNA)就含有核糖。糖蛋白是一些抗体、酶和激素的组成成分。③ 保肝、解毒。肝糖原储备充足时肝对由某些化学毒物(如一氧化碳、砷、酒精等)以及由各种致病微生物感染引起的毒血症有较强的解毒能力。因此,保证糖的供给,使肝中含有充足的糖原,可保护肝免受有害因素的损害,并保持肝正常的解毒功能。④ 对蛋白质的保护作用。食物中供给充足的糖,可以防止蛋白质作为能量来源而消耗,使蛋白质发挥更重要的作用。

(2) 糖类缺乏或过量的结果:如果糖类不足,可通过脂肪氧化产热。但大量脂肪代谢时可因氧化不足产生过多酮体,这是一种酸性物质,在体内积存过多可引起酸中毒。如果糖类摄入过多,则可以引起肥胖。

(3) 糖类的食物来源和摄入量:糖类主要的食物来源是各种薯类、谷类和根茎类食物及各种单糖、双糖,如葡萄糖、蔗糖、麦芽糖、蜜糖和果糖等。

4. 微量营养素

(1) 维生素:维生素是一大类有机化合物,不能在人体内合成,或合成量不能满足人体需要,除维生素D外必须从食物中供给。不同维生素各有其特殊的生理功能,虽然它们既不参与机体组成,也不提供能量,但能维持人类正常的生命活动,促进生长发育。维生素可分为两大类:脂溶性维生素(如维生素A、D、E、K)和水溶性维生素(如B族维生素、维生素C等)。

1) 维生素A:维生素A的生理作用主要是参与眼的视觉功能,参与眼球中具有视觉功能的物质——视紫红质的合成。

维生素A对人体所有上皮细胞的形成、发育以及维持功能具有重要作用。维生素A也为骨骼生长所必需,同时有增加机体免疫力、减少疾病发生的作用。

当维生素A缺乏时可引起各种上皮组织的病变,如角膜软化,腺体分泌减少,表皮粗糙、干燥,呼吸道、消化道和泌尿道黏膜破坏,使感染机会增多;还可引发夜盲症;同时可出现生长迟缓、矮小、抵抗力低下的情况。维生素A摄入过多,可在体内蓄积,引起维生素A中毒。

维生素A主要有两个来源,一是动物性食物,如动物肝、全脂奶粉及奶制品、蛋黄和鱼肝油。另一个来源是植物性食物中的胡萝卜素,尤以深绿色和黄色的蔬菜及水果中为多,如菠菜、豆苗、红薯、胡萝卜、南瓜、芒果和杏。

维生素A的每日推荐摄入量为:0~0.5岁300 μg;0.5~1岁350 μg;1~4岁310 μg。

2) 维生素D:维生素D的生理作用主要是促进钙和磷在小肠内的吸收,促进肾小管吸收磷;促进钙在骨骼中沉着,促进骨和软骨骨化、正常生长。此外,维生素D还和甲状旁腺素与降钙素一起维持正常的血钙水平,以防止骨质疏松。

当维生素D不足或缺乏时,可造成钙、磷吸收减少,血钙水平下降,钙不能在骨骼中沉积,引起骨质软化变形,使婴幼儿发生佝偻病。

维生素D摄入过多时,也可在体内蓄积,最后引起中毒。

维生素D的来源一个是外源性维生素D,来自食物。除了在脂肪含量高的海鱼和肝中维生素D的含量较高外,天然食物中的维生素D含量都不高。因此,人们把海鱼肝中的维生素D提炼出来制成鱼肝油,用于补充婴幼儿维生素D,在配方奶粉中也添加了维生素D。另一个来源是内源性维生素D,当阳光中的紫外线直接照射人体皮肤时,皮肤就会产生维生素D,以供人体需要。

维生素D的推荐摄入量从出生到11岁前每日10 μg。

3) B族维生素

维生素B_1:又称硫胺素,是体内物质代谢和能量代谢中的关键物质,能促进食欲、胃肠道的正常蠕动和消化液的分泌,因此有促进婴幼儿生长发育的作用。缺乏维生素 B_1 可引起多发性神经炎,严重时可累及心脏功能,在婴幼儿甚至可引起死亡。维生素 B_1 的食物来源主要为动物内脏,如肝、心、肾,还有肉类、豆类、花生和不曾碾白的谷类,如全麦、糙米。维生素 B_1 很容易溶于水,遇碱易破坏,因此谷物不要过分淘洗,蒸煮时不要弃去米汤,在做饭或蒸馒头时不应加碱。维生素 B_1 的每日推荐摄入量为:0~0.5 岁 0.1 mg;0.5~1 岁 0.3 mg;1~4 岁 0.6 mg。

维生素 B_2:又称核黄素,是体内多种氧化酶系不可缺少的构成成分,在氨基酸、脂肪酸和糖类的代谢中起重要作用,并参与铁的吸收、储存。维生素 B_2 缺乏可引起角膜充血和畏光、口唇干裂、口角炎、舌乳头增大、阴囊或会阴炎、贫血和生长发育迟缓。维生素 B_2 的食物来源主要为动物性食物,如肉、蛋、肝、肾、心等,乳类中维生素 B_2 的含量尤其丰富。维生素 B_2 也存在于植物性食物中,如大豆以及各种绿叶蔬菜和水果中,但含量较少。维生素 B_2 的每日推荐摄入量为:0~0.5 岁 0.4 mg;0.5~1 岁 0.5 mg;1~4 岁 0.6 mg。

4) 维生素 C:又称抗坏血酸,在体内作为酶的激活剂、物质的还原剂并参与激素合成;可促进组织胶原蛋白合成;维持血管、肌肉、骨骼和牙齿的正常功能。缺少维生素 C 易患坏血病,使毛细血管脆性增加,有出血倾向,全身皮下有出血点或瘀斑。婴幼儿也易引起骨膜下出血,在膝关节上、下局部有肿胀,压痛,两腿外展,很像瘫痪,称假性瘫痪。

维生素 C 主要存在于新鲜的蔬菜和水果中,蔬菜中青菜、韭菜、菠菜、柿子椒、花菜、卷心菜中维生素 C 含量较多。水果中柑、橘、山楂、柚子、猕猴桃、草莓中含量较多。

每日推荐摄入量为:0~4 岁 40 mg。

(2) 矿物质:人体组织是由各种元素组成的,目前已发现人体内有 60 多种元素,其中除碳、氢、氧、氮 4 种元素主要合成蛋白质、脂肪和糖类外,其他元素统称为矿物质。其中一部分在体内含量较多,占人体重的万分之一以上,称常量或宏量元素,其余的则称微量或痕量元素。

1) 钙:99% 的钙存在于骨骼和牙齿中,能使骨骼和牙齿坚硬。其余 1% 的钙以结合或游离状态存在于软组织、细胞外液以及血液中,是维持多种生理功能所必需的元素。钙可维持神经、肌肉的正常活动(包括心脏的活动)。钙可促进体内很多酶的活性,这些酶对蛋白质、脂肪的代谢都有重要的作用。钙还参与血液凝固作用,维持体内酸碱平衡。

影响钙吸收的因素:膳食中可促进钙吸收利用的有氨基酸(如赖氨酸、色氨酸和精氨酸)、乳糖(存在于奶中)和维生素 D。减少钙吸收的有存在于谷物中的植酸盐,某些蔬菜中的草酸盐,如空心菜、菠菜、苋菜、竹笋等,能与钙结合而减少钙吸收。膳食纤维过多也会减少钙吸收。脂肪消化不良或摄入过多,可与钙结合形成钙皂而影响钙吸收。当体内钙水平较低时,钙的吸收率高。血清钙降低时会引起神经、肌肉的兴奋性增高,婴幼儿易出现手足搐搦症、骨密度降低、心律不齐和凝血功能下降。

钙的最好食物来源是奶制品,其他如虾皮、海带、豆及豆制品的含钙量也不少。钙的每日适宜摄入量为:0~0.5 岁 200 mg;0.5~1 岁 250 mg;1~4 岁 600 mg。

2）锌:锌可促进生长发育和组织的再生,参与很多酶的组成;锌与体内蛋白质和核酸的合成以及细胞生长、分裂、分化的过程都有关,而这些过程是生长发育的基础。锌还可维持正常的味觉,促进食欲。锌参与维护和保持细胞免疫功能,还与创伤的愈合有关。锌缺乏使体格生长减慢;孕妇缺乏锌时,胎儿的生长受到影响。锌缺乏时进食缺乏味道、食欲差,免疫力降低,易感染疾病。

锌在食物中的含量以牡蛎、鲱鱼等海产品最丰富,其次为肉、肝、蛋类。植物性食物中锌含量较低,且吸收率亦低。母乳中的锌含量较牛乳为高,尤其在初乳中更高。锌的每日推荐摄入量为:0~0.5 岁 2 mg;0.5~1 岁 3.5 mg;1~4 岁 4 mg。

3）铁:铁是血红蛋白的重要组成成分,血红蛋白在体内担负着输送氧的功能,人体通过呼吸得到氧气,再输送到组织,与组织细胞进行气体交换,这些都需要血红蛋白参与。铁还是体内许多酶或辅酶的组成部分,这些酶控制着物质的氧化、水解和转化过程。

铁缺乏会出现贫血并影响其他许多系统的功能,如注意力不集中、智商降低、消化功能减弱、易疲乏。

铁的食物来源有两种:一种为血红素铁,来自肝、动物血、瘦猪肉等含动物蛋白质高的食物。血红素铁可以直接从肠道吸收,且吸收率高。另一种铁来自植物性食物或无机铁,亦称非血红素性铁,如存在于蔬菜、豆类、铁锅或药物中,但这些物质中铁含量少、吸收率低。在饮食中有许多因素可抑制铁的吸收,如蔬菜中的草酸、谷物中的植酸、茶叶中的鞣酸和高纤维素食物。也有一些因素可促进铁吸收,如维生素 C 和动物性食物中的肉类因子。铁的每日适宜摄入量为:0~0.5 岁 0.3 mg;0.5~1 岁 10 mg;1~4 岁 9 mg。

4）碘:碘主要存在于人体的甲状腺中,参与甲状腺素的生成,促进调节各种生理功能和婴幼儿的生长发育。在胎儿期或新生儿期碘缺乏会引起脑发育不良和严重智力低下,在儿童期碘缺乏也可对智力和体格生长产生不利影响,在成人则出现甲状腺肿大,俗称"大脖子病"。

碘主要存在于海产品中,如紫菜、海带、海鱼、海盐加碘盐也可提供碘。

碘的每日推荐摄入量为:0~0.5 岁 85 μg,0.5~1 岁 115 μg,1~4 岁 90 μg。

5. 膳食中的其他成分

（1）水:水是人体中含量最多的组成成分,是构成细胞内液、组织液和血液的主要成分。水是营养素的溶剂,所有的物质都必须溶于水后输送到各组织器官,代谢产物必须通过水才能排出体外。水能调节人体的体温,保持体温恒定,还能作为关节、肌肉和脏器的润滑剂。

当体内的水分损失达 20% 时,人不能生存。脱水可造成婴幼儿代谢紊乱、水电解质紊乱。饮食缺水会使消化液的分泌相应减少,阻碍食物的消化吸收,引起食欲不振、乏力、易于疲乏。摄入过量水会引起水中毒。

水的摄入量和来源：1岁内婴儿每天每千克体重150 ml，2~3岁每天每千克体重120 ml。除饮用水外，水还来自流质食物，如牛奶、稀饭、各种汤和果汁。

（2）纤维素：纤维素虽然不能被人体消化吸收，但对人体健康具有重要作用，可通过在大肠中吸收水分增加粪便的体积，使粪便变软，保持大便通畅，将肠腔内对人体有害的物质及时排出。但纤维素不提供能量，由于婴幼儿的胃容量小，需要的能量和各种营养素又相对较多，如果摄入过多的纤维素则会导致其他食物摄入不足，影响婴幼儿生长发育。纤维素摄入过多还会影响其他营养素，尤其是钙、铁、锌和维生素的吸收。

（三）婴儿肠道吸收功能及其特点

1. 糖类　3个月前的婴儿唾液淀粉酶很少，6个月以下的婴儿胰腺发育不够成熟，分泌的消化酶活力低，因此在3个月前不宜喂婴儿淀粉类食物（如米糊）。

2. 脂类　新生儿对脂类吸收不够完善，人乳中有脂肪和多不饱和脂肪酸，有利于婴儿吸收。

3. 蛋白质　胰蛋白酶早在孕26~28周已分泌足量，因此新生儿对蛋白质能很好地消化吸收。摄入的蛋白质也可影响新生儿胃肠道的发育。无论对足月儿还是早产儿，乳清蛋白都较酪蛋白更易吸收。

4. 肠道菌群　胎儿肠腔内基本无菌，出生后数小时菌群即可通过口、鼻和肛门进入肠腔。婴幼儿肠道菌群组随摄入的食物不同而异，母乳中乳糖多、蛋白质少，能促进乳酸杆菌、双歧杆菌等有益菌的生长，抑制大肠杆菌生长，因此不易腹泻。而喂哺牛乳者因乳糖少、蛋白质高，促使大肠杆菌增多。肠道细菌参与一部分食物的分解，以及合成维生素K和B族维生素。一般胃与十二指肠内几乎无菌，结肠和直肠菌类最多，小肠次之。

（四）有效提高婴儿膳食营养状况

营养状况的评价包括体格生长的测量、膳食调查和实验室的检查。如果婴幼儿和周围同年龄、同性别的婴幼儿相比，生长发育在正常范围内，或去儿童保健门诊测量身高、体重，医生对婴幼儿的生长发育评价是良好的，婴幼儿无营养不良、营养素缺乏症，也不肥胖，则提示婴幼儿的营养状况良好，膳食基本是适当的。同时可通过实验室的测定，判断婴幼儿是否有贫血和其他营养素的缺乏来评价婴幼儿的营养状况。如果要更精确了解婴幼儿的膳食情况，家长可记录婴幼儿7天、3天或1天的所有摄入食物的种类和量，由医生计算出膳食所含的能量和各种营养素的摄入量，再与参考摄入量比较，来评价婴幼儿膳食是否合适。

1. 增加食物的能量密度　虽然婴幼儿的胃容量较小，1~3岁婴幼儿的胃容量也只有200~300 ml，但他们生长快，所需的能量和营养都相对较多，如每日能量需要达到1 200 kcal左右，是成人的40%~50%；蛋白质30g，是成人的1/2；而他们的体重只有成人的1/5。因此，在给婴幼儿进食时要注意食物的能量密度，即每克食物的能量值。理想的能量密度值为1.5~2 kcal/g。比如，用油炒制后的蔬菜能量密度就比不炒的蔬菜高，肉类的能量密度比鱼、虾高,软饭的能量密度比粥高,因此,开始吃菜泥时应加油煸炒,不能一直给婴幼儿吃鱼、虾而不吃肉。

2. 全面营养,促进婴儿神经系统的发育　婴幼儿的神经系统发育比任何其他器官和组织都快,发育得也早,脑组织的发育建立在全面平衡的营养基础上,如蛋白质是构成大脑的主要成分,氨基酸更是合成神经递质的原料,使各种信息从一个神经细胞传到另一个细胞,如果缺少递质,一切神经活动(包括思维、想象、记忆)都将停止。一些多不饱和脂肪酸、磷脂、胆固醇对神经发育也极为重要,微量元素,如铁、锌、铜、碘和维生素、氨基酸也是正常脑发育所必需的。因此,要给婴幼儿吃各种食物,如禽、肉、鱼、蛋和蔬菜、水果、粮食,而不要盲目相信商业广告中的所谓增智产品。

3. 平衡膳食,促进婴儿生理系统的发育　平衡膳食是指构成膳食的食品种类要多,包含各种营养素,且各种营养素之间的数量及其比例要符合婴幼儿生长发育和生理需求。膳食中某些营养素过多或不足都会对婴幼儿造成不同程度的危害,因此,平衡膳食也是合理膳食,其核心是膳食的质和量要符合营养学的要求。平衡膳食包含以下几点。

(1) 品种多样:摄入的食物种类越多,得到的营养素越全面,要求 1 岁后婴幼儿的膳食种类达到 10 种以上。膳食应包含五大种类的食物。

1) 主食:作为膳食的主要成分,如粮食类中包含大米、面粉、粗粮(小米、燕麦、玉米)等。

2) 含蛋白质较丰富的食物:如肉、鱼、禽、蛋、奶和豆制品。

3) 含无机盐和维生素较丰富的食物:如各种蔬菜和水果。

4) 提供能量的食物:如动物脂肪、植物油和糖类,要注意适量食用。

5) 乳制品:母乳仍是婴儿的重要食物。在母乳量减少或断乳后应补充配方奶粉或其他乳类,1 岁后能保证每日 400~500 ml 最为理想。

(2) 比例适当:各种食物的摄入量要比例适当,保持营养素之间的数量和比例平衡。平衡膳食中首先是能量平衡。婴幼儿摄入的能量必须与婴幼儿日常生活中消耗的能量和生长发育所需的能量相平衡。如果摄入的能量过少,会使生长速度减慢甚至停止。摄入过多则会引起肥胖。要注意调整膳食结构,达到平衡膳食的质量要求。

其次是三大营养素蛋白质、脂肪和糖类之间的供能要平衡。在婴幼儿阶段,蛋白质应提供总能量的 15%,脂肪为 30%~35%,糖类为 50%~55%,只有在糖类和脂肪提供足够能量的情况下,蛋白质才能被有效地用于促进婴幼儿生长。三餐提供的能量也要平衡。一般早餐提供 20%,午餐 35%,晚餐 30%,点心 15%。

此外,维生素和无机盐之间也要比例恰当,各种食物之间的比例也要恰当。

(3) 饮食定量:各种食物和营养素的摄入都要有一定的量。以中国营养学会编著的《中国居民膳食营养素参考摄入量》(2013 版)为依据制定的不同年龄婴幼儿一天的进食量见表 1-5-1。每个婴幼儿对膳食营养素的需求存在个体差异,因此摄入量应根据婴幼儿不同的年龄、性别、生理特点、胃肠消化功能和食欲而定。

表 1-5-1　各年(月)龄婴幼儿每日饮食摄入量(平均值)

年(月)龄	饮食摄入量
6~7 个月	母乳或配方奶粉 600~800 ml 米粉 25~50 g、蛋黄半个、鱼 10~20 g 蔬菜 10~20 g、水果 50 g
7~12 个月	母乳或配方奶粉 500~700 ml(一顿正餐过渡到两顿,奶量可逐步减少)粮食 50~75 g,鸡蛋 1 个,禽、鱼、肉 25~50 g 蔬菜和水果各 50~100 g
1~3 岁	配方奶粉或牛奶 400~500 ml 鸡蛋 1 个,禽、鱼、肉 50~75 g 蔬菜和水果各 100~150 g,粮食 50~125 g

以上仅为平均量,必须根据婴幼儿的具体情况进行喂养,避免营养不良和肥胖。6个月前应尽量摄入母乳,母乳不足添加配方奶粉,添加量根据母乳量而定。

第二节　新生儿护理

从出生到满 28 天的婴儿称为新生儿。新生儿出生后身体会发生很大的变化来适应新的环境,以满足健康和生存的需要。

一、新生儿生理特点

(一)体重与身长

由于母体环境的不同,每个新生儿出生时的体重、身长也各不相同。绝大多数新生儿出生 3~4 天后,体重会略有下降,至 7~10 天又恢复到出生时的重量。待 28 天后,体重约比出生时增加 1 000 g(2 斤左右),身长应比出生时增加 3~4 cm。

(二)头部特征

新生儿头部比例较大,约占其身体的 1/4。如果是经阴道生产,头部容易被拉长,也可能会出现头皮下肿胀,这种现象在 6~10 周后会自然消失。另外,每个新生儿头部都有两个软化区域,称为囟门。较大的囟门位于头顶部,称为前囟;较小的囟门位于枕后部,称为后囟。前囟于 1~1.5 岁闭合,后囟在 2~3 个月内闭合。

阳光大姐支招

前囟较大,仅有一层薄薄的结缔组织覆盖,为婴儿洗头时,要轻轻触摸,不可用力过大。

(三)呼吸特征

新生儿呼吸以腹式呼吸为主,40~45 次 / 分钟(腹部一起一落为一次)。

（四）体温特征

新生儿正常体温比成年人要高，一般在 36~37℃，且吃奶、啼哭后还可能升高达到 37.5℃。

（五）大便特征

新生儿一般出生后 12 小时开始排大便，大便呈绿色或黑绿色黏稠状，一般 2~3 天可排净，此时大便称为胎便。吃母乳后，大便渐转为金黄色糊状，一天 4~6 次。如喂配方奶粉，大便呈淡黄色，渐渐成形，一天 1~2 次。

（六）小便特征

尿液清凉，呈淡黄色，每吃完一次奶，2~3 小时内会排尿 4~5 次。

（七）睡眠特征

新生儿每天要睡 18~20 小时，其睡眠分为深睡眠与浅睡眠。深睡眠时眼球不动，呼吸规则，肢体很少活动，但会有生长性"用力挣"的表现。浅睡眠时有吸吮动作，面部表情丰富，眼球时有在眼皮下转动。

（八）生理性黄疸

新生儿出生以后，由于体内红细胞的破坏增加产生大量非结合胆红素，而肝内葡糖醛酸转换酶活力不足，不能使非结合胆红素全部结合成结合胆红素从胆道排出，导致非病理性高胆红素血症，使新生儿的皮肤、黏膜、巩膜发黄，称生理性黄疸。足月儿一般出生后第 2~3 日出现，4~7 日达高峰，8~14 日开始消退，最迟不超过 2 周；早产儿会延长。

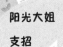
阳光大姐 支招

黄疸表现为新生儿皮肤、巩膜（白眼球）发黄。其发生顺序为面部→胸部→腹部→四肢、手心、脚心。消退时从下往上，最后是面部。

二、新生儿喂养

（一）母乳喂养

母乳营养丰富，新鲜卫生，且含有多种预防疾病的抗体，是新生儿的最佳食物。进行母乳喂养，不仅有利于新生儿消化吸收，减少疾病的发生，还可以使其得到母亲更多的爱抚。

1. 母乳是新生儿最好的食物　母乳是最佳的天然营养品，是任何婴儿奶粉都不能代替的。

（1）母乳喂养可满足新生儿及 6 个月以内婴儿生长发育的营养素需求。

（2）母乳喂养可提供生命最早期的免疫物质，减少新生儿疾病的发生。

（3）母乳喂养可促进新生儿肠道的发育，提高对母乳营养素的消化、吸收和利用。

（4）母乳喂养可促进新生儿神经系统的发育。

（5）母乳喂养可减少新生儿成年后代谢性疾病的发生。

2. 母乳喂养对产妇的影响

（1）促进乳汁分泌。

（2）促进子宫收缩，减少产后出血，加速子宫恢复。

（3）有助于产后体重下降，促进体型恢复。

（4）具有生育调节的作用。

（5）预防癌症的发生。母乳喂养可降低母亲乳腺癌、卵巢癌、子宫内膜癌患病的概率。

（6）能更好地促进母亲、婴儿心理健康。

3. 分娩后 30 分钟就可开奶

（1）新生儿出生后 1 小时是一个敏感期，且在出生后 20~30 分钟，吸吮反射最强。

（2）新生儿出生后母婴接触的时间越早，母婴间感情越深，新生儿的心理发育越好。因此，正常足月新生儿在出生后 30 分钟内，就应开始吸吮乳头，及早获得初乳，并促进产妇乳汁的分泌。

4. 初乳的功效　产后 7 天内所分泌的乳汁称为初乳。初乳呈淡黄色，内含丰富的蛋白质和矿物质、乳糖和少量脂肪，最适合新生儿的消化要求，能增强新生儿的抗病能力。

（1）初乳中蛋白质含量很高：对产后 1~16 天的母乳营养成分的分析结果表明，初乳中蛋白质含量很高，尤其是免疫球蛋白，产后第 1 天含量最高，产后第 3 天仅是第 1 天的 1/3，产后第 6 天是第 1 天的 1/17。

免疫球蛋白能保护新生儿娇嫩的消化道和呼吸道黏膜，使之不受微生物的侵袭，而这些免疫球蛋白在新生儿体内含量是极低的。如果用母乳进行喂养，可使其在出生后一段时间内具有防感染的能力，就相当于给婴儿打一次预防针。

（2）初乳中含有益细胞：如中性粒细胞、巨噬细胞和淋巴细胞，有直接吞噬病原微生物、参与免疫反应的功能，能增加新生儿的免疫能力。所以，初乳被称为第 1 次免疫，对儿童的终身生长发育具有重要意义。

（3）初乳的保健作用：初乳可以使新生儿的胎粪尽早排出。因胎粪中含有大量胆红素，其中 50% 能被肠道重吸收，所以初乳能减少高胆红素血症发生的机会。初乳中含有生长因子，能促进小肠绒毛成熟，可防止不全蛋白质代谢产物进入血液而发生过敏反应。初乳中的磷脂、钠、维生素 A、维生素 E 等含量也高。

（二）混合喂养

母乳不足，加配方奶粉或牛乳、羊乳等同时喂养，这种方式称混合喂养。混合喂养应坚持母乳优先的原则，每天按时母乳喂养不少于 3 次，每次哺乳时间不少于 15 分钟。每次哺乳时，要在吸空两侧乳房后，再补充配方奶粉。

母乳喂养如有下列情况，说明母乳不足，应适当补充配方奶粉。

1. 新生儿吃奶时间长，听不到吞咽声。

2. 睡眠不佳，时间不长就哭闹，且来回转头寻找乳头。

3. 大、小便次数减少,量也少。

4. 体重不增加或增加缓慢。

阳光大姐
支招

　　产妇生产后,应 24 小时与新生儿在一起,做到早接触、早吸吮、早开奶,按需喂奶 (没有时间与次数的限定)。

　　用奶瓶喂奶或水时,一定要将新生儿抱起,头要略高。不可以让新生儿完全平躺在床上喂养。

(三) 人工喂养

由于某些原因,产妇无法哺喂新生儿,完全用奶粉或动物乳(牛乳、羊乳等)喂养,称人工喂养。

1. 坚持按需喂养的原则

(1) 配方奶粉摄入量估计:新生儿能量需要量约为 100 kcal/(kg·d),一般市售新生儿配方奶粉 100 g 供能量约 500 kcal,故配方奶粉约 20 g/(kg·d) 可满足需要,按规定调配的配方奶粉可满足新生儿每日营养素、能量及液体总需要量的需要。

(2) 全牛奶摄入量估计:100 ml 全牛奶含能量 67 kcal,8% 糖牛奶 100 ml 供能约 100 kcal,新生儿的能量需要约为 100 kcal/(kg·d),故新生儿需 8% 糖牛奶 100 ml/(kg·d)。

2. 新生儿一般 2~3 小时喂奶一次,第一次喂奶量为 7~10 ml,1~2 周一般每次 60~90 ml,3~4 周每次 100 ml,以后再酌量增加。

3. 两次喂奶中间,适当给新生儿补充水分(多选择白开水),水量以不超过奶量的 50% 为宜。

三、新生儿日常护理

(一) 托抱新生儿

新生儿支配颈部肌肉的神经还没有发育完全,颈部肌肉松软,所以除拍嗝外不宜将新生儿竖直抱起。正确的方法是将新生儿横抱在怀里,上肢要放松,肘关节约成 80°,使新生儿头颈部靠在肘窝,前臂与手掌托住其背部与臀部,另一只手扶住髋部。

▶ 视频:新生儿托抱

(二) 正确包裹新生儿

新生儿的小腿稍向内弯曲,是子宫内的环境造成的,属于正常的生理现象,随着生长发育会自然变直。

1. 正确的包裹方法

(1) 让新生儿躺在毯子的对角线上,将一侧的角拉起包住新生儿,折放在新生儿身下,再将下角折起,后将另侧角拉起折放于身体对侧身下。

(2) 气温较低时,给新生儿上身穿合适的衣服,用柔软的绒布或棉布齐腋下包住,胸部以成人手能插入为宜,使新生儿双腿保持蜷曲状态,能自由伸缩。

(3) 为新生儿准备睡袋。

 视频:正确包裹新生儿

2. 注意事项

(1) 不要打"蜡烛包"。不要把新生儿双臂紧贴躯干,把双腿拉直用布、毯子或棉布进行包裹并在外面用带子捆绑起来,打成"蜡烛包"。

"蜡烛包"限制新生儿胸廓的运动,影响其胸廓和肺的发育。"蜡烛包"使四肢活动"失去自由",使肌肉和关节内的神经感受器得不到应有的刺激,会影响大脑和全身的发育。

(2) 包裹新生儿时,颈部不要包得过紧。

(三) 更换尿布

尿布分为布类和纸类两大类,更换方法为:

1. 更换前将所有必需品(干净尿布、专用毛巾、专用盛温水的小盆、护臀霜等)放在伸手能够到的地方。

2. 用一只手将新生儿双足轻轻抬起,另一只手将尿布由前向后取下,顺便用未污染的尿布边缘擦拭会阴部和臀部,然后对折,将大小便裹在尿布里面,放入盆内。

3. 用专用盆、专用毛巾蘸温开水将臀部洗净、擦干,涂抹适量护臀霜。

4. 如选用纸类尿布,先将干净尿布如纸尿裤展开抚平,然后轻轻抱起新生儿放在纸尿裤上面,再将纸尿裤固定在脐下。注意粘条不能粘到新生儿皮肤上。

5. 如选用纯棉布或豆包布(纱布)尿布,可将条形尿布放在三角形尿布上,男孩前端垫厚些,女孩后面垫厚些。先垫条形尿布,再将三角形尿布垫好。

 视频:更换尿布

第三节 婴儿护理

婴儿期是指从出生到1周岁,这一时期是婴儿生长发育最快的时期,也是胃肠功能较弱、抗病能力较差的时期。因此,一定要注意婴儿的精心护理。

一、婴儿生理特点

(一) 体重

1岁时应达到或超过出生时的3倍。

(二) 身长

身长是反映骨骼生长的指标。足月儿出生时平均身长为 50 cm,1 岁时增长约 50%,达到 75 cm 左右。

(三) 消化系统发育

3~4 个月唾液开始分泌增多,胃容量从出生时 25~30 ml 增加到 6 个月 200 ml,1~3 岁时达到 200~300 ml。小肠消化能力逐渐增强。

二、婴儿生活护理

1. 日常卫生

(1) 每天要给婴儿洗脸、洗手,水温不要太热,早、晚各 1 次。

(2) 冬天给婴儿用一些婴儿专用的润肤霜抹脸和手。

(3) 夏天每天给婴儿洗澡。

2. 衣服、鞋袜穿着

(1) 衣料选择吸汗性能好的纯棉制品。

(2) 袜子要吸汗,大小合适,袜口应松紧有度。

(3) 鞋要选择轻便、柔软,大小合适,且能防滑的。

(4) 穿衣、脱衣应配合训练,告诉婴儿"伸手""伸腿"等,以让婴儿配合。婴儿听不懂,可用手示范协助,经常表扬婴儿的合作,慢慢就会使其主动伸臂入袖、伸腿穿裤了。

3. 睡眠

(1) 睡前准备:① 应每晚洗澡。天气凉爽时每晚洗脸、洗手、洗脚、洗臀部、换内裤。② 睡前半小时喂奶,吃饱后不要再让婴儿含乳头睡觉。③ 为婴儿换上宽松的衣服。

(2) 婴儿睡觉时卧室环境要安静。拉上窗帘,关闭灯,室温应保持在 20~23℃。

(3) 培养婴儿按时入睡、自然入睡的习惯。一般上午、下午各睡一觉,夜间睡眠不少于 10 小时。

4. 大小便训练

(1) 5~6 个月后,试着培养婴儿定时、定点大小便的习惯,以减少尿床。

(2) 婴儿睡醒后或喂奶后,都可试着进行排大小便的练习。方法:大人应挺胸坐正,将婴儿背紧贴在自己身上,两手轻轻扶住婴儿的双腿,用"嘘"声表示排小便,用"嗯"声表示排大便。

5. 三浴锻炼　"三浴"即水浴、空气浴和日光浴。三浴锻炼是婴儿保健的最基本方法,可以增强婴儿的抵抗力。

(1) 水浴:水浴是通过水温和水的机械作用对婴儿身体进行刺激,达到锻炼目的。婴儿洗澡、洗脸、洗脚的水温可调至 35~40℃。延时洗澡法:婴儿可在正常洗澡时间内延长 5 分钟左右。游泳:让婴儿重新回到熟悉的环境中(胎儿时期在羊水中),有利于增加其安全感,使其肌肉、骨骼、关节得到锻炼。

阳光大姐
支招

水温保持在 38℃ 左右,不再加热水,让婴儿增强对低温度的适应能力。

----

(2) 空气浴:空气浴是指利用气温与体表温度之间的差异作为刺激来锻炼身体。婴儿满月后即可进行空气浴,这会使婴儿的皮肤和黏膜得到锻炼。婴儿及早适应气温变化,有利于身体增强抵抗力,使之健康发育。空气浴不能突然进行,要从室内开窗换气开始,最初时间为 3~5 分钟,冬天应更短一些。连续 2~3 日后,再把婴儿抱到阳台上,时间从 3 分钟渐渐增加到 15 分钟。渐渐适应后,再带婴儿到院子里或公园里进行空气浴。

阳光大姐
支招

婴儿患病期间要停止空气浴,病愈后再恢复。

婴儿游泳时游泳圈的位置十分重要,前端依托在下颌骨上,千万别卡在颈部两侧的颈动脉处。游泳时间不超过 10 分钟。

----

(3) 日光浴:日光浴俗称"晒太阳"。应在暖和无风的日子进行。经常晒太阳,可促进婴儿的血液循环,预防佝偻病的发生。夏天婴儿不能在阳光下直晒,(北方)适宜在上午 9:00—11:00、下午 15:00—17:00 的树荫处进行,时间从 3 分钟逐渐增加到 15 分钟为宜。开始身体暴露部位少一些,如先露手脚,以后慢慢增加。2 周后,日光浴时间可延长,并可让婴儿的上肢、下肢、颈部等多部位接受日光浴。日光浴时要给婴儿戴帽子,不要让阳光直射到婴儿的眼睛。

三、观察婴儿的健康状况

婴儿的健康状况如发生问题经常会有各种外在表现,母婴护理人员在日常护理时,应认真细致地加以观察,及早发现并及时地给予处理,婴儿健康状况的观察方法如表 1-5-2、表 1-5-3。

(一) 看

表 1-5-2　婴儿健康状况的观察方法——看

表现	正常	异常
精神状态	面色红润,眼睛有神,正常玩耍,好动,逗笑时表情丰富	面色苍白,眼睛无神,不玩不动,表情淡漠,嗜睡,逗笑时无反应
食欲表现	保持日常进食习惯,维持原有进食量,喂饭时表现主动,甚至拉着大人的手往自己嘴里送	吃奶不吸吮,喂饭不张嘴,勉强吃少许东西就会出现恶心甚至呕吐

表现	正常	异常
睡眠情况	入睡后安静放松,呼吸均匀,头部略有微汗,时而出现微小的表情变化	睡眠时间减少或增加,瞬间躁动不安宁,经常易惊醒
小便特征	新鲜尿液,无色透明,放置一段时间,因尿素分解为氨,会出现氨臭味	小便次数减少,尿量减少,颜色发黄
大便特征	新生儿每日大便次数较多,大约3周后大便逐渐规律。母乳喂养的大便较稀软;人工喂养的大便柔软,呈颗粒状	大便次数减少或增多,便稀有黏液或稀水,呈蛋花样稀便

(二) 听

表1-5-3　婴儿健康状况的观察方法——听

表现	正常	异常
啼哭声音	当婴儿饥饿、排便或愿望得不到满足时,会用清脆、响亮、悦耳的哭声表达。这时只要给其喂奶、换尿布或满足婴儿的需要,就会使其安静入睡或破涕为笑	哭声不停,无论喂奶、喂水、吃水果还是玩玩具等,都不能终止哭闹,说明身体有异常情况
呼吸变化	呼吸均匀,平静	呼吸急促,快而浅或呼吸深、不规则,严重者可出现憋气,面色及唇部发绀

(三) 摸

摸体表温度,初步判断是否发热,四肢是否变凉。

(四) 检查

如发现婴儿体温、呼吸异常或哭闹不止,可进行体温、呼吸和心率测量,如发现异常,应立即告知家长到医院就医。

1. 测量体温

(1) 选择在婴儿停止啼哭,保持在安静状态下测量体温,吃饭、喝水、运动出汗后应休息30分钟再测量。

(2) 测量前,首先要检查体温计的读数,读数应该在35℃以下。

(3) 解开婴儿衣服,擦干腋下,将体温计水银柱一端放置于婴儿腋窝处。

(4) 把婴儿的手臂放下并屈臂于胸前,双手分别扶持婴儿的手臂及体温计上端,夹紧体温计5分钟取出。

(5) 取出体温计缓慢转动,直到可见到一条粗线为止,从水银柱上读取所指数字。

(6) 体温计使用完毕后用乙醇(酒精)棉擦拭备用。

2. 测量心率　正常新生儿心率波动大,一般为120~140次/分钟(脉搏和心率数值是同步的);婴儿110~130次/分钟。

测量方法:测量人员将自己的食指及中指按在新生儿手腕的桡动脉处,或者按在新生儿颈部的颈动脉处、颞动脉处（位于太阳穴处），默数 1 分钟脉搏跳动次数。

3. 测量呼吸　正常新生儿呼吸次数为 40~45 次 / 分钟。

测量方法：婴儿情绪平稳、仰卧，轻轻打开新生儿的包被，露出其胸腹部，观察新生儿呼吸时上腹部的起伏，一起一伏为一次呼吸，测量 1 分钟计数。

4. 身体检查　身体检查通常应在给婴儿洗澡时或洗澡后进行，以便及时发现异常，给予适当处理。

检查方法：

（1）母婴护理人员先洗手，剪短指甲。

（2）检查时，室内光线要充足，室温保持在 25℃以上。

（3）检查时，从前至后、从上到下按顺序进行。

（4）检查内容包括有无皮疹、青紫、包块，四肢形状、活动度是否正常。

第四节　教育训练

我国《三岁前小儿教养大纲（草案）》提出，教养工作必须从小儿生理、心理特点出发，在婴儿的每一项生活内容中都有保健与教育两重任务。通过一日生活的每一个环节，结合照顾睡、吃、玩，发展有关的动作、认知和交往能力。

一、婴幼儿心理发展特点

（一）婴幼儿心理发展的连续性及年龄阶段性

发展的连续性是指婴幼儿心理发展是一个不可中断的过程，而且这一过程有其自身的逻辑发展顺序。年龄阶段性是指在婴幼儿心理发展的全过程中，表现出一些在质量上不同的年龄阶段特点，每一年龄阶段都有其典型的特征，以区别于其他阶段。

（二）婴幼儿心理发展年龄阶段的稳定性和可塑性

婴幼儿心理发展的每一年龄阶段特点，都具有相对的稳定性。由于所处教育条件不同、身心成熟状态不同，心理发展的变化也表现出一定的可塑性。从前一阶段向后一阶段过渡的时间可能略有早晚，但阶段不能跳跃，顺序是一致的。在每一阶段，各种心理发展变化的过程或速度会有个体差异，但差异是在量的水平上，而不是在质的水平上。

（三）婴幼儿心理发展对后续发展有重要作用

婴幼儿心理发展是整个儿童心理发展的早期阶段，其发展的好坏对以后的发展有重要作用。婴幼儿期是心理发展和生长发育最快的时期。例如，婴儿出生时还不会说话，到 3 岁左右，已经可以说出和理解 1 000 多个词汇；新生儿脑重只有 350~400 g，3 岁时已达 1 000 g 左右，是出生时脑重的 2.5 倍左右；新生儿主要靠感官（眼、耳、口、手、鼻、体肤）认识周围世界，3 岁时不仅有了相当的观察、记忆、思维能力，而且情绪和情感也大大丰富了。

二、婴幼儿心理发展内容

0~3 岁婴幼儿心理发展包含许多方面,其中感知觉能力、记忆能力、思维能力、想象能力、注意特性、交往能力、自我意识水平、情绪和情感特征、意志特征、气质特征等都是发展的重要方面。与上述诸多方面密切相关的语言发展状况、动作和行为发展状况对儿童心理的发展有重要作用。

(一)感知觉能力的发展

感觉能力和知觉能力是两种不同的能力,但又密切相关。感觉是反映当前客观事物的个别属性的认识过程,如物体的声、色、冷、热、软、硬。知觉是反映当前客观事物整体特性的认识过程,是在感觉的基础上形成的。任何一个客观事物,都包含多方面的属性,单纯靠某一种感觉是不能把握的。

1. 感觉能力的发展　新生儿凭借完好的感觉器官最先发展起各种感觉。最早出现的是皮肤感觉(触觉、痛觉、温度觉),其后逐步表现出敏锐的嗅觉、味觉、视觉和听觉。

2. 知觉能力的发展　婴儿半岁左右能够坐起来的时候,可以较好地完成眼、手协调的活动。在视觉的调节下,手在视野范围内完成操纵、摆弄物品的活动,这是利用知觉能力综合认识物品的特性。一直到 3 岁左右,都是各种知觉能力飞快发展的时期。

(二)记忆能力的发展

1 岁以前的婴儿记忆能力比较差,5~6 个月时可以认识并记住自己的妈妈,但保持的时间很短。在反复出现的情况下,可以逐步认识周围所熟悉的事物,保持对事物的记忆。

1 岁以后,随着年龄的增长、活动范围的扩大、认识事物的增多,会记住越来越多的东西。但是,这时的记忆无意识性很强,主要凭借兴趣认识并记住自己喜欢的事物,记忆过程缺乏明确的目的。随着言语的发展、认识事物表象的积累及稳定性增强,开始形成主动提取眼前不存在的客体的意向。2 岁左右,可以有意识地回忆以前的事件,不过这种能力还很弱。这种能力的出现和发展与言语的发展密切相关。

(三)思维能力的发展

人的思维有几种不同的方式,在成人头脑中是并存的。但是从发生、发展的程序看,有先后的顺序,并不是同时发生的。思维方式从发生到发展、成熟,大约要经历 18~20 年的时间。

0~1 岁是婴儿思维方式的准备时期。凭借手摸、体触、口尝、鼻闻、耳听、眼看,发展起感觉、知觉能力,并在复杂的综合知觉的基础上,产生萌芽状态的表象。这种表象在语言的参与下,开始产生萌芽状态的思维现象。

1~3 岁阶段主要产生的是人类的低级思维形式,即感知动作思维,又称直觉行动思维。

感知动作思维是指思维过程离不开直接感知的事物和操纵事物的动作的思维方式,婴儿只有在直接摆弄具体事物的过程中才能思考问题。

具体形象思维是一种依靠事物或情景的表象及表象的联想进行的思维活动。例如,婴儿在游戏中扮演不同的角色,并且依角色的身份进行表演,在泥工、绘画中,依据事先想好的形象去塑造、绘画。3岁左右在感知动作思维的基础上,逐步发展起具体形象思维。

(四) 想象能力的发展

想象是对已有的表象进行加工改造、建立新形象的心理过程。新生儿没有想象能力。1岁之前的婴儿虽然可以重现记忆中的某些事物,但还不能算是想象活动。

1~2岁的婴幼儿,由于个体生活经验不足,头脑中已存的表象有限,且表象的联想活动也比较差,加上语言发展程度较低,所以只有萌芽状态的想象活动。他们能够把日常生活中某些简单的行动反映在自己的游戏中。如把一块饼干放到娃娃嘴里,或者抱娃娃睡觉等。

3岁左右的婴幼儿,随着经验和语言的发展,可以产生带有简单主题和角色的游戏,能够反映婴幼儿模仿成人社会生活情节的想象活动。如戴"听诊器"装扮成大夫给"病人"看病,拿上一件小衣服装扮成"妈妈"给"孩子"穿衣服等。

3岁以前的婴幼儿想象的内容比较简单,一般是他所看到的成人或其他大孩子某个简单行为的重复,属于再造想象的范围,缺乏创造性。这个年龄阶段的想象经常缺乏自觉的、确定的目的,只是零散、片段的东西。

(五) 注意特性的变化

注意是一种心理特性,而非独立的心理过程。通常总是伴随着感觉、知觉、记忆、思维、想象等活动表现出来,如注意听、看,全神贯注地想或记等。

注意可分为无意注意和有意注意两种。无意注意是一种事先没有预定目的,也不需要意志努力的注意。有意注意是一种主动地服从于一定活动任务的注意。为了保持这种注意,需要一定的意志努力。

3个月左右的婴儿可以比较集中注意某个感兴趣的新鲜事物,5~6个月时能够比较稳定地注视某一物体,但持续的时间很短。1~3岁时,随着活动能力的发展,活动范围的扩大,接触的事物及感兴趣的东西越来越多,无意注意迅速发展,如2岁多时对周围的事物及其变化、对别人的谈话都会表现出浓厚的兴趣。据调查,对有兴趣的事物,1岁半的幼儿能集中注意5~8分钟,1岁9个月的幼儿能集中注意8~10分钟,2岁的幼儿能集中注意10~12分钟,2岁半的幼儿能集中注意10~20分钟。

3岁前的婴幼儿有意注意刚刚开始发展,水平较差。由于语言的发展和成人的引导,开始把注意集中于某些活动目标。如注意看少儿电视节目,如果节目引不起兴趣,他们的注意便会转移。在整个0~3岁阶段,无意注意占有主导地位,有意注意还处于萌芽状态。

(六) 人际交往关系的发展变化

婴幼儿的人际交往关系有一个发生、发展和变化的过程。首先发生的是亲子关系,其次是玩伴关系,再次是逐渐发展起来的群体关系。0~3岁阶段主要发生的是前两种交往关系。

0~1岁阶段主要建立的是亲子关系,即婴儿同父母的交往关系。父母是婴儿最亲近的人,也是接触最多的人。在关怀、照顾的过程中,与婴儿有充分的体肤接触、感情展示、行为表现和语言刺激,这些都会对婴儿的成长产生深刻的影响。

1岁以后的婴幼儿,随着动作能力和语言能力的发展、活动范围的扩大,开始表现出强烈的追求小玩伴的愿望,于是出现玩伴交往关系。玩伴交往关系在人一生的发展中起着至关重要的作用。它不排斥亲子关系,也不能由亲子关系来代替。一个人没有玩伴或朋友,就不会有健康的心理。

(七) 自我意识的发展

自我意识是意识的一个方面,包括自我感觉、自我评价、自我监督、自尊心、自信心、自制力、独立性等。它的发展是人的个性特征的重要标志之一。

婴儿1岁左右,在活动过程中,通过自我感觉逐步认识作为生物实体的自我。从第2年到满3岁,幼儿在不断扩大生活范围、增长社会经验和能力、发展言语的过程中逐步把握作为一个社会人的自我。

(八) 情绪和情感的发展

婴幼儿的情绪和情感对其生存与发展起着至关重要的作用。另外,情绪和情感也是激活心理活动和行为的驱动力。良好的情绪和情感体验会激发婴儿积极的探求欲望与行动,寻求更多的刺激,获得更多的经验。人的基本情绪有8~10种。它们不是同时出现的,而是随着个体的成熟、生长而逐步出现的,其诱发因素也各不相同,可参见表1-5-4。

表 1-5-4　婴儿情绪发生时间表

情绪类别	最早出现时间	最早出现的诱因	经常出现时间	经常出现的诱因
痛苦	出生后1~2天	机体生理刺激	出生后1~2天	机体生理刺激
厌恶	出生后1~2天	不良味刺激	出生后3~7天	不良味刺激
微笑反应	出生后1~2天	睡眠中机体过程节律反应	1~3周	睡眠中机体过程节律反应或触及面颊
兴趣	出生后1~7天	适宜光、声刺激	3~5周	适宜光、声刺激或物体运动
愉快 (社会性微笑)	3~6周	高频语声和人面孔刺激	2.5~3个月	人面孔刺激或面对面玩耍
愤怒	4~8周	持续痛刺激	4~6个月	持续痛刺激以及身体活动持续受限制
悲伤	8~12周	持续痛刺激	5~7个月	与熟人分离
惧怕	3~4个月	身体从高处突然降落	7~9个月	陌生人或十分新奇的物体刺激
惊奇	6~9个月	新异刺激突然出现	12~15个月	新异刺激突然出现
害羞	8~9个月	熟悉环境中有陌生人接近	12~15个月	熟悉环境中有陌生人接近

婴幼儿情绪和情感的最大特点是:冲动、易变、外露,年龄越小特点越突出。婴幼儿的情绪更多受外在环境变化的影响,而不是被稳定的主观心态来左右。

(九) 意志力的发展

新生儿的行为主要受本能的反射支配,没有意志力,饿了就吃,困了就睡。在 1~12个月阶段,开始产生一些不随意运动,进而有随意运动,即学会的运动,如玩弄玩具、摆弄物品、奔向某个目标的爬行和走路等。初步运动能力的掌握和运动的目的性,为婴儿意志力的产生创造了条件。

1~3 岁阶段,随着语言能力的发展、各种典型动作能力的形成以及自我意识的萌芽,婴幼儿带有目的性的、受语言调节的随意运动越来越多。开始是由成人用语言调节婴幼儿的行为,诱导婴幼儿做某些事情,禁止做某些事情。以后是婴幼儿自己用言语来调节自己的行为,"我要"干什么,"我不要"干什么,这种具有明显独立性的行为更多的是在 2~3 岁阶段发生。当婴幼儿开始能在自己的言语调节下有意地行动或抑制某些行动的时候,就出现了意志的最初形态。

(十) 气质特征

气质是儿童神经反应的特征,既涉及个人的先天特性,也受环境、人际关系、接受刺激和活动条件的影响。气质既是稳定的,又是可变的,在出生后的最初阶段表现得最为充分。

经过观察发现,新生儿的睡眠规律、活动水平、是否爱哭、哭声大小等有明显的个体差异。婴幼儿表现出的情绪性、活动性不同,对陌生人是接近还是回避,对入托的新环境是否适应,也各有不同。这些在婴幼儿早期已经表现出来的个人特点,就是气质。

婴幼儿气质特征是儿童个性发展最原始的基础,其特点具有先天的性质,父母是无法选择的。但在气质基础上,婴幼儿个性的形成受后天环境、教育条件的影响极大。充分了解婴幼儿的气质特征,并有针对性地采取良好的、适宜的环境刺激,施加相应的教育影响,会促进婴幼儿的良好气质特征的发展。

(十一) 语言的发展

言语是人类特有的功能活动,在人的意识起源和发展上起着重要作用。由于有了语言,人不但能直接感知具体的事物,形成感觉、知觉和表象,还能间接认识事物的本质和规律,形成抽象逻辑思维,从而使人的认识由感性水平上升到理性水平。

语言是引导婴幼儿认识世界的基本手段之一,不是生来就有的,而是后天学会的。

0~3 岁是语言发展的早期阶段,大体可以分为两个时期:0~1 岁为语言的发生期,包括咿呀学语、开始听懂别人说的话和自己说话三个阶段。1~3 岁为语言的初步发展期,包括词汇的发展、句式的掌握和口语的表达能力等。

(十二) 动作能力的发展

0~1 岁是婴儿动作能力发展最迅速的时期。动作发展包括大动作和精细动作两个方面,遵循如下发展规律。

1. 从整体动作到分化动作　最初的动作常常是全身的、笼统的、弥漫性的,以后才逐渐形成局部的、准确的动作。

2. 从上部动作到下部动作　如果让婴儿俯卧在平台上,他首先出现的动作是抬头,其后才逐步发展到俯撑、翻身、坐、爬、站立、行走。

3. 从大肌肉动作到小肌肉动作　首先是头部、躯体、双臂、双腿的动作,以后才是手部小肌肉动作以及准确的视觉动作等。

三、婴幼儿学习的特点

(一)通过感官来进行学习

3 岁以前,婴幼儿没有抽象思考和逻辑思维的能力,主要是通过味觉、嗅觉、视觉、听觉和触觉等途径来观察和判断事物,利用感官接触来获得基本经验、形成概念。这时的教育重点是发展婴幼儿的感觉和运动技能,尽量让婴幼儿自己去看、去听、去摸、去操作来获得实际经验,而不是刻意干涉。对婴儿的教育引导应做到自然化、生活化。

(二)主动进行学习

婴幼儿是在接触环境的过程中通过看、听、模仿主动学习,发展自己的智能,从而适应社会生活的。如学习语言,是从大人的腔调、表情和动作中了解语言,并尝试和练习说话的技巧,完全是在无意识中进行的。

(三)注意力不易集中

由于婴幼儿大脑发育不成熟,所以注意力是短暂的,做事时常左顾右盼,看书、看图片也是一晃而过,接受信息在瞬间完成。

(四)需要反复教育

婴幼儿潜意识的学习是通过大量看书、画画、图片、文字来完成的,如阅读、听歌曲等活动都要有规律地进行,逐步培养婴幼儿的良好习惯。如果每天在同一时间做同一件事情,反复训练可以帮助婴幼儿建立良好的神经通路,大脑会配合这种规律进行自动调适,婴幼儿也会把不间断地学习作为一种乐趣。

四、婴儿教育的内容、原则、方法

(一)教育的内容

婴儿教育主要包括动作技能、语言表达能力、认知能力、社会性行为、情感培养、人格发展和艺术感受能力等几个方面。各个领域应均衡发展,如果特别关注或忽视某一个领域,则不利于婴幼儿的健康成长。

1. 动作技能　动作发展是婴幼儿机体生长发育的重要标志,也是生存和发展不可缺少的基本能力。身体动作为主的活动能够带动肌肉活动,促进新陈代谢和各个器官的正常发育,神经系统也会传递各个感官接收的信息,有利于增强婴幼儿体质,提高健康水平。

手眼协调的动作是 0~3 岁婴幼儿发现问题和解决问题的主要方式,也是开发智力、促进心理发展的有效手段。

各种运动游戏有利于增进婴幼儿的感觉运动能力,有利于发展身体意识能力,有利于增进婴幼儿的身心发展。因此,要根据婴幼儿的身心特点、健康水平、季节和设备条件,有针对性地科学安排活动的内容,要注意循序渐进、区别对待、动静兼顾、注意安全。

2. 语言表达能力　语言是一种社会现象,是传递和表达情感的工具。婴幼儿学习语言是在社会环境中、在学习和运用语言的过程中进行的。经常给婴幼儿提供语言刺激,鼓励婴幼儿在日常生活中运用语言,同时开展一些像听音乐、讲故事、念儿歌、看图说话等,能够促进婴幼儿语言能力的学习活动,让婴幼儿在不知不觉中学习新的词汇,并能够在生活情景中学会运用。

3. 认知能力　婴幼儿时期的认知能力是所有能力、情感、行为习惯发展的基础,是今后学习求知的基础。从出生时开始,婴幼儿就有探索周围世界的强烈动机,并且有自身的发展规律,如在玩玩具的过程中,婴幼儿不仅能了解玩具本身的特征(颜色、形状、大小、质地等),还能获得操作玩具的经验。在发展婴幼儿认知能力的过程中,要保护他们的好奇心,培养他们主动学习的兴趣和习惯,鼓励他们自己发现、自由探索、自行解决问题。

4. 社会性行为和情感培养　社会性行为和情感培养主要是引导婴幼儿如何在群体中与别人相处,培养婴幼儿健康、稳定的情绪。3岁之前是社会性行为和个人情感培养的最佳时期。良好的教育能够帮助婴幼儿建立自我意识,获得各种生活技巧;能够培养婴幼儿的社交能力,建立良好的人际关系;能够发展婴幼儿的健康情绪,孕育婴幼儿的道德情操和美感。

0~3岁阶段婴幼儿情绪不稳,不能完全理解他人的意图,处理与同伴关系的能力较差。随着语言理解能力的提高,社会性经验的积累,就会表现得比较"成熟"。这时应理解婴幼儿的情绪变化,尽量让他们在愉快的情绪中获得更多的体验,培养积极、乐观、向上的态度。

5. 人格发展　人格是指一个人在生活中,对待自己、对待事物,包括对待整个环境所表现出来的独特个性。人格发展包括个人生活教育、团体生活教育、良好情绪培养和社会价值标准等内容。

0~3岁是人格发展的最佳时期,因此,应把培养婴幼儿的自主意识、爱心、信任感、乐观向上精神、学会尊重和宽容等作为教育的重点。

6. 艺术感受能力　婴幼儿的认识具有直觉行动、具体形象的特点。情绪、情感具有易感性、易转移的特点,艺术的存在非常符合婴幼儿的认识特点和情绪、情感特点,如倾听优美的旋律、注视鲜艳的色彩和图像等。

1岁以后要进一步提高对唱歌、表演、绘画、泥塑、读绘本等的广泛兴趣以及对色彩、线条、节奏、旋律的敏感性。这些活动可以激发婴幼儿初始的想象力,使其获得自由表现的愉快体验。要为婴幼儿创造一些富有艺术氛围的环境,培养婴幼儿对艺术的关注和兴趣。

（二）教育的原则

1. 尊重婴幼儿发展权利的原则　首先，婴幼儿是社会的基本成员，对婴幼儿的教育必须遵循《儿童权利公约》《中华人民共和国未成年人保护法》《中华人民共和国教育法》等法律、法规，切实尊重婴幼儿作为一个社会成员所应当享有的尊严和合法权利。

其次，要保证每一个婴幼儿接受教育的条件。教育是面向每一个婴幼儿（包括残障儿童）的全民素质教育，要把接受高质量的早期教育看作是每一个婴儿应当拥有的权利。

再次，婴幼儿的早期教育应当是以提高综合能力为重点的素质教育，是为人的终身发展奠定良好基础的教育。要尊重婴幼儿的兴趣和自主选择的权利，没有对婴幼儿的尊重就谈不上真正的教育。

2. 促进婴幼儿全面和谐发展的原则　人的智能应包括音乐、智力、运动、数学逻辑、语言、人际关系、自我认识 7 个方面。每一种智能都以大脑的生理机制为依据，每个人身上表现出不同的智能组合，显示了人类能力的多样性。科学的教育必须符合婴幼儿身心发展的规律和学习特点，是促进婴幼儿德、智、体、美各方面得到健康和谐发展的教育。高质量的教育要适合婴幼儿的年龄特征和发展差异，是为婴幼儿全面发展创造的一种合理的空间和环境。

3. 以情感体验为主体的原则　婴幼儿的情绪就是生理需要的"显示器"。要密切关注婴幼儿情绪变化，使之处于最佳的生理状态；密切关注婴幼儿心理需要的情绪反应，使之处于最佳的心理状态。婴幼儿通过成人的声调、姿态和表情辨别是非对错，成人需要通过婴幼儿的各种反应去引导他们的情绪和行为，做到以情"治"情，如通过拥抱、微笑等动作减少婴幼儿的负面情绪，让婴幼儿增强其适应环境变化的能力，培养乐观、自信和坚强的性格。

4. 保教并重的教养原则　婴幼儿教育离不开适宜的生理成熟度，保育和教育是两个不同的方面，保教并重的教养方式是婴幼儿教育的基本原则。两者互为前提，互为基础，是辩证统一的关系。

教育要与生活相融合。婴幼儿从出生起就有一种积极的、能动的从环境中学习各种事物的能力。婴幼儿的教育要蕴含在生活的过程之中，培养其良好的品格和生活习惯是早期教育的重要任务之一，如教婴幼儿保持个人卫生整洁，玩具、图书摆放有次序，对新鲜事物产生兴趣，与伙伴相处互相谦让、互相帮助，富于同情心、做事有条理、坚韧耐劳、有责任心、真诚守信等。

"身教重于言教"。根据婴幼儿学习寓于行动、思维依赖形象、模仿能力极强、可塑性强等特点，教育者要身体力行，以身作则，用榜样的作用来影响和感染婴幼儿。

5. 关注个别差异，促进婴幼儿个性发展的原则　婴幼儿教育应把个性发展放在第一位。个别教育是以关注婴幼儿的个体差异，促进婴幼儿个性化发展为前提的。切忌从预先设立的目标出发，进行"拔苗助长"式的教育。每个婴幼儿成熟的时间、顺序、气质等类型都有差异，教育的多样性就是根据婴幼儿的发展要求来确定教育目标，根据每个人的兴趣来确定活动的内容。让婴幼儿置身于多种活动之中,通过与周围环境中的人和物的交互作用获得认识和发展,通过在各种活动中接触事物和现象来获得体验,观察、发现和思考问题,逐步积累知识和社会经验。

(三) 教育的方法

婴幼儿的天赋和潜能只有在良好的教育环境中才能得到全面发展。良好的教育环境包括正确的教育观念和教育方法。

婴幼儿教育内容和教育方式要符合婴幼儿生理、心理、神经发展规律,针对婴幼儿的直观性、模仿性强等特点进行启发和引导,并为婴幼儿准备适合不同年龄特点的玩具、教具,创造必要的教育环境和设施,激发但不强迫婴幼儿学习知识和技能。教育要从婴幼儿的生理特点出发,以婴幼儿的身心健康为出发点,确定不同阶段的教育目标,与科学地安排日常生活相结合,与婴幼儿的卫生保健措施相结合,通过吃、睡、玩等生活照料的每个环节,培养他们良好的生活习惯。

婴幼儿教育的 10 种方法:

1. 重视婴幼儿的感受需求。对婴幼儿的哭、笑、叫等任何动作和情感都要进行认真观察并做出积极的反应。在给婴幼儿喂奶、换尿布、教走路、练习说话等过程中,让婴幼儿感受到被重视和关爱。

2. 尊重婴幼儿的人格。婴幼儿尽管弱小、幼稚、没有社会经验,但在人格上与成人是平等的,不能随便摆布或强迫婴幼儿做自己不愿意做的事情,更不能随便打骂或侮辱。

3. 训练婴幼儿的动作技能。例如翻身、爬行、走路、跳跃、跑步、攀登、投掷等方面的动作,都会使婴幼儿的脑细胞活跃起来。

4. 认真回答婴幼儿提出的每一个问题,满足婴幼儿的求知欲望。鼓励婴幼儿进行独立思考,培养他们观察问题和解决问题的能力。

5. 培养婴幼儿探索外部世界的能力。鼓励婴幼儿按照自己的意愿和生理、心理的成熟度来参与力所能及的事情。

6. 培养婴幼儿与人沟通的能力。鼓励婴幼儿与同伴进行交往,使之学会建立良好的人际关系。

7. 培养婴幼儿独立思考的能力。鼓励婴幼儿在编故事、玩游戏的过程中锻炼自己的想象力和创造力。

8. 经常带婴幼儿接触社会和自然环境。结合日常生活让婴幼儿接收信息、开阔眼界、增长知识、了解社会。

9. 培养婴幼儿早期阅读的兴趣和习惯。为婴幼儿准备一些颜色鲜艳、图像清晰、内容健康的图书和图片,每天按时进行阅读。

10. 对婴幼儿提出合理的要求。根据婴幼儿的学习兴趣给予正确的引导,制订适合婴幼儿发展的培养目标和努力方向,不要求他们每个领域都样样精通,处处都比别人强。

阳光大姐实践案例

产妇饮食对婴儿的影响

奥利维亚是个漂亮的婴儿，出生后吃奶很好，黄疸也不是很严重，算是比较好带的，可是在快满月的时候却发生了一件事。正值6月份桃上市的季节，奥利维亚的母亲就吃了个桃。吃完之后无不适，但是第二天奥利维亚却出现红疹。我意识到她可能是对桃过敏，就问其母亲是否对桃过敏，母亲说不是，但是父亲对桃过敏。我赶紧给孩子护理。通过这件事我明白了不光是婴儿加辅食的时候要慢慢加、试探着加，哺乳期母亲在饮食上也要试探性地加，尤其是有过敏体质的家长时。

母亲的饮食调理还要注意从孕期开始。我照顾过的婴儿小明，刚出生鼻子上就长了一个挺大的类似于粉刺的东西，上面还冒着白头，额头和脸蛋上也有一些小的。这种症状在成人比较常见，婴儿却不常见，连护士都觉得很奇怪，而且这个东西消掉一个又长一个，长了1个多月才消停。原来小明母亲怀孕时爱吃羊肉串，一天不吃就吃不下饭。羊肉温热，多吃容易上火，这火可都泄在孩子身上了。

为了孩子，母亲该如何控制自己的饮食呢？我的建议是：

1. 产褥期最适合吃的食物　产褥期比较适合吃高蛋白、低脂肪的食物，比如豆制品、鱼类、禽类、奶类、内脏类、粗粮、菌类、蔬菜、小米、薏米、大枣、红豆等。海参、鲍鱼、燕窝等食物也可以吃，但要控制量，不能一下子摄取太多，比如鲍鱼1天最多2个，海参1天或2天1个就可以。阿胶可以给产妇补血，但是不适合恶露期间吃。

2. 产褥期可以吃水果　产妇完全可以在产褥期进食水果，但要遵循循序渐进、由少到多的原则，如果天气比较寒冷，最好加热后再吃。如果室温达到26℃以上，可以直接进食，但最好不吃太硬的水果。在进食水果后要密切观察婴儿大便，一有异样马上停止。

3. 产褥期不能吃的食物　辛辣的、凉的、过夜的、腌制的食物最好不吃，大补的食物，如甲鱼等也要慎吃。

思考题

1. 新生儿生理特点有哪些？

2. 新生儿喂养包括哪几种方法？

3. 如何进行新生儿日常照料？

4. 如何观察婴儿的健康状况？

5. 婴儿心理发展有哪些特点？

6. 婴儿学习有哪些特点？

7. 婴儿教育的原则和方法有哪些？

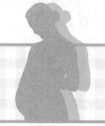

第六章 安全知识

1. 掌握家庭防盗、防火措施。

2. 掌握安全用电措施。

3. 掌握人身安全防护的措施。

4. 掌握食品卫生安全知识。

安全重于泰山。母婴护理人员在生活、工作中,不仅要保护好工作环境的安全,也要保护好自己的安全,正确掌握各种安全防范措施,尽可能地防范各种不安全因素的发生。

第一节 人身安全

母婴护理工作中,婴幼儿的人身安全和母婴护理员自身的安全都是十分重要的,一定要高度重视,做到防患于未然。

一、公共场所婴幼儿的安全护理

1. 进入公共场所或过马路时,一定要牵住婴幼儿的手,绝对不能让其自己行走,绝对禁止在马路边游戏。

2. 用推车推孩子过马路时,先将婴幼儿的推车靠近人行道,等到绿灯亮时再通过,从小培养婴幼儿的交通安全意识。

3. 乘坐电梯、升降机、公共汽车、火车、地铁时,一定要牵住或抱住婴幼儿。

4. 严禁将婴幼儿独自留在公共场所中游戏,更不能把婴幼儿托付给陌生人看管,以免发生危险。

二、家中婴幼儿的安全护理

1. 开关门窗要小心,防止夹住婴幼儿的手。

2. 不要把玻璃制品或装饰物放于低处,以免损坏或伤及婴幼儿。

3. 家中细小或贵重物品,如戒指、耳环等要放于婴幼儿触摸不到的地方,以免被婴幼儿放入口中。

4. 禁止让婴幼儿独自一人进食花生、瓜子、豆子等,以免吞咽时误入气管,或把这类食品塞入鼻孔、耳道内引发事故。

5. 火柴、打火机等危险物品要存放在婴幼儿触摸不到的地方。

三、防止婴幼儿被诱拐

1. 在日常生活中教育婴幼儿,当有不认识的人主动送玩具或糖果时,应予以拒绝。

2. 教育婴幼儿当父母外出家中只有自己一人时,不要开门,更不能随便跟外人外出。

3. 遇到人贩子抢婴幼儿时,有些人贩子看到周围人阻止会反咬一口,称自己是婴幼儿家长。这时要沉着应对,可以问他(她)孩子叫什么名字,可以展示手机中婴幼儿照片、全家照等,彻底揭露人贩子罪行。

4. 若婴幼儿失踪超过 12 小时,应及时与公安机关取得联系,请求警方协助查找。

四、出行安全

(一) 交通安全

1. 遵守交通法规,严格遵守交通信号,听从交通民警指挥。

2. 横穿马路需走人行横道、过街天桥或地下通道。在没有人行横道的地方横穿马路时要左顾右看,注意来往车辆,保证安全。

3. 不在道路上聚集、强行拦车或进行其他有碍交通安全的活动。

4. 不钻、跨交通护栏或隔离墩。

(二) 乘坐电梯安全

乘坐电梯被困怎么办?

1. 保持镇定,迅速点按全部楼层键,并且安慰困在一起的人。

2. 利用警铃或对话机求援,如无警铃,可用力拍门叫喊。外面有人回应时,要说明发生的事情,并请立刻找人来援救。

3. 如不能立刻找到电梯技工,可请外面的人打电话叫消防员。

(三) 防雷基本知识

1. 雷雨天气来临时,要远离可能遭遇雷击的物体或场所。不倚靠建筑物的外墙、柱子,不能停留在树林的边缘,电线、旗杆的周围和干草堆、金属栏杆、庞大金属物体旁、制高点等场所。

2. 雷雨天时,不带金属物体在露天行走,不使用金属雨伞,不骑自行车等。不靠近、更不可触摸金属水管或金属门窗和其他带电设备,避免自己及随身带的物品成为雷击的对象。

3. 雷电时,在野外要立即寻找躲避场所。找不到躲避场所时,可迅速蹲下,手抱头,使身体蜷缩至最小。

4. 雷电时如正在乘车,坐在车厢里是安全的,千万不要在雷电发生时下车。

5. 尽量不要打手机、电话。

五、母婴护理人员的意外救护

母婴护理人员工作时，既要积极主动，又要劳逸结合，关注好自身的健康状况，学习自救和他救。

（一）中暑的救护

由于长时间在日光下暴晒或在闷热的环境下工作，过多热量不能散出，致使皮肤、肌肉的血管扩张，加上劳动增加了循环负荷，可引起血压下降、脑缺血、低血糖、晕倒或虚脱。主要表现为全身明显乏力、头晕、胸闷、心慌、口渴、大量出汗、四肢发麻、恶心等。发生上述情况应速到阴凉处，仰卧，解脱衣服，冷水擦身或口服十滴水、仁丹等，严重者到医院抢救。

（二）擦伤或扭伤的救护

擦伤是指擦破了皮肤，被擦皮肤红肿或有少量渗血。对擦伤处只要用凉水洗净创伤，涂上碘酊，一般不用包扎，1周后可自愈。

扭伤是指由于躯干或肢体用力不当而引起的手脚扭伤和腰扭伤等，当扭伤部位疼痛肿胀，关节活动受限，甚至出现强迫性体位倾斜时，应及时请医生处理。

（三）挫伤的救护

挫伤是指人体某部位忽然受到钝器碰撞或打击后，皮肤未破，但肌肉、血管等皮下组织受到损伤，受伤部位疼痛、肿胀，常因内出血而致皮肤青紫。轻的挫伤可用凉毛巾冷敷，不可按摩，24小时后可采取热敷促其消肿。重者应立即到医院治疗。

（四）切割伤的救护

切割伤是指被锐器划破皮肤或皮下组织。处理较浅、较小的切割伤，首先应止血，可将药棉或纱布敷在割伤部位，并用手指压紧，直到不出血为止。然后用碘酊或75%乙醇消毒伤口及周围，以无菌纱布包扎。如伤口较大、较深，创面污染较重，出血较多，应用无菌纱布先行包扎，然后送医院处理。

第二节　食品安全

"民以食为天""食以安为先"，食物是人类赖以生存的物质基础，食品安全关系到身体健康、生命安全、家庭幸福。

一、食品安全的意义

1996年，世界卫生组织将食品安全界定为"对食品按其原定用途进行制作、食用时不会使消费者健康受到损害的一种担保"，将食品卫生界定为"为确保食品安全性和适用性在食物链的所有阶段必须采取的一切条件和措施"。

从目前的研究情况来看，在食品安全概念的理解上，国际社会已经基本形成如下共识。

第一,食品安全包括食品卫生、食品质量、食品营养等相关方面的内容,同时涉及食品(食物)种植、养殖、加工、包装、储藏、运输、销售、消费等全部环节。

第二,食品安全是一个社会治理概念。不同国家以及不同时期,食品安全所面临的突出问题和治理要求有所不同。在发展中国家,食品安全侧重的是市场经济发育不成熟所引发的问题,如假冒伪劣、有毒有害食品的非法生产经营。

第三,食品安全是企业和政府对社会的责任和必须做出的承诺。食品安全与生存权紧密相连,具有唯一性和强制性,通常属于政府保障或者政府强制的范畴。

第四,食品安全是个法律概念。《食品安全法》对食品生产、食品经营、食品安全监督管理、食品安全风险监测和评估等做出明确规定。

二、食品卫生安全的操作与管理

母婴护理人员生活护理中涉及的食品卫生安全包括采购、加工、储存等环节。

(一) 采购

1. 严格执行《食品安全法》,把好"病从口入"关。

2. 采购的食品必须新鲜、卫生,不买过期或临近保质期的食品。

3. 购物时要仔细查看食品说明,不买含有禁止的添加剂、防腐剂的食品。

4. 采购食品时,要根据用量情况,坚持适量、勤购,保持新鲜。

(二) 加工

1. 采购完成后,应尽早进行食物的加工,避免放置时间过长,导致营养流失或变质。

2. 处理食品原料或接触直接入口食品前都应用流动清水洗手。

3. 不得有面对食品打喷嚏、咳嗽及其他有碍食品卫生的行为。

4. 发现原料有变质或其他异常情况的,不得加工使用。

5. 用于生食、熟食加工制作的刀、墩、板、盆及其他工具、容器严格分开使用,定位存放。

6. 食品制作要定量,尽量不吃隔夜饭。

(三) 储存

1. 储存的容器、工具和设备应当安全、无害,保持清洁。

2. 食品应当分类、分架存放,避免交叉感染。

3. 散装食品应盛装于容器内,防止污染。

4. 对储存的食物应定期检查,使用应遵循先进先出的原则,变质和过期食品应及时清除。

第三节　家庭安全

安全无小事,母婴护理人员要提高安全意识,学习安全知识,增强安全防范能力,尽可能地预防、消除危及家庭内外的各类安全隐患。

一、防盗措施

1. 独自一人在家时，如有陌生人来访，应首先问清来访人的身份，如客户没有明确交代，不应开门。

2. 外出时应关好门窗，检查门锁是否锁定。

3. 即使家中人很多，也不宜敞开大门。

4. 如果外出一段日子，最重要的是勿让陌生人知道家中无人，可暂停送报刊、送奶服务；或利用智能家居，设置定时开关器，每天定时亮、关灯。

二、防火措施

（一）防火知识

1. 教育婴幼儿不玩火，不玩弄电器。

2. 禁止将未熄灭的烟头及带有火种的物品扔倒在垃圾桶内。

3. 不在阳台堆放易燃、易爆物品。

4. 外出时、临睡前要关闭电源开关及燃气、液化气总阀门。

5. 不在公共通道、楼道、楼梯、安全出入口堆放物品，确保走道、楼梯的畅通。

6. 安装和使用电器设备，必须符合有关技术规范并采取必要的防火措施。

7. 家中储存的汽油、煤油不要超过 5 L，且要使用规定的容器。机油车加油时，应远离明火，也不能吸烟。

（二）灭火措施

1. 如果家中起火，火势较大时，应立即拨打"119"火警电话，首先讲清楚起火地点，即所在小区、街道、楼号、门牌号等，说明是什么东西着火，有无爆炸危险物品的情况。再讲清楚报警人的姓名、电话号码，待对方说明可以挂断电话时，方可挂断电话。

2. 如果火势不大，应迅速利用家中备有的简易灭火器材及其他可利用物品（如水、湿棉被、砂土、干粉等），采取有效措施控制和扑救火灾。

（1）油锅着火：应关闭炉灶燃气阀门，直接盖上锅盖或用湿抹布覆盖，令火与氧气隔绝，还可向锅内放入切好的蔬菜冷却灭火，不能泼水灭火。

（2）燃气罐着火：要用浸湿的被褥、衣物捂盖灭火，并迅速关闭阀门。

（3）家用电器或线路着火：要先切断电源，再用干粉或气体灭火器灭火，不可直接泼水。

（4）家具失火：现代家具大多以泡沫塑料、塑料或其他合成物为材料，易于燃烧，燃烧时可产生浓烟及有毒气体，迅速令人窒息，甚至死亡。因此，切勿尝试救火，应通知家人迅速离开，随手关门，并拨打"119"报警。

（5）注意事项：救火时不要贸然开门窗通风排烟。门窗紧闭时，室内供氧不足，火势发展缓慢，一旦门窗打开，新鲜空气大量涌入，可加速火势蔓延。因此，没有灭火准备时不能随便开启门窗。

三、厨房安全事故防范措施

（一）防止烫伤

做饭时要接触各种热源,烧伤和烫伤时有发生。拿热食物、热器具时,必须使用相应的工具或用湿布垫着,端热锅或热盆时必须拿稳。向热的油、汤、水中加入其他东西时要特别小心,以免因溅油、溅水造成烫伤。打开蒸锅时,要先关火,过数分钟后再开,以免蒸气烫伤。另外,地板上严禁放锅或其他装有热食品的用具,以免踢倒烫伤。不能将汤、汁、油、热水放在高架上,以免倾斜溢出发生烫伤。

（二）安全使用刀具

要保持刀具的清洁和锋利,用钝刀不但影响工作,而且一旦用力不当会使自己受伤。走路拿刀时,刀锋应指向地下,放刀时要平放,刀刃不可指向人体,也不要将刀和其他锋利器具放在水盆里,如果刀不慎滑落,切勿用手去接。另外,使用绞肉机、搅拌机、面条机时,必须用专用的填料器推压食品,切勿将手放在搅拌器中,以防里面的刀刃伤手。

（三）安全使用燃气

1. 使用燃气灶做饭完毕,不仅要关闭燃气灶阀门,还要关掉燃气总阀。

2. 如发现漏气,首先检查并关闭燃气总阀,然后立即打开门窗,让燃气散发到室外,到停止泄漏为止。切勿点火或开启电源。

3. 使用罐装液化气时,用毕后应随手关闭阀门。天冷时不要用明火烘烤气瓶。使用液化石油气的厨房不要同时使用其他明火。

4. 发现故障,立即通知燃气公司客服部进行抢修,切勿自行修理或请非专业人员修理。

5. 如果燃气压力锐减,以致炉灶火焰比平时小,或致火焰熄灭,应当立即关掉燃气用具及总阀,并且电话告知燃气公司。在燃气公司人员到达之前,切勿再使用燃气。

四、安全用电措施

（一）安全用电基本常识

1. 了解所处环境电源总开关的类型,准确知道电源总开关所在的位置,明确闭合及断开方式,学会在紧急情况下迅速断开总电源。

2. 不要私自乱拉、乱接电线,不要随便移动带电设备。

3. 擦拭家用电器时,应首先关闭电源。

4. 不用手或导电物(如铁丝、钉子、别针等金属制品)去接触、探试电源插座内部。

5. 不随意拆卸、安装电源线路、插座、插头等。家用电器的电源线破损时,要立即更换或用绝缘胶布包扎好,禁止带电操作。

6. 插座不可过载。几件用具共用一个插座时,加起来的功率不可超过插座的负载能力。

（二）安全用电注意事项

1. 常用电器的线路接头应确保接触良好,连接可靠,定期检查插头和引线。

2. 家用电器应装设带有过电压保护的漏电保护器,以保证使用家用电器时的人身安全。

3. 使用电熨斗、电烙铁、电炉等电热器件时,必须远离易燃物品,用完后应切断电源,拔下插座,以防意外。

4. 使用电动工具,如电钻等,须戴绝缘手套。

5. 暖炉、冷气机、电瓶等大功率电器用具插头不可插在照明用的插座上,以免电流过载,烧断保险丝。

6. 小家电清洗时,电源线及插座不能沾水,湿了水的电线或插座须干透后才可使用。

7. 不购买"三无"的假冒伪劣家电产品。

（三）安全用电标识

一般采用的安全色有以下几种:

1. 红色　用来标示禁止、停止和消防。

2. 黄色　用来标示注意危险。

3. 绿色　用来标示安全无事。

4. 蓝色　用来标示强制执行。

五、意外情况的处理

1. 自来水管破裂　当自来水管破裂时,应首先将家中的自来水总闸门关闭,随后检查破损位置,发现问题后能够自己修理的应尽快修复,以恢复供水,自己无法修理时,可请专业人员修理。

2. 临时断电　当发生临时断电时,应先看是否是社区统一停电。确定是自家停电后,应先将家用电器电源拔掉,及时检查电源、电路有无异常,发现问题应请专业人员修理。

3. 下水管堵塞、返水　首先停止用水,将返水口堵塞,查找堵塞原因,能够自己处理的尽快疏通,无法自己疏通的应请专业人员修理。

4. 老人或孩子被反锁在室内　未带钥匙或即使带着钥匙也无法打开房门时,应立即打电话通知客户一同想办法解决,如情况较为紧急,可以拨打"110"报警电话,请民警帮助解决,也可请邻居帮助,在保证安全的情况下,可以采取破门、窗的方法解决。注意:采取这些措施的同时,要竭力安慰室内的老人或孩子,以免造成惊吓。

第四节 家用电器安全

现代家庭中家用电器种类繁多,功能各异,更新换代快。母婴护理人员要正确、安全使用家用电器,一般应做到以下几点。

1. 在使用家用电器时,一定要认真阅读电器的使用说明书,特别是要阅读禁止或避免的事项。

2. 电器一般怕高温和潮湿,所以应放置在干燥通风处。两种电器摆放在一起时,要注意间隔一定的距离。

3. 使用单独的电源插座。保持电源插头、插座干净,防止短路引起火灾。

4. 操作时要用力适中,不能强拉硬拽。

5. 避免频繁起停,如很长时间不使用(如冰箱),最好在一个月内通电启动一次,通过电器自身发热,保持其干燥状态。

6. 使用中有异响或异味时,要立即切断电源,停止使用。自己不具备电器维修技术的,不要盲目拆卸检查,要找专业维修人员进行处理。

7. 清洁家用电器时,首先要关闭电源。

一、燃气灶的使用与清洁

(一)使用

1. 燃气灶旁不能放油、纸张或抹布等易燃物品。

2. 应经常检查燃气灶、燃气管线有无漏气现象,方法是用皂液涂抹要检查处,若发现起水泡即说明漏气,应及时修理。

3. 使用时,先打开总阀门,再按下点火装置。

4. 燃气灶使用期间,人不能长时间离开,以免风吹灭火苗或汤汁溢出浇灭火苗,造成危险。随时注意燃烧情况,按实际需要调节火焰。

5. 装有燃气设备的房间要保持通风。灶具使用中,如发现熄火,要立即关闭总阀门,打开门窗通风,待没有燃气味时,查明熄火原因,妥善处理后再重新点火。

6. 每次使用完毕后,一定要关闭燃气总阀门。

7. 液化气灶软管的使用寿命一般为7~8年,煤气灶软管为1~2年,老化的应及时更换。

(二)清洁

1. 燃气灶在使用一段时间后所产生的油渍不仅影响卫生,而且易造成燃气灶堵塞,因此需对燃气灶进行及时清理。

2. 烹调溅出的汤汁、油迹好擦拭时,可直接用抹布或吸水软纸擦拭。如果溅出的汤汁、油迹时间较长,不好擦拭,可将米汤、面汤涂于油污处,浸泡几分钟后用抹布擦拭,再用干布擦干。

3. 燃气灶上的油渍,可用油烟净类清洁剂或肥皂水擦拭。

4. 对于灶具表面的锈迹,可先用刷子把铁锈除掉,再取适量石墨粉用水调匀,均匀涂刷在灶具上。

二、抽油烟机的使用与清洁

(一) 使用

1. 接通电源。按抽油烟机控制面板上的"强"或"弱"键,启动抽油烟机;"灯"(照明)键用于控制照明,按一下灯亮,再按一下灯灭;按下"关"(停止)键,抽油烟机停止工作。

2. 禁止炉火直接烘烤抽油烟机。以免火焰被启动的油烟机直接抽吸,引起失火。

3. 每次烹饪结束后,应保持抽油烟机开动数分钟后再关掉,以保证油烟彻底吸净。

4. 换灯泡时,要先拔掉电源,每只灯泡功率不大于 20W。

(二) 清洁

1. 清洁滤网。滤网可用碱性强的溶液浸泡后,用刷子刷洗,然后用清水冲刷干净。也可喷厨房专用油污清洗剂后,用湿抹布反复清洗擦拭干净。

2. 清洁储油盒。先将储油盒中的储油倒出,用软纸擦干,再用抹布蘸中性清洁液擦洗内外壁,最后用清水冲洗干净,自然晾干或擦干。每次清洗干净后,将盒中倒少许清洁液,下次清洗时就比较容易了。

3. 高压锅蒸汽冲洗法。把高压锅内放入冷水烧沸,待有蒸汽不断排出时取下限压阀,打开抽油烟机,将蒸汽水柱对准旋转扇叶,由于水蒸气不断冲入扇叶等部件,油与水就会循道流入储油盒里,直到流入储油盒的水中没有油为止。

4. 擦拭外壳。喷厨房专用油污清洗剂后,用湿抹布反复清洗擦拭干净。

三、电冰箱的使用与清洁

(一) 使用

1. 电冰箱的放置 放置地点需干燥、空气流通、水平、稳定,离墙不少于 10 cm。冰箱要远离热源,避免阳光直射。搬动冰箱时,倾斜度不得超过 45°。

2. 新冰箱应静置 2~6 小时后再开机。接通电源后,仔细听压缩机在启动和运行时的声音是否正常。关闭箱门,检查照明灯能否自动开闭。

3. 电冰箱一般有 2~3 个温控区。一是冷藏区,适宜温度为 2~8℃。二是冷冻区,适宜温度 −20℃左右。较新型的冰箱在以上 2 个温控区之间增加了 1 个保鲜区,适宜温度 0° 左右。

4. 冷藏室内主要存放不需要冷冻的食品和饮料,以及即将食用的冷冻食品和保鲜食品。冷藏室下部果蔬盒供冷藏水果蔬菜使用。

(1) 除黄瓜、葡萄等多汁果蔬以外,新鲜的水果和蔬菜在放入冰箱前最好包上保鲜膜。

(2) 吃剩的饭菜要等冷却后覆保鲜膜或装入保鲜盒,然后再放入冰箱,以免热量过多进入冰箱内,增加耗电量和冰箱的负荷。

（3）食品存放时应注意生熟分开,避免交叉污染。

5. 冷冻室用于冻结食品、制作食用冰块及储藏冷冻食品。

（1）海鲜类的食品存放时间不宜超过 3 个月。

（2）肉类食品存放时间不宜超过半年。

（3）玻璃瓶装液体不可放入冷冻室内,以免冻裂。

6. 存放食物不宜过满、过紧,要留有空隙,以利空气对流,减轻冰箱制冷系统的负荷,延长使用寿命。

7. 中药放入冰箱时,一定要严格密封。如果中药材裸露放在冰箱里,会吸收其他食物的水分,从而破坏药性。

8. 及时清除冰箱内的腐烂食物。

9. 冰箱长期不用时内外应清洁干净,断电并外罩防尘罩。

（二）清洁、除味、除霜

1. 清洁

（1）关闭电源,取出冷藏的物品。

（2）用软毛巾或海绵蘸温水(可加中性洗涤剂或白醋)轻擦,再用干净抹布擦净、擦干。

（3）清洁门封条时,先用牙刷蘸取清洁液(牙膏、小苏打、白醋各适量搅匀)刷在封条表面,然后用纱布裹一枚硬币或硬卡片,插入缝隙擦拭,最后用干净湿纱布擦拭干净(每月 1 次)。

2. 除味

（1）如有鱼腥味,可先用浸有食醋或白酒的软布擦拭,再用清洁布擦干。

（2）如有油迹或油垢产生的异味,可用软布蘸少量中性洗涤剂擦洗,再用清洁布擦干。

（3）放置橘子皮、柚子皮或茶叶吸收异味。

3. 除霜

（1）当冰箱冷冻室内壁表面霜层达到 5~7 cm 时,应及时除霜。否则,霜层会影响冷冻室的制冷效果,从而增加冰箱的耗电量。

（2）首先切断电源,取出冷冻食物,然后敞开冰箱门,使其自然融化。或者放一盆开水进去,关上冰箱门。如水温降下来,再换一次水,加快融化的速度。

（3）待霜层开始融化、松软时用除霜铲刮除。

（4）用干净的抹布把冰箱擦干净,确保冰箱干燥无水分。

四、电饭锅的使用与清洁

（一）使用

1. 使用前要检查电热盘表面是否清洁、无异物,内锅底部与边缘不得与硬物碰撞。

2. 将食物原料清洗干净后放入内锅中，并加适量水。

3. 擦干内锅外壁的水渍，将内锅置于外锅体内，左右旋转几下，使其底部与电热板紧密接触，旋盖上锅盖，听到"咔"声为止。

4. 接通电源，按下开关，设定蒸煮时间。开关自动跳起时，电饭锅进入保温状态。食用前关闭电源。

5. 用电饭锅煮粥、炖汤时应随时查看，以防汤汁外溢，损害电器元件。

6. 电饭锅不宜煮酸、碱类食物，以免腐蚀内锅。

7. 电饭锅不宜空烧，按键开关复位后，不可再强行按下。

（二）清洁

1. 内锅清洁。内锅可置于水中清洗，用软布或丝瓜瓤擦洗，然后用清水冲净，最后用干布将外壁擦净（内侧自然干燥即可）。清洗时注意不要与硬物碰撞，不要用钢丝球擦拭。

2. 外锅清洁。外锅不可水洗，可用潮湿的清洁软布蘸清洁剂擦拭，再用涮洗干净的软布擦干净。

3. 电饭锅的锅盖、蒸汽口、溢水处，每次使用前后都应清洗，四周的橡胶密封填充圈也要经常擦洗。

五、压力锅的使用与清洁

压力锅包括高压锅（使用燃气）、电压力锅。尽管高压锅与电压力锅相比，手动操作的因素多，危险系数也较大，但目前仍有较高的使用率。

（一）使用

1. 高压锅的使用

（1）使用前要仔细检查锅盖限压阀排气孔是否畅通、安全阀是否完好，若发现堵塞，应及时疏通或更换。

（2）烹制食物总量要限定在锅体容量的 4/5 以内。若食物过多，蒸煮过程中容易因翻滚堵塞排气孔和安全阀口，引发事故。

（3）加盖时，要对准锅沿的卡口，旋转上手柄（锅盖），使上下手柄完全重叠。

（4）将锅置于炉灶上，待蒸汽从排气孔徐徐喷出时，扣上限压阀；当蒸汽再次外排顶开限压阀时，应减小火力，保持限压阀微微跳动。

（5）蒸煮完毕，须待锅内压力完全释放以后再打开锅盖。若急于用餐，可将锅置于水龙头下，用水冷却降低锅内压力，待锅内压力完全释放时，再取下限压阀，打开锅盖。

2. 电压力锅的使用

（1）打开锅盖。检查浮子阀是否落下后，紧握锅盖把手顺时针方向旋转锅盖至限位边，然后向上提起锅盖。

（2）检查锅盖上限压阀排气孔是否畅通，安全阀是否完好，若发现堵塞，应及时疏通或更换。清洗干净防堵罩。

（3）取出内锅,将食物洗净放入内锅、加水,食物总量不得超过锅身高度的 3/5 或 2/3。

（4）将内锅放入外锅内（放入前,将内锅外面及发热盘擦干净,不得有水渍及杂物）,放入内锅后,左右轻轻旋转内锅,保持内锅与发热盘接触良好。

（5）合盖。检查密封圈是否放入锅盖内,手握锅盖把手,平放至限位边,然后逆时针旋转锅盖至"关"的位置,直到听到"咔嚓"扣合声。

（6）接通电源,选择功能键,按"开始"键进入工作状态。

（7）烹饪结束后,进入保温状态,保温 5~10 分钟,待排气阀无气压排出,浮子落下,关闭电源。

（二）清洁

1. 高压锅的清洁

（1）每次用完高压锅后,要将排气孔、限压阀、橡胶垫圈及限压阀座下的小孔清洗干净,然后将锅内外用水淋湿,用软布、海绵或软刷擦拭干净。

（2）如锅体有油垢,可将锅放入水中浸泡,然后用软刷或软布蘸稀释后的中性洗涤液擦拭,最后用清水冲洗干净,自然晾干或干布擦净。

（3）切忌用刀、铲刮除或用钢丝球擦洗。

2. 电压力锅的清洁

（1）每次用完电压力锅后,要将排气孔、限压阀、橡胶垫圈及限压阀座下的小孔清洗干净。

（2）将集水盒拆下清洗,擦干净后装上。

（3）内锅清洁。内锅可置于水中清洗,如有油渍,可将内锅放在水中浸泡,用软刷或软布蘸稀释后的中性洗涤液擦拭,然后用清水冲洗干净,自然晾干或用干布擦净。

（4）外锅清洁。外锅不可水洗,可用潮湿的清洁软布蘸清洁剂擦拭,再用涮洗干净的软布擦干净。

六、电磁炉的使用与清洁

（一）使用

1. 电磁炉应水平放置,不可紧贴墙面或物体,周边间隙保持 10 cm 以上。要保持电磁炉进、排气顺畅,特别注意电磁炉侧面的吸气口不要被物体、墙体所遮挡。

2. 电磁炉的放置忌潮湿、忌靠近火焰,忽将电磁炉放置于铁板、铁桌之上使用。

3. 应使用容量大于电磁炉额定输入功率的专用插座,如和其他耗电量较大的电器接在同一线路上,则不要同时使用。

4. 接通电源,在待机状态下,按所选功能键,使电磁炉进入功能工作模式,再选择相应温度和时间,电磁炉即可正常工作。

5. 注意事项

（1）切勿在装载锅具或未断开电源的状态下搬运电磁炉;避免碰撞陶瓷面板,如表面出现裂纹,应立即切断电源,并送往维修点修理。

（2）烹调时锅具产生的热量会传到电磁炉的陶瓷面板,请勿触碰该面板。

（3）与电磁炉配套使用的锅具必须是说明书中注明的专用材质的平底锅。切忌空锅加热或加热过度。

（4）电磁炉在运行完毕后,会有一段时间的散热过程,此时不要触碰电磁炉。

（二）清洁

1. 电磁炉的清洁要在其冷却状态下进行,而且要防水、防潮。

2. 轻微油污,可用湿抹布擦拭；如果生成油垢,可蘸少量牙膏或中性洗涤剂反复擦拭,然后再用湿抹布擦拭至不留痕迹。切忌用金属刷刷洗面板。

3. 对于吸、排气口的网罩浮尘,要用软毛刷顺槽清洁。

七、微波炉的使用与清洁

（一）使用

1. 微波炉应放在空气流通的平台上,两侧及背面与墙壁的距离至少 5 cm,保证顶部排风口排气流畅。勿放置在高温、潮湿的地方或靠近带磁场的电器。

2. 使用微波炉专用器皿,包括耐热玻璃制品、耐热塑料制品、陶瓷制品。

3. 微波炉不能使用的器皿有：金属容器（包括内衬铝箔的软包装）,带有金属配件的器皿,采用黏合方式制作的器具,内壁涂有色彩和油漆的各种容器。

4. 操作时,先将食物原料放在专用器皿中,置于微波炉托盘之上,关上微波炉门,打开电源开关；按照烹制食物的成熟要求设置时间及火力大小,启动微波炉；烹制时间到,微波炉会自动切断电源,静置 1 分钟左右打开炉门,戴隔热手套取出食物即可。

5. 每次加热的食物不宜过多、过厚。使用保鲜膜覆盖加热时须用牙签扎几个小孔；加热鸡蛋、板栗等带壳无孔的食物时,应先将其外壳刺穿,以防爆裂；窄口瓶装食品或罐装食品不可放入微波炉直接加热。

6. 冷冻食品需先解冻后烹调,否则食品会出现外部已熟而中间未解冻的现象。

7. 加热大块食物或食物数量较多时,加热一段时间后可取出翻一下,然后再进一步加热,使食物成熟度达到一致。

8. 如果由于设置火力过大、时间过长,引起炉内食物着火,切勿打开炉门,应立即将定时器复零位,拔下电源插头。

9. 在微波炉工作中,一旦发现故障指示灯亮,应立即停止使用,待检查出原因后采取相应措施或联系维修人员。

10. 微波炉不得空载运行。微波炉在加热过程中,操作人员要离开微波炉2 m以上。

（二）清洁

1. 微波炉应做到当餐即时清洁,否则汤汁堆积、油渍附着,时间长了难以清洗干净。清洁工作要在微波炉冷却状态下进行。

2. 清洁要按照从里到外的顺序,用抹布蘸取中性洗涤剂溶液擦拭内壁和外壁,然后洗净抹布继续擦拭,直至炉体内外光洁。也可在微波炉内放一碗清水,加热至产生较大蒸汽,然后用抹布擦拭。切忌使用钢丝球等刷洗,以免刮损内、外壳。

3. 要特别注意清洁门封、玻璃转盘和轴环。门封要保持清洁,并定期检查,而且要保持门闩光洁;对于转盘和轴环,可以使用中性洗涤剂溶液清洗,然后用水冲净擦干。

4. 微波炉内如有异味,可在一碗水中加入 2 匙柠檬汁,放入炉内加热 5 分钟后用布抹净,即可除味。

八、破壁机的使用与清洁

(一) 使用

1. 首次使用时,将水箱、接浆杯及杯盖、余水盒清洗干净,安装好。水箱中加入纯净水,按清洗键,进行自动清洗。

2. 水箱中加入纯净水,安装好水箱。

3. 放置好余水盒和接浆杯。

4. 根据食谱用量,将食材加入研磨腔,并合紧研磨腔盖。

5. 接通电源,选择食谱对应功能,开始制浆。

6. 制浆结束,会自动清洗、烘干。听到提示音响,操作板显示为"0",关闭电源。

7. 注意事项:不可以使用自来水,防止水锈堵塞。

(二) 清洁

1. 研磨腔采用自动清洗、烘干。

2. 水箱、接浆杯及杯盖、余水盒需取下用清水冲洗干净、晾干,安装好。

九、电烤箱的使用与清洁

(一) 使用

1. 电烤箱摆放的位置要远离炉、灶及会产生高温的家用电器,背面需与墙面保持 5 cm 以上的距离。

2. 将调制好待烘烤的食品放入已用食用油涂擦过或铺上锡箔纸的烤盘内,避免食物沾黏。

3. 烘烤食物前,必须先将烤箱预热,让烤箱内部的温度先达到烘烤需要的热度。

4. 将已放有待供烤食品的烤盘放进烤箱内,按照烘烤食物的成熟要求设置时间及温度,启动烤箱。烘烤时间到,烤箱会自动切断电源,静置 1 分钟左右打开烤箱门,戴隔热手套取出食物,关闭电源。

5. 注意事项

(1) 使用新烤箱时,必须多注意烤箱内食物的变化,以酌情调整温度。

(2) 判断菜肴是否熟透时,可将筷子或竹签插入食物中,如果轻易就能插入,特别是肉类,就表示已熟透。

(3) 烘烤食物温度要均衡。如果烘烤食物有一边生一边焦的情形,就表示烤箱的温度不均衡,这时候可以移动烤盘,或是一开始放置食物时就调整到合适的位置。

(4) 不论烘烤任何食物,四周都须与烤箱内壁保持 3 cm 以上的距离,切勿直接接触电热管,以免发生燃烧事故。

(5) 设置时间不到,不要打开烤箱的门查看食物的烘烤程度,避免冷空气进入而降低原有温度,影响烘烤效果。

(6) 适用于烤箱的容器为烤箱本身所附带的烤盘、烤架、烤网,或烤箱专用的模型、用具,如锡箔纸、烘焙纸以及糕点模型。

(二) 清洁

1. 将烤网、烤盘、底盘取出,用中性清洁剂洗刷(油垢特别重的地方,可以使用清除厨房重度油污的油烟净,来做重点部位的除污),清水洗净、擦干。

2. 在烤箱的门边放上张纸,用干丝瓜瓤或小竹刷把烤箱内的焦屑完全刷剔出来。

3. 烤箱内部的加热管和防护网必须用干布轻轻擦拭,不可以用过湿的抹布擦洗,以免影响加热管的绝缘性,发生漏电短路。如果加热管和防护网较脏,很难用柔软的干布擦拭干净,可以尝试用清洁力较强的尼龙布擦拭。

4. 清洁烤箱的内胆和外壳。抹布蘸取中性清洁剂的稀释液后微微绞干,缠包在手上伸入烤箱内部擦去油垢,再用清水涮洗抹布后擦干。用同样方法擦拭机体外壳。

十、空气炸锅的使用与清洁

(一) 使用

1. 将空气炸锅放在稳固、水平且平坦的表面。

2. 首次使用前要用热水、中性洗涤液和非研磨性海绵彻底清洁炸篮和煎锅,用湿布擦拭锅的内部和外部。

3. 打开电源,把定时器与温控器旋钮调到适当位置,预热 5 分钟。

4. 小心地从空气炸锅中拉出煎锅。将食材放入炸篮。将煎锅滑回到空气炸锅中。

5. 设置好需要烹制的温度、时间,定时器响铃时表示烹制结束。

6. 关闭电源,取出炸篮放到炉架上,用取物架将食物取出。

(二) 清洁

1. 冷却后,将炸篮用中性洗涤液擦拭、清水冲洗、软布擦干。

2. 用软布将锅体内外抹拭干净。

3. 清洁完后,将容器自然晾干,将整机放到安全的位置。

十一、消毒柜的使用与清洁

(一) 使用

1. 消毒柜应放于干燥通风处,离墙不要小于 30 cm,要避免高温,忌潮湿,以免锈蚀。

2. 餐具放入消毒柜前应清洗干净并控干水分。

3. 将餐具按顺序松散放置在消毒柜网架上,切勿上下叠放在一起,以免影响消毒效果。

4. 按功能键,开始消毒。

5. 消毒结束,关闭电源。这时柜内仍处于高温状态,须经 10~15 分钟方可开柜取物,以免灼伤。

6. 经消毒的餐具如暂不使用,不必打开柜门,这样消毒的效果可维持数日。

(二)清洁

1. 要定期对消毒柜进行清洁保养,倒出柜身下端集水盒中的水,保持集水盒干燥。

2. 先用湿布蘸中性洗涤剂擦拭消毒柜内、外表面,再用涮洗干净的抹布擦拭,最后用干布擦干水分。

3. 清洁过程中要注意,不要撞击石英发热元件或臭氧发生器。

4. 经常检查门封条是否密封良好,以免热量散出或臭氧溢出,影响消毒效果。

十二、热水器的使用与清洁

(一)使用

1. 电热水器

(1)电热水器用电功率较大,必须用专用电线和插座,并接有漏电保护装置和底线。

(2)使用时先打开电源开关,对储水进行预热。

(3)电热水器都配有混水阀,通常用蓝色表示冷水,用红色表示热水。使用时,先扭动混水阀,喷头不要直接对着人体,待水温调至适宜时再洗浴。

(4)洗浴结束后,关闭混水阀,关闭热水器电源开关,甩干喷头中的存水,并将喷头挂回支座架。

2. 燃气热水器

(1)热水器要安装在通风处。不能安装在卫生间内,使用时一定开启排风扇流通室内空气,以防一氧化碳中毒。

(2)不要将毛巾等易燃物品放在热水器上,热水器附近不能堆放易燃、有腐蚀性的物品。

(3)使用半自动热水器时,首先打开水源,然后转动点火开关点火。属电子连续点火的,要按住开关,直至将火点着后再放手。

(4)全自动热水器,只要打开水龙头,便会利用水的压力启动电子打火器自动点燃气体,关闭水龙头后燃气也会自动关闭。

(5)当热水器内橡胶膜片老化时,可能点不着火,可更换橡胶膜片来解决。

（6）使用时如闻到燃气的味道,应立即关闭燃气总开关,并且打开门窗和排气扇,加速排走残留燃气。在未查明原因之前不要再行点火,并请专业人士维修查看。

（二）清洁

1. 电热水器

（1）电热水器在使用一定时期后,其内部会形成大量水垢,如不及时清洁,不仅会延长加热的时间,对内胆也有一定损害。有的电热水器没有排污阀,需要请专业人员来清洁。有的电热水器配有排污阀,可根据说明书自行排污。

（2）热水器长期不用时,应关闭自来水进水阀门,将储水排空,以防水变质有异味及内胆结垢。排水方法:首先关闭自来水进水阀门,然后将热水器混合阀门扳至热水处,再将安全阀手柄向上扳至水平位置,排空内胆里的水即可。

（3）重新启动热水器的方法是:将混水阀旋至热水处,打开自来水进水阀门,待喷头连续喷水时,表明水已注满,蓄满水的热水器才可以通电加热。

2. 燃气热水器

（1）经常检查供气管道接口处有无泄漏,橡胶软管是否完好,热水器有无漏水现象,一旦发现应及时处理及更换。

（2）定期清洁进水过滤网,如出现热水器出水量少、打不着火等现象,则可能有污物堵塞滤网,可拆开冷水进口处取出滤网清理。

（3）每半年清洁一次热水器中热交换器(即水箱)的灰尘。

（4）燃气热水器长期停用时,应关闭电源及燃气,取出电池,并打开防冻装置(说明书中有指示该装置的位置),放掉其中存水。

十三、洗衣机的使用与清洁

（一）使用

1. 打开电源,接好排污水管。

2. 洗衣机按其结构和工作方式可分为滚筒式、波轮式。按其自动化程度,可分为半自动、全自动两大类。在使用前应认真阅读洗衣机使用说明,按照不同的分类分别操作。

3. 要将不同质地、不同颜色的衣物分开,内衣、外衣分开,成人、婴幼儿的分开,不能"一锅烩",避免交叉污染、影响洗涤效果。

4. 洗涤前取出口袋中的硬币、杂物,有金属纽扣的衣服应将金属纽扣扣上,并翻转衣服,使金属纽扣不外露,以防在洗涤过程中金属等硬物损坏洗衣桶及波轮。

5. 每次洗涤时,衣物最大投放量不可高于洗衣机标注的洗涤衣物重量。

6. 根据不同的衣物质地选择不同的程序。

7. 根据衣物的多少选择用水量。用水量适度,衣物才能翻滚均匀,洗涤效果好。

8. 根据衣物的污染情况选择洗涤时间。

9. 注意洗衣机有无异常。如发现洗衣机运转声音异常、不启动、转速明显变慢、冒烟、漏水、漏电、有焦煳味,应立即切断电源,排除故障后方可使用。

10. 洗衣机正在脱水或脱水桶未完全停止旋转时,不要打开机盖,以免发生危险。

11. 洗衣机须用专用插座,避免与其他电器产品共享同一插座,以防过载发生危险。

(二) 清洁

1. 每次洗衣结束后,应拔下电源插头,关闭水龙头,用干布擦干洗衣机外表层残留水迹,将操作板上的各处旋钮、按键恢复原位。

2. 要定期清理过滤网内的布毛、杂物,保证排水畅通。

3. 至少每 3 个月清洗 1 次洗衣机内桶,方法是:

(1) 按说明书将专用清洁剂倒入洗衣机,注水至高水位并运转 5 分钟,然后关机浸泡 2 小时,再用漂洗模式漂洗、排水即可。

(2) 根据洗衣机的容量,将半瓶或一瓶食醋倒入洗衣机内筒,加温水到 3/4 桶高,浸泡 2 小时,开动洗衣机转动 10~20 分钟。脏水放掉后再放半桶清水,加 1/4 瓶消毒液,开动洗衣机转 10 分钟后放掉水,再加入清水让洗衣机漂洗干净即可。

十四、吸尘器的使用与清洁

(一) 使用

1. 使用前先检查集尘袋(箱)是否干净;将被清扫场所中较大脏物、纸片等除去,以免被吸入管内堵塞进风口或尘道,使吸尘器不能正常工作。

2. 插上电源插头,启动操作功能。

3. 使用过程中,不可用来吸水、潮湿的泥土、泥浆、燃着的烟头和金属碎屑。

4. 每次使用时间不宜过长,最好不超过 1 小时。电机出现过热现象时,应立即停机。

5. 集尘袋(箱)中尘埃较多时要停机进行清灰,一旦发现有异物堵住吸管,应立即停止使用。待清除异物后继续使用,避免烧毁电机。

6. 操作结束关闭电源。

(二) 清洁

1. 将吸尘器及附件用抹布擦拭干净、晾干。

2. 将清灰后的集尘袋(箱)用清水洗净,晾干后备用。

3. 将毛刷上的毛发杂物清除干净,检查毛刷磨损情况,如发现磨损、掉毛严重,应更换。

4. 检查吸尘器管道有无破损,如有破损应及时更换。

思考题

1. 简述家中防盗措施。

2. 简述家中防火措施。

3. 简述厨房安全事故防范措施。

4. 简述人身安全事故防范措施。

5. 如何识别安全用电标识？

6. 食品卫生安全的操作与管理包括哪些内容？

模块二

初级

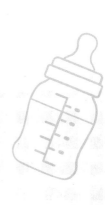

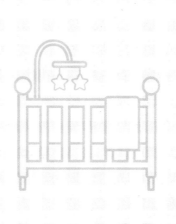

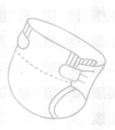

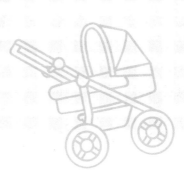

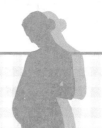

第一章 孕妇护理

　　妊娠期也称怀孕期,是女性的一个特殊时期,处于妊娠期的女性称为孕妇。此时期因妊娠导致孕妇全身各个系统有其特有的生理特点,了解孕妇及胎儿的发育变化,有助于产后康复。

第一节　孕妇生理特点及护理

　　根据孕妇不同妊娠期的生理特点,进行生活护理,以适应胎儿的存在,才能使孕妇平安、健康孕育胎儿。

一、妊娠期的划分

　　整个妊娠期经历 280 天共 40 周,全过程可划分为妊娠早期、妊娠中期、妊娠晚期 3 个阶段,各阶段生理变化和注意事项见表 2-1-1。

表 2-1-1　妊娠期各阶段生理变化及注意事项

妊娠分期	妊娠时间	生理变化	注意事项
妊娠早期	1 个月	月经逾期不至,出现早孕反应,小便次数增多,乳房胀痛	预防感冒 注意有无先兆流产迹象 不乱服药物
	2 个月	宫颈着色、变软,子宫柔软,体积增大	
	3 个月	子宫在耻骨联合上 2~3 横指,体重增加 2~3 kg	
妊娠中期	4 个月	早孕反应消失,下腹部轻微隆起,开始感到胎动	注意胎动,如发生胎动异常或消失,立即就医检查 经常进行户外活动,多晒太阳
	5 个月	下腹部膨隆,胎动明显	
	6 个月	偶有乳汁分泌,体重增加	
	7 个月	腹部增大,脐上部膨隆	

续表

妊娠分期	妊娠时间	生理变化	注意事项
妊娠晚期	8个月	自感身体沉重,经常腰背部及下肢酸痛	休息时下肢适当抬高,可轻轻按摩腰背部,睡眠或休息时取左侧卧位,有利于胎儿发育
	9个月	小便频繁,阴道分泌物增多,偶有宫缩	
	10个月	胎先露下降到骨盆入口以下,孕妇胸腹部受挤压症状缓解,食欲增加	

二、孕妇的饮食需求与饮食制作

孕妇在妊娠期间不仅要保证本人的营养需求,还必须储备充足的能量和均衡的营养,以满足胎儿生长发育和分娩的需求。母婴护理人员要在了解孕妇不同时期营养与膳食要求的基础上,安排好孕妇的饮食,并根据情况及时给予提醒和建议。

(一)妊娠期各阶段的饮食需求

1. 妊娠早期的营养膳食

(1)遵从习惯爱好:可根据孕妇的喜好与饮食习惯制作食物。

(2)饮食有所选择:可为孕妇选择容易消化的食物,如粥、面包干、馒头、饼干等,以减轻早孕反应。

(3)多吃开胃水果:可提醒孕妇多吃酸甜味道的水果,以增进食欲。

(4)少食多餐,想吃就吃:可建议孕妇睡前和起床后吃几块饼干或面包等点心,以减轻呕吐症状,补充进食量。

(5)注意观察就医:对呕吐严重、完全不能进食者,应建议其到医院就医,以免影响胎儿发育。

2. 妊娠中期的营养膳食

(1)增加主食摄取量:妊娠4~6个月,胎儿生长速度加快,孕妇子宫、胎盘、乳房等也逐渐增大,且妊娠早期反应结束,食欲好转,应想方设法变换花样,制作美味主食,增加孕妇主食的摄入量。

(2)多摄入优质蛋白:因胎儿生长迅速,应安排孕妇多进食富含优质蛋白的食品,如鱼、奶、豆类及豆制品,以补充孕妇所需的蛋白质,为胎儿生长发育提供营养。

(3)多补充含铁食物:如动物的肝、血、瘦肉等。

(4)多进食蔬菜水果,增加维生素,防止便秘。

妊娠中期是孕妇及胎儿营养摄入的关键期,优化每日的膳食构成至关重要,可参考表2-1-2中的内容为孕妇安排每日膳食。

表2-1-2　妊娠中期每日膳食构成表

食品	主食	豆制品	鱼、禽、瘦肉(每日交替使用)	牛奶	绿叶菜	水果	酸奶
进食量/g	275~325	50~100	150	200	300~500	200~400	200

注:每周进食一次海产品(虾皮、海带、淡菜),以补充碘、锌等微量元素;每周进食一次(25 g)动物肝(鸡肝、羊肝、猪肝),以补充维生素 A 和铁;每周进食一次动物血,以补充铁。

3. 妊娠晚期的营养膳食　孕晚期胎儿体内组织、器官迅速增长,骨骼开始钙化。孕妇体内胎盘、子宫增大,乳腺发育增快,营养需求明显增加。

(1) 体重适度增长:这一时期孕妇食量明显增大,主食摄入增多,应保证体重适度增长。

(2) 增加钙的补充:保证母子骨骼正常生长的需要。

(3) 满足维生素需求:孕晚期孕妇对各种维生素的需求量增大,于两餐之间应多吃蔬菜水果,如黄瓜、西红柿等。

(二) 孕妇的饮食制作

每个孕妇的妊娠时间不同,饮食习惯、口味和要求也不尽相同,加之妊娠期反应各异,所以,制作孕妇饮食需要认真准备。

1. 设计妊娠期食谱　食谱设计要掌握三个原则,首先要做到营养均衡,其次要讲究开胃可口,最后要适宜孕育。简言之,就是要满足母体和胎儿的共同需要。表 2-1-3 为孕妇各阶段一日食谱举例,仅供参考,可按照以上原则融会贯通地为孕妇设计更丰富的食谱。

表 2-1-3　妊娠期各阶段一日食谱举例

餐次	孕早期	孕中期	孕晚期
早餐	馒头或面包、煮鸡蛋、腐乳或果酱、牛奶	麻酱饼、小米红小豆粥、炒绿豆芽、咸鸭蛋	肉丝荷包鸡蛋面、拌莴苣丝
9:30—10:00 加餐	牛奶、饼干、核桃仁	牛奶、苏打饼干、核桃仁	牛奶、点心、大杏仁
午餐	米饭、红烧带鱼、素炒荷兰豆、西红柿鸡蛋汤	米饭、清蒸鲳鱼、蒜蓉油麦菜、虾皮紫菜鸡蛋汤	米饭、萝卜炖排骨、香菇炒油菜心、海米炖冬瓜
15:30—16:00 加餐	黑芝麻糊	藕粉、小蛋糕	馄饨、馒头片
晚餐	面条、胡萝卜甜椒炒肉丝、娃娃菜虾仁卤	馒头、芹菜炒虾干、菠菜鱼片汤	花卷、红烧牛肉土豆、清脆三丝、小米粥
睡前加餐	酸奶	酸奶	酸奶

注:孕妇可根据个人情况于两餐之间加食水果。

2. 菜肴制作实例

【实例 1】菠菜鱼片汤

原料:鲤鱼 250 g,菠菜 100 g,火腿肉 75 g,植物油、盐、料酒、葱段、姜片适量。

制作方法:

(1) 将鲤鱼洗净去骨后切成 0.5 cm 厚的薄片,用料酒、盐腌半小时。

(2) 菠菜洗净切段,火腿切末。

（3）锅内放油烧热，放入姜片、葱段爆出香味，再放入鱼片略煎，加入适量纯净水，用旺火烧开后改用小火炖 20 分钟。

（4）投入菠菜段，撒入火腿末，调好味，盛入汤碗（图 2-1-1）。

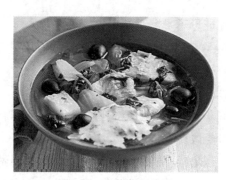

图 2-1-1　菠菜鱼片汤

【实例 2】清脆三丝

原料：卷心菜 200 g，胡萝卜 1 根，青椒 100 g，盐、姜末、蒜泥、红尖椒、植物油适量。

制作方法：

（1）洗净所有蔬菜，切成细丝，撒上盐腌 5~10 分钟，去掉生味及水分。

（2）在菜丝上撒上姜末、蒜泥等调味料，拌匀后装盘。

（3）将红尖椒丝放入小碗内，倒入烧热的植物油爆香，凉后淋在菜丝上即可。

【实例 3】芹菜虾干

原料：新鲜芹菜 250 g，虾干 50 g，葱末、姜末各 5 g，盐、料酒、水淀粉、植物油适量。

制作方法：

（1）将虾干放入温水中浸泡至回软，然后洗净、沥干，放入油锅中炸成金黄色，捞出备用。

（2）芹菜冲洗干净后切成小段，焯水，捞出沥干。

（3）锅内放底油，烧热后下入葱末、姜末爆香，再放入虾干、芹菜，烹入料酒加盐翻炒，用水淀粉勾芡（图 2-1-2）。

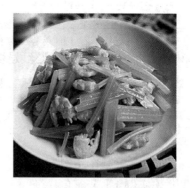

图 2-1-2　芹菜虾干

【实例 4】南瓜粥

原料：南瓜 300 g，大米 100 g。

制作方法：

（1）南瓜洗净去皮，切小方丁。

（2）锅内放水，倒入大米，开锅后用小火慢慢熬制。

（3）大米五成熟时放入南瓜丁煮至微烂。

【实例 5】芦笋炒干贝

原料:芦笋 300 g,干贝 100 g(泡发),蛤蜊肉 200 g,盐、葱花、香油适量。

制作方法:

(1) 芦笋洗净后切成小段。

(2) 锅内放适量香油,烧热后放入葱花爆香,然后放入干贝、芦笋煸炒,再放入蛤蜊,用大火稍煸炒,加适量盐,熟后装盘即可(图 2-1-3)。

【实例 6】紫菜虾皮蛋花汤

原料:虾皮 5 g,紫菜 10 g,鸡蛋 2 个,葱丝、盐、水淀粉、香油适量。

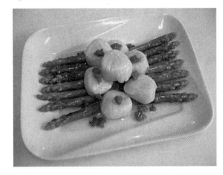

图 2-1-3 芦笋炒干贝

制作方法:

(1) 将虾皮洗净,紫菜撕成小片,鸡蛋磕入碗中打散备用。

(2) 锅里放纯净水,大火烧开后放入紫菜、虾皮,倒入水淀粉。再开锅后放入蛋液,顺着一个方向搅匀,放入葱花、盐,淋上香油即成。

3. 孕期饮食注意事项

(1) 注意清洁卫生,不吃腐烂变质食物。

(2) 避免高盐、高糖类饮食,尤其是患有高血压和双下肢水肿者,盐应控制在 4 g/d。

(3) 尽量不喝饮料,尤其是碳酸饮料。大部分市售饮料内含防腐剂、添加剂及色素,对胎儿发育不利。

(4) 忌饮咖啡、浓茶,更忌烟酒。

三、孕妇意外情况处置

女性在妊娠期间,难免有些不适或出现意外情况,母婴护理人员应学习相关方面知识,以便及早发现异常,及时处理。

(一) 早孕反应严重

1. 表现 孕妇吃得少,吐得多,甚至全身乏力,时间长了会影响胎儿的发育及孕妇营养。

2. 处置

(1) 早孕反应严重者应及时到医院进行治疗。如需输液,应予以陪伴。

(2) 饮食方面要清淡、易消化、少食多餐,多做孕妇想吃的食品。

(3) 此阶段应多劝慰孕妇,勤与孕妇聊天,让孕妇了解这是暂时性的生理现象,不是疾病。

(4) 天气好时多陪同孕妇外出散步、晒太阳等,使孕妇保持好心情。

(二) 感冒发热

1. 轻度感冒

(1) 表现:打喷嚏,流鼻涕,轻微咳嗽。

(2) 处置:督促孕妇按医嘱服药,卧床休息,多喝水,清淡饮食。

2. 重度感冒

(1) 表现:高热,剧烈咳嗽。

(2) 处置:及时就医。发热39℃以上时,可用温水擦浴(主要擦前额、颈部、腋窝、大腿根、四肢),擦浴后头部可用凉毛巾冷敷。遵从医嘱,按时服药。卧床休息,清淡饮食,少食多餐。

(三) 眩晕

1. 低血糖

(1) 表现:多发生在进餐之前或两餐之间。孕妇会感觉头重脚轻、出虚汗、心慌胸闷,甚至晕倒。

(2) 处置:出现低血糖症状,立即卧床休息。喝杯糖水,进食糖果、面包、巧克力等。尽量少食多餐,以免发生低血糖。

2. 妊娠高血压

(1) 表现:以高血压、头晕、恶心、水肿、蛋白尿、抽搐、昏迷、心肾衰竭等为临床表现。

(2) 处置:轻度妊娠高血压,要注意休息和营养。孕妇要心情舒畅,精神放松,争取每天卧床10小时以上,并以侧卧位为佳,以增进血液循环,改善肾供血条件。饮食不要过咸,还要保证蛋白质和维生素的摄入。若症状加重,应到医院妇产科进行诊治,以保证孕妇和胎儿的安全。

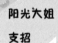

阳光大姐
支招

眩晕如发生在妊娠晚期,特别是伴有水肿、高血压等表现者,绝不能等闲视之,往往是产前子痫的先兆,要立即联系家人,送医院紧急就医。

(四) 便秘

1. 表现　妊娠期因肠蠕动减弱、运动减少以及体内激素水平和自主神经功能改变,使孕妇易出现便秘。表现为大便干,排便困难,有时会出现腹部不适的症状。

2. 处置

(1) 注意饮食清淡,多吃一些容易消化及通便的食物,如蔬菜、水果、菌类。

(2) 多喝水,适当运动。

(3) 在妊娠早期忌用泻药,以免引起流产。如属顽固性便秘,建议到医院就诊,在医生的指导下用药,解决便秘问题。

(五) 妊娠晚期腰酸背痛

一般性腰酸背痛,孕妇应注意保暖,睡硬床垫,穿低跟轻便鞋行走。腰酸背痛时可对局部进行按摩。避免拿重东西或长期保持一种姿势。

腰酸背痛并有阴道分泌物增多,且分泌物呈粉红色、褐色、血色或水样,小腹一阵阵疼痛,总有便意,后腰酸痛时,应立即联系家人或拨打 120,送医院就诊。

(六)阴道流血

妊娠期一旦出现阴道流血,应查找原因,及时到医院就诊。

1. 先兆流产

(1)表现:确定妊娠后,如发现阴道少量流血,伴有腹痛或轻微腰酸,但没有肉样组织排出,这是流产的征兆。

(2)处置:及时将孕妇送到医院,做 B 超检查,B 超显示胚胎正常(胎囊完整,可见胎芽、胎心搏动等),应卧床休息。经保胎治疗和休息,症状消除后可继续妊娠。

2. 难免流产

(1)表现:阴道流血量增多,同时排出肉样组织,并伴有阵发性腹痛。如果在妊娠13~28 周,可能有阴道流水后胎儿排出等表现。

(2)处置:立即送孕妇到医院就诊。将流出的肉样组织一并带到医院检查,确定是否完全流产。按产后要求进行护理。

第二节　妊娠期胎动监护

妊娠期自数胎动监护是孕妇了解胎儿生长情况的一种重要手段。胎动在妊娠的过程中是一个很重要的指标,它不仅能反映胎儿在子宫内的安危状态,而且能建立起紧密的亲情联系,所以孕妇必须自己学会测量胎动的方法。依靠孕妇的自我监护,每天掌握胎动变化的情况,可以随时了解胎儿在子宫内是否安然无恙,以便及早发现问题,保护胎儿的健康。

建议孕妇自 28 周起自己数胎动。一旦发现异常情况,及时到医院就诊。

一、什么是胎动

所谓胎动,就是胎儿在孕妇子宫内的各种主动性活动,可能是局部性运动,如呼吸、张嘴、手掌开合,也可能是全身性运动,如翻滚、四肢伸展。

二、孕妇开始感知胎动的时间

妊娠后,胎儿会以一个很快的速度成长,在妊娠 7~8 周,即可听到胎心,在 9 周时便开始有动作,只不过这时因为胎儿还太小,加上羊水的阻隔,孕妇通常感觉不到。

初产妇第一次感受到胎动,通常是在 18~22 周,因为到 20 周左右,胎儿的动作会加大,有力度起来,甚至会翻个跟头,此时孕妇会感觉好像有人在敲门,也有些像肠道的蠕动……

有些胎儿要到 22 周才会变得更加好动,让孕妇感觉到"第一次敲门"。

三、胎动自我监护的方法

方法一：计算达到某个胎动次数所需要的时间，以 10 次为标准。孕妇早上起床后就开始测量胎动，达到 10 次后，就不再算了。还可以照常地上班、做家务。有些孕妇 1 小时就能达到 10 次，也有的到晚上才有 10 次。如果到晚上仍未达到 10 次，建议马上去医院检查。

方法二：晚饭后测量。孕妇在晚饭后 19 :00 — 23 :00 测量胎儿的胎动次数，记录出现 10 次胎动所需要的时间。如果超过 3 小时，胎动次数仍未达到 10 次，应尽快去医院检查。

四、正常和异常胎动的判断

1. 正常胎动的判断　胎动的强弱和次数，个体差异很大。大致的规律是每小时不少于 3 次，每 12 小时胎动在 30 次以上，有的 12 小时多达 100 次以上。但只要胎动有规律，有节奏，变化曲线不大，就说明胎儿发育是正常的。

2. 异常胎动的判断　如果胎动次数跟平时的平均胎动次数相比，增减幅度超过 50%，须立即到医院就诊。如果胎动连续 3~4 天明显偏离通常的胎动规律，建议咨询医生。如 12 小时胎动小于 10 次，应到医院就诊。胎动消失是危险信号，应立即就诊，切不可延误，以免造成胎儿宫内死亡。

第三节　妊娠期并发症

妊娠期并发症是指因妊娠引起的疾病。此类疾病随妊娠而出现，一般随妊娠结束自然消失，如妊娠糖尿病、妊娠高血压疾病等。

一、妊娠糖尿病

由于妊娠后孕妇产生一系列生理变化，葡萄糖需要量增加，胰岛素抵抗和分泌相对不足，因此导致妊娠期糖尿病。

（一）高危人群

肥胖、有糖尿病家族史、患多囊卵巢综合征、妊娠早期空腹尿糖阳性、反复阴道感染、有巨大儿分娩史、曾在既往妊娠中诊断妊娠糖尿病、无明显原因的多次自然流产史、胎儿畸形史、死胎史以及足月新生儿呼吸窘迫综合征分娩史等病史的孕妇，是出现妊娠糖尿病的高危人群。

（二）妊娠糖尿病的诊断

妊娠期间，如果两次空腹血糖 ≥ 5.8 mmol/L，或者任何一次血糖（随机血糖）≥ 11.1 mmol/L 就可以诊断妊娠糖尿病。当空腹血糖 ≥ 5.8 mmol/L 时，需要做 75 g 糖耐量试验，空腹、餐后 1 小时和 2 小时血糖三项结果中任何一项异常都可以诊断为妊娠糖尿病（正常值应为 5.1 mmol/L、10.0 mmol/L、8.5 mmol/L 以下）。

如果空腹血糖 ≥ 7.0 mmol/L 或糖化血红蛋白 ≥ 6.5% 或糖耐量试验负荷后 2 小时血糖 ≥ 11.1 mmol/L 或随机血糖 ≥ 11.1 mmol/L 且伴有糖尿病典型症状，即可判断孕前就患有糖尿病。

（三）妊娠糖尿病对母婴的危害

1. 巨大儿　出现巨大儿的主要原因包括孕妇糖代谢异常、血糖高、通过胎盘引起胎儿高血糖；孕妇营养摄入过度，引起高血糖，有糖代谢异常；检测孕妇血糖时所定正常血糖界值偏高，未能及时诊断出异常并给予控制；对孕妇血糖检测次数较少，未能及时发现高血糖。巨大儿易发生产伤、难产。孕妇分娩时易发生产道裂伤。

2. 羊水过多　由于母亲血糖高，导致胎儿血糖升高，引起渗透性利尿，致羊水过多。可引起胎儿发育畸形，如先天性心脏病、消化道畸形、肾畸形、脑积水或无脑儿、脊柱裂等神经管畸形，等等。

3. 妊娠糖尿病合并妊娠高血压疾病　主要见于糖尿病病程长伴有微血管病变。糖尿病合并肾病时妊娠高血压疾病发生率为 54%。妊娠糖尿病血糖控制不在标准范围内时，妊娠高血压疾病发生率会相应增加。

4. 感染　糖尿病会使身体抵抗力下降，容易合并体内多器官及皮肤感染。妊娠糖尿病患者常见外阴感染、阴道念珠菌感染及泌尿系感染。

5. 早产　由于妊娠糖尿病并发羊水过多导致胎儿畸形，故提前终止妊娠。由于感染导致胎膜早破，引起早产。大部分早产是由于治疗无效，为保存母亲而医源性引产造成医源性早产。有些是并发妊娠高血压综合征，给予引产，造成医源性早产。妊娠糖尿病并发肾病，早产率可高达 50% 以上。

（四）产后婴儿监护

1. 妊娠糖尿病母亲所生新生儿出生时应查脐血血糖、胰岛素。

2. 所有新生儿按高危儿处理。

3. 及时查体发现畸形（先天性心脏病、消化道畸形）及观察一般情况。

4. 生后 30 分钟复查血糖，12 小时内每 2~4 小时查 1 次血糖。

5. 生后 1 小时测血红蛋白。

6. 常规检查新生儿血钙、血镁和胆红素。

二、妊娠高血压疾病

妊娠高血压疾病是妇女妊娠期特有的疾病，包括妊娠高血压、子痫前期、子痫、慢性高血压并发子痫前期以及慢性高血压。

（一）高危人群

年龄 <20 岁的年轻初产妇及高龄初产妇，体型矮胖，尤其体重指数 >24 的人群，患有原发性高血压、慢性肾炎、糖尿病合并妊娠者，其发病率较高，病情可能更为复杂。双胎、羊水过多及葡萄胎的孕妇，营养不良，特别是伴有严重贫血者，发病率亦较高。在冬季与初春寒冷季节和气压升高的条件下,易于发病。有家族史,如孕妇的母亲有妊娠高血压疾病病史者,孕妇发病的可能性较高。近年来的缺钙学说提示,血钙降低也可能是发病的高危因素。

（二）妊娠高血压疾病的诊断

子痫前期:轻度子痫前期为 20 周后血压 ≥ 140/90 mmHg;尿蛋白 ≥ 0.3 g/24 h 或(+);可有上腹不适或头痛等。重度子痫前期为 20 周后血压 ≥ 160/110 mmHg;尿蛋白 ≥ 5 g/24 h 或(+++);持续头痛或视觉障碍或其他脑神经症状;持续上腹不适。子痫前期孕妇当发生抽搐不能用其他原因解释时诊断为子痫。

妊娠高血压:血压升高, ≥ 140/90 mmHg,或血压较孕前或孕早期血压升高 ≥ 25/15 mmHg,至少 2 次,间隔 6 小时。

（三）妊娠高血压对母婴的危害

1. 对母亲器官的影响

（1）脑:脑部动脉痉挛,引起脑组织缺血、水肿,出现头晕、头痛、恶心、呕吐和抽搐等症状,严重时脑部血管收缩伴有血管栓塞,出现点状出血,这些患者常可引起昏迷。

（2）肾:肾缺血,毛细血管血栓形成以致肾功能受损,可引起蛋白尿、少尿,严重者可出现肾衰竭。

（3）心脏:心脏冠状动脉供血不足时,可使心肌缺血、水肿、点状出血与坏死。由于周围动脉痉挛,阻力增加,心脏负担加重,可出现心力衰竭。

（4）肝:重度子痫前期时,可出现肝表面出血,致上腹部不适,严重时形成血肿,甚至肝破裂出血。

（5）眼:视网膜小动脉痉挛、缺血以及高度水肿时,出现眼花、视力模糊,严重时可引起暂时性失明。

（6）胎盘:胎盘螺旋动脉呈急性粥样硬化,胎盘血管破裂可致胎盘早剥。

妊娠高血压可引起全身各脏器的改变,发现后应及时诊治,以免引起不良后果。

2. 胎盘供血不足　妊娠高血压会使胎盘供血不足,这样必然影响胎儿的生长发育,致使低出生体重。如果在此基础上再发生血管内栓塞,则更易发生胎儿窒息甚至死亡,胎儿窘迫就是胎儿缺氧窒息的表现。

（四）产后护理要点

分娩后产妇血压会逐渐下降,部分产妇可以恢复正常,但部分产妇仍然遗留有高血压的症状。

1. 注意观察血压,了解睡眠情况,有无头痛、头晕等现象。

2. 注意尿量,观察水肿消失的情况。

3. 新生儿往往为早产儿、低出生体重儿,注意相关护理。

阳光大姐
支招

阳光大姐护理员照顾的一位孕妇,饭量很大,食欲极佳。某天去医院查体,发现血糖升高。现妊娠已经 28 周,医生诊断为"妊娠糖尿病"。妊娠怎么还得糖尿病呢?经过咨询,医生做了详细的讲解:

现在由于生活条件的改善,高龄产妇的增加,妊娠期间发生或发现糖尿病的患者逐年增多,发病率高达 15%,尤其是年龄超过 30 岁,有糖尿病家族史,妊娠前超重、肥胖的妇女更易发生糖尿病。

妊娠糖尿病是指在妊娠期间发生的糖尿病,多数发生在妊娠后第 24~28 周,即先妊娠,后发生糖尿病。在胎儿出生后,多数孕妇糖尿病症状可消失,但少数孕妇会成为糖尿病患者。

对于血糖升高的孕妇,首先要控制饮食,主食应少量多餐,每日应 5~6 餐,少吃含淀粉类食物,如米、面、薯类等,多吃含膳食纤维类食品,如玉米、芹菜、绿叶蔬菜等。其次要定期检测血糖,发现异常及时到医院检查治疗。最后,确认患有"妊娠糖尿病"的患者,除了做一般产前检查外,还需要进行肾功能监护、眼底检查、血压监测等。

第四节 孕妇分娩准备

通常,孕妇在产前检查中已经知道自己的预产期,应尽早做好有关分娩的相关准备。

一、分娩物品准备

产妇临产前 2 个月左右,孕妇和准爸爸应考虑产后的物品准备,并将其放置于固定位置,方便随手可取。

(一)产妇物品准备

1. 舒适、宽松的开扣纯棉内衣,合适的乳罩及垫于乳罩内的乳垫,等等。

2. 擦洗乳房的毛巾、脸盆。

3. 卫生巾(无菌型)、卫生纸。

4. 根据气候变化准备好合适的外衣、帽子、围巾、鞋袜等。

(二)产褥期环境准备

1. 清扫布置房间 产前将房间收拾好,使产妇和新生儿有一个清洁、舒适、安全的生活环境。房间宜安静、湿度适宜,且采光、通风条件良好。室温应控制在 21~24℃。

2. 整理床铺被褥 将家中的被褥、床单、被罩、枕巾等换洗干净,并置于阳光下暴晒、消毒。

3. 收好其他衣物　将产褥期内用不着的衣服洗净、晾晒、存放。

4. 备齐必需物品　如购买小米、红枣、挂面、红糖、香油、虾皮、黑芝麻、花生等能存放的食品。

（三）婴儿物品准备

1. 婴儿床铺　有条件的家庭可购买带护栏的婴儿床,床上不宜铺得太厚。

2. 婴儿尿布或纸尿裤　纸尿裤的选择注意品牌和型号。

3. 婴儿包被　分单布或绒毛包被、毛巾被、棉被等。

4. 婴儿衣服　要求纯棉、宽大、便于穿脱。所有衣物应先清洗、日晒后再用。

5. 奶瓶器具　准备 3~5 个(包括大号、小号)奶瓶、奶嘴以及奶瓶刷、消毒锅、小匙、水杯、大晾水杯等。

6. 洗浴用品　脸盆、温度计、洗澡盆、沐浴液、抚触油、洗发液、大毛巾、小毛巾、浴巾等。

7. 卫生消毒用品　婴儿用指甲刀、75％乙醇 1 瓶、0.5％碘伏 1 瓶、无菌棉签、无菌纱布等。

二、分娩先兆识别

孕妇分娩之前,往往出现一些预示产妇不久将临产的症状,称为分娩先兆。

（一）腹部阵痛

由于子宫的收缩,腹部会有拉紧的感觉。阵痛是有规律的,最初大约相隔 30 分钟,时间间隔会逐渐缩短。应及早做好去医院的准备。

（二）见红

随着规律的宫缩,子宫颈慢慢张开,会从阴道排出少量黏液,俗称为"见红"。这是临产的先兆。

（三）破水

当羊膜破裂时,会从阴道流出羊水,量有多有少,一旦出现破水,孕妇应立即平卧,垫高臀部,及时送入医院。

三、临产注意事项

（一）保证体能

产妇分娩过程中体能消耗很大,临产前一定要吃饱、吃好。待产时可为产妇准备几块巧克力,因为巧克力营养丰富,热量高,能短时间内被人体吸收并迅速转化为热能,它的消化吸收速度为鸡蛋的 5 倍。如临产前吃几块巧克力,可在分娩过程中产生更多热量,保证有足够的力量促使子宫口尽快扩张,顺利分娩。

（二）提前入院

即将临产,母婴护理人员应及时提醒产妇入住建档或预先选择好的医院。住院时带齐分娩所需物品,如母婴健康手册、银行卡(现金)、准生证等。

(三) 心理抚慰

在产妇待产阶段,母婴护理人员一定要亲切和蔼地对产妇进行精神抚慰,诸如抚摸、擦汗、鼓励等,细致入微地给予产妇心理、精神上的支持。

阳光大姐
支招

　　如产妇的配偶在场,一定要适时让位给其配偶,此时产妇最渴望配偶的爱抚与安慰。

第五节　分娩相关知识

分娩是指妊娠满 28 周(196 天)及以后,胎儿及附属物从临产开始至从母体全部娩出的过程。

从出生到满 28 天内的婴儿称为新生儿;而胎龄 37~42 周出生,体重在 2 500 g 以上,无任何畸形和疾病的活产婴儿称为正常足月新生儿。

分娩方式有 3 种:自然分娩、人工辅助阴道分娩、剖宫产分娩。

一、自然分娩

自然分娩是指靠产妇子宫阵发的有力节律收缩将胎儿由阴道推出体外的分娩方式。适用于胎儿发育正常、孕妇骨盆发育正常、孕妇身体状况良好的情况。

自然分娩是最为理想的分娩方式,是一种正常的生理现象,对产妇和胎儿都没有多大的损伤,且产后产妇身体恢复较快,并发症少。

(一)分娩过程

为了产妇和胎儿的安全,同时便于医生观察产程,规避风险,通常将分娩过程分为第一产程、第二产程、第三产程、第四产程。各个产程相互衔接,每个产程中还会细分为不同阶段。但不管怎样,每个产妇都会经历四个产程,最终完成分娩过程,成为母亲。

1. 第一产程　这个阶段指从开始出现规律宫缩直至宫口开全(10 cm),初产妇需要 11~12 小时,经产妇需要 6~8 小时。第一产程是整个过程中时间最长的产程,但也因人而异。顺产分娩主要受产力、产道和胎儿方向、产妇精神等因素影响,不同的人分娩所需的时间是不同的。

2. 第二产程　指从宫口开全到胎儿娩出。初产妇一般在 2 小时以内,经产妇一般不超过 1 小时。

3. 第三产程　从胎儿娩出后直至胎盘娩出属于第三产程。通常在 30 分钟内胎盘会完整地娩出,如胎儿娩出后 45~60 分钟胎盘仍未娩出,则需医生用手协助胎盘剥离。当胎盘娩出后医生会检查胎盘胎膜是否完整,因为胎盘组织残留在宫腔内会引起产后出血,甚至感染。接产人员要仔细检查产妇的产道,包括阴道口、阴道壁、宫颈、阴道穹隆等,缝合因胎头通过时造成的裂伤或侧切伤口,恢复阴道和宫颈的完整性,止住裂伤处的出血。缝合会阴伤口后,产妇可以和新生儿一起进入产后观察室。

4. 第四产程 为了减少产妇产后的并发症,尤其是产后出血,现代医学又增加了第四产程。这段时间是从胎盘娩出开始至 2 小时后结束,主要用于观察产妇的血压、脉搏、子宫收缩、阴道出血、膀胱充盈程度。当产妇分娩后推进产后观察室就可以开始哺乳,将新生儿抱在怀里,促进与孩子的感情交流。在观察产妇出血情况时,医护人员会不断地按摩产妇的子宫,促进子宫收缩,减少产后出血。观察膀胱是否充盈,督促产妇尽早小便,因为充盈的膀胱会影响子宫的收缩造成产后出血。医生还会询问产妇会阴是否疼痛,有无下坠感和便意等,并查看会阴伤口有无水肿和淤血,以了解会阴伤口情况。经过 2 小时的观察后,母婴就可以转到病房休息了。

(二)会阴侧切

为了避免会阴的严重裂伤,在接产时会采取"会阴侧切"的方法,使会阴形成整齐的伤口,便于缝合,利于愈合,将分娩带给母亲的伤害降到最低。

自然分娩时,当具备以下适应证时需给予侧切。

1. 分娩时可能引起会阴严重裂伤者,如会阴过紧、会阴坚韧、会阴中心腱长、胎儿过大、耻骨弓狭窄等。

2. 初产妇阴道助产术,如胎头吸引术、产钳术或臀位助产术。

3. 第二产程延长或需缩短第二产程,如重度妊娠高血压疾病、妊娠合并心脏病、胎儿窘迫等。

4. 预防因会阴阻力引起早产儿颅内出血。

会阴侧切的切开时间一般选择在两次宫缩之间,胎头在阴道口露出直径 3~4 cm,在会阴阻滞麻醉下于会阴体左侧行 45° 切开,长 4~5 cm。侧切可以防止产后盆底松弛,避免产后膀胱膨出、直肠膨出和尿失禁。

(三)会阴裂伤

产妇自然分娩时,如果胎头较大,在通过狭小的会阴时,会造成会阴裂伤。会阴裂伤一般包括以下原因:① 会阴水肿,弹性减弱。② 会阴过于狭小,弹力较差。③ 胎头娩出过快。④ 耻骨弓过低。⑤ 胎儿过大等。

会阴裂伤通常被认为是重度撕裂,裂伤可达阴道穹隆部,甚至子宫下段。有的裂伤可以将会阴部、肛门括约肌甚至部分直肠裂伤,造成不规则的多处裂伤后难于缝合。

会阴裂伤分为 Ⅰ、Ⅱ、Ⅲ、Ⅳ 度裂伤。

Ⅰ 度会阴裂伤指会阴部皮肤黏膜裂伤,包括阴唇、前庭黏膜破裂。

Ⅱ度会阴裂伤指会阴皮肤、黏膜、肌肉裂伤。

Ⅲ度会阴裂伤指会阴皮肤、黏膜及会阴体、肛门括约肌完全裂伤。

Ⅳ度会阴裂伤是指在Ⅲ度会阴裂伤基础上伴有部分直肠壁裂伤。

其中Ⅰ度、Ⅱ度会阴裂伤比较表浅，出血较少，经正确缝合后，大都愈合良好。Ⅲ度、Ⅳ度会阴裂伤伴肛门括约肌或直肠前壁破裂，如不能及时正确缝补，可导致会阴陈旧性裂伤，甚至大便失禁。

经过分娩的会阴部会留有淤血、水肿，需要产后逐渐恢复。

二、人工辅助阴道分娩

当产程即将结束时，胎儿因种种因素不能自然分娩，如胎头已下降到阴道口，宫缩力量不够、胎头位置欠佳、出现胎儿宫内缺氧等，这时医生会采取紧急措施保护胎儿，利用产钳或胎头吸引器，迅速将胎儿娩出。这就是助产——人工辅助产妇分娩。助产时产妇会阴部需做侧切，同时会有阴道的撕裂伤。

（一）胎头吸引术

胎头吸引术多用于产妇有妊娠合并症、第二产程延长、胎儿窘迫。当会阴侧切后，医生或助产士将一个特制的吸杯放于胎儿头顶协助胎儿娩出。术后胎头部可能会形成产瘤，几天内即可完全吸收，对胎儿无明显影响。

（二）产钳分娩术

当医生或助产士判断胎儿分娩有困难时，可用产钳助产。麻醉后会阴处切开，将产钳的两叶分别放在胎儿头部的两侧，协助胎头娩出。术后可能在胎儿头部两侧留下产钳压迫的印记，对胎儿无影响，几天内就会消退。

（三）臀位助产

臀位是胎儿臀部在下面先娩出，头部在上面后娩出的胎位。臀位胎儿的分娩过程可能较长并且更加困难，重要的是胎儿头部后出困难。现在医院对臀位初产妇一般施以剖宫产分娩。

三、剖宫产分娩

剖宫产主要取决于两方面，即产妇和胎儿。如果产妇和胎儿遇到特殊情况无法顺利自然分娩，则在医生的建议下采取剖宫产分娩，目的是在特殊情况下确保母婴平安。剖宫产分娩是一种重要的手术助产方法，它是在产妇小腹部作一条长10 cm的切口，打开腹腔，切开子宫，取出胎儿，然后层层缝合。由于手术伤口大，创面广，又和存有细菌的阴道相通连，所以剖宫产是产科较大的手术，有可能引发很多并发症和后遗症，产科医生一般在迫不得已的情况下才会施行此项手术。产妇往往在下腹部可见横切口，现在各医院采取可吸收肠线缝合，7天后伤口愈合，肠线完全吸收需90天。常见的并发症有发热、子宫出血、尿潴留、肠粘连，最严重的并发症有肺栓塞、羊水栓塞。远期后遗症有慢性输卵管炎及由此导致的异位妊娠（宫外孕），以及子宫内膜异位症等。

剖宫产分娩的适应证包括如下几种。

（一）胎儿宫内窘迫

胎儿宫内窘迫可以发生在妊娠的各个时期，特别是后期及腹部阵痛临产之后。胎儿宫内窘迫的原因很多，例如脐带绕颈、胎盘功能不良、吸入胎便，或是产妇本身有高血压、糖尿病、子痫前期等并发症时，易发生胎儿宫内窘迫。

大部分的胎儿宫内窘迫可通过听胎儿心跳发现，胎心率过快或过慢或是在超声波下显示胎儿脐血流有不良变化，如果经过医师紧急处理后仍未改善，则应该施行剖宫产，迅速将胎儿取出，让胎儿离开不良的生存环境，防止发生生命危险。

（二）产程延缓或停滞

产程延缓或停滞是指由于各种原因造成宫缩乏力，宫口不能顺利扩张，造成产程延长，在产科学上有很明确的定义及分类。通常宫颈扩张的时间因人而异，但初产妇的平均宫颈扩张时间比经产妇长，需 14~16 小时，超过 20 小时称为产程停滞。

一般产程停滞可以分为三种：潜伏期延长、活跃期延长、活跃期停滞。通常造成产程延长或停滞的原因主要是胎头与骨盆不相称，如胎头枕横位、枕后位，造成胎头径线过大，无法顺利通过骨盆。还有宫颈坚韧、水肿造成宫颈弹性差，不能很好地扩张，继而造成子宫收缩力量的异常。如果有明显的产程延长和停滞情况发生，却仍然勉强选择经阴道分娩，可能会对胎儿或母体造成伤害，因此须实施剖宫产手术。

（三）骨盆结构异常

产妇如果有骨盆结构上的异常，比如男性骨盆、猿型骨盆以及产妇有脊髓灰质炎后遗症、骨盆骨折病史或身材过于娇小等，或由于骨盆出口异常无法让胎儿顺利通过，也应该采取剖宫产。

胎头与骨盆腔不对称是相对性的，即使产妇本身的骨盆腔无异常，也不狭窄，但因为胎儿的头太大，无法顺利通过产道，也须实行剖宫产。

（四）胎位不正

初产妇胎位不正时，以剖宫产分娩为宜，如臀位、横位等。一般而言，初产妇若在足月时已经确认胎位不正，可事先与主管医生预约剖宫产的时间，但如果是阵痛开始后才发现胎位不正，可能要直接安排紧急手术。但若是属于臀位的胎位不正，胎儿不大，并且产妇本身有阴道生产的意愿，仍然可以利用臀位助产方法分娩。

（五）多胞胎

如果为双胎妊娠，且胎儿胎位都是正常的，可以尝试自然生产，但若为三胎或更多胎的妊娠，建议优先考虑剖宫产。

（六）前胎剖宫产分娩、瘢痕子宫

这是目前国内常见的适应证，约占 30%，有许多产妇在第一胎剖宫产分娩后，再次分娩会选择剖宫产。一般来说，一次剖宫产后，会增加近 1% 的子宫破裂机会。若是纵向切口的子宫剖开方式,子宫破裂的机会则会增加4倍左右。因此,多数妇产科医师及产妇会在前次剖宫产的前提下,选择计划性剖宫产。

如果子宫曾有手术史,如肌瘤剔除术,此种情形类似前胎剖宫产。由于子宫壁上面有手术后留下的瘢痕,会增加子宫在阵痛时破裂的风险,因此应安排剖宫产分娩。

(七) 胎盘因素

胎盘的位置及变化与生产方式也有关系。比如胎盘位置太低挡住了子宫颈的开口,前置胎盘或是胎盘过早与子宫壁剥离而造成大出血等,都是剖宫产的适应证。

(八) 产妇不适合自然分娩

如果母体本身有重大疾病,比如子痫前期或严重的内科疾病(心脏病等),经医师评估无法进行阴道生产者,需要选择剖宫产分娩。

(九) 胎儿过大

巨大儿的定义为胎儿体重≥4 kg。产前检查时,如果产科医生评估胎儿体重≥4 kg,能以自然生产方式娩出的机会很小时,需安排剖宫产,以避免发生难产。

四、导乐分娩

"导乐"来源于希腊文字,原意是表示一个女人帮助其他女人。导乐式陪伴分娩是指一个具有爱心的护理者,最好是有分娩经历的女人,在产妇分娩过程中始终陪伴在产妇身边,以满腔的热忱对产妇进行无微不至的关怀、鼓励和帮助。其方法如下。

1. 亲切交谈。了解产妇所掌握的有关妊娠和分娩的知识、减轻分娩疼痛动作的掌握情况,讲解产妇身体各个系统已为分娩做好了准备,使产妇对分娩充满信心。

2. 采取各种方法使产程按正常节律进行。教会产妇如何在宫缩期间分散注意力,如何运用深呼吸、按摩法、压迫法、第二产程呼吸法。进行穴位按摩并轻轻敲击产妇肩、手、脚,帮助产妇更换体位。鼓励产妇进食和饮水,保持足够的营养和能量。利用胎心监护使产妇听到胎儿有力的胎心音,加深母亲的幸福感和责任感。

3. 密切观察产程进展,让产妇了解目前产程进展情况,使产妇由被动转为主动,提高产妇对产痛的耐受力,激励产妇形成良好的心理状态。

导乐分娩使产妇在整个分娩过程中始终保持清醒,可自由活动。由心理引导产生显著的镇痛效果,可使宫缩更协调,体力消耗降低。产程中及时进食进水,从而增强产力,有效缩短产程,明显改善产妇的精神状态,缓解恐惧和焦虑不安情绪,有效避免产后抑郁症的发生,有利于产后及时母乳喂养。

母婴护理员经过培训,也可以承担导乐式陪伴分娩这项任务。目前提倡丈夫陪产,这样更能增强夫妻间感情。

五、无痛分娩

无痛分娩在医学上也称为分娩镇痛,是指采取一定的方法使分娩时的疼痛减轻甚至消失。无痛分娩可以让产妇不再经历疼痛的折磨,减少分娩时的恐惧和产后的疲倦,让她们在时间最长的第一产程得到休息。现在很多医院已开展了无痛分娩,这是一项简便易行、安全成熟的技术。

思考题

1. 如何进行妊娠期的划分?
2. 常见妊娠期意外情况如何处置?
3. 妊娠糖尿病对母婴有哪些危害?
4. 妊娠高血压疾病对母婴有哪些危害?
5. 妊娠各阶段的饮食需求有何特点?
6. 简述分娩准备的注意事项。

第二章 产妇护理

学习目标
1. 了解产妇的生理特点。
2. 掌握产妇的日常生活护理知识。
3. 掌握产妇异常情况的预防与应对知识。
4. 能够进行"月子餐"的制作。

产妇护理,是指从生产初期医院常规护理,到居家"坐月子"的健康生活护理。事实证明,大多数产妇得到专业指导和护理后,身体能得到很好的恢复,避免所谓"月子病",提高了生活质量,提升了照顾新生儿的能力。

第一节 产妇生理特点及护理

产妇经历分娩过程后,身体会出现一系列生理变化,母婴护理人员应了解这一阶段的生理特点及需求,有针对性地进行产妇生活护理。

一、产妇的生理特点

(一) 轻微发热出汗

产后 1~2 天内,产妇常有轻微发热、出汗等症状,如无其他疾病因素,一般短时间内会自然消失。

(二) 恢复生殖功能

分娩后数日内由于子宫尚未恢复常态而出现阵缩,小腹常有轻微阵痛。大约 6 周后,子宫才能恢复到孕前大小。这段时间会不断有恶露流出,颜色逐渐由深变浅,其量也由多变少,生殖系统的功能逐步恢复。

(三) 开始分泌乳汁

分娩后 2~3 天,产妇开始分泌初乳,持续 7 天后逐渐变为成熟乳。应让新生儿常吸吮乳头,以刺激乳腺发育,促进乳汁分泌。

(四) 营养能量补充

分娩后,产妇自身器官处于修复阶段,需逐步补偿其在妊娠、分娩时所损耗的营养能量储备,满足器官修复的需求,使身体尽快复原,同时保证有充足的乳汁供给婴儿。

二、产妇的日常生活护理

（一）分娩后的护理

1. 分娩初期医院内的护理

（1）分娩第 1 天,产妇心情兴奋、激动,也较为放松,随之而来的是疲劳。产后 2 天内,要充分休息,保证睡眠,消除疲劳。如有伤口疼痛或其他不适可向护士反映,及时处理。

（2）自然分娩 2 小时后,可协助产妇下床轻微活动。

（3）会阴侧切的产妇,2 小时后可以稍加活动,自己解尿、排便,处理恶露。母婴护理人员应在旁边协助,减缓产妇疼痛感。

（4）剖宫产术后 24 小时,产妇只要排气就应鼓励其下床活动,以防肠粘连。

（5）分娩后 2~3 天,产妇乳房开始分泌初乳,此时应尽量让新生儿吸吮。初次哺乳前要用温水擦洗乳头、乳房,以后每次哺乳前要擦洗乳头。

2. 产妇出院回家后的护理

（1）保持心情愉悦,安心休养,如有空暇,可多与产妇交流。

（2）注意饮食调理,帮助产妇尽快下乳,促成母乳喂养。

（3）帮助产妇进行适当锻炼,适时适当运动有助于增加食欲,恢复体力,避免排便困难。

（4）要逐步对产妇进行指导,让产妇学会给新生儿喂奶、换尿布、洗澡等。

（5）要尽快和所属社区的卫生服务中心取得联系,以便社区医生进行家访。如产妇或新生儿有异常情况,可请社区医生指导。

（二）产妇的休养环境

1. 产妇房间应清洁、舒适、向阳,室温夏季 26~28 ℃,冬季 22~26 ℃为宜。湿度 55% ~65%。

2. 天气晴好时,应打开房间门窗通风,每日 1~2 次,每次 15~20 分钟。

3. 由于产妇体虚汗多,应避免对流风,电风扇及空调风不宜直吹产妇,以防感冒。

4. 产妇休息的房间不要放置芳香类花木,以免引起产妇和新生儿过敏反应。

5. 建议产妇家中不要养宠物。

（三）产妇的衣着

1. 产妇应穿纯棉内衣,样式宽松,以开襟方便哺乳为好。

2. 哺乳期最好不戴乳罩,如需佩戴,应选择松紧度适宜的纯棉制品,以免压迫刺激乳房。

3. 穿衣多少要与气温吻合。夏季气温高,不宜穿戴太多、太厚。

（四）产妇的个人卫生

1. 口腔卫生 产妇卧床时间长,摄入含糖食品多(如红糖水、红糖稀饭等),应特别注意口腔卫生。正常分娩者 3 天内餐后用温水漱口,3 天后早晚用温水刷牙。会阴侧切或剖宫产有伤口者,每天饭后漱口,待能下床后,早晚用温水刷牙。

2. 洗手 产妇要给新生儿哺乳,应保持双手清洁,避免双手传播细菌。在进餐前后、哺乳前、换恶露垫后以及大小便后均要洗手。产妇不能下床活动时,要协助产妇洗手,产妇能下床活动后,要督促产妇洗手。产妇洗手要用温水,盆和毛巾要专用。

3. 洗头 产妇洗头的水温、室温应适宜,不能用吹风机吹头发,可用多条干毛巾把头发擦干。产妇一定要等头发干透后再睡觉。

4. 洗澡 产妇分娩后身体虚弱,出汗较多,要注意皮肤清洁。如果产妇体质许可,自然分娩者一般可于产后一周淋浴。有会阴侧切伤口或剖宫产者,应在产后 3~5 天擦浴,待伤口愈合后可淋浴。

(1) 床上擦浴:多适用于产后短时间不适宜淋浴的产妇、侧切术后会阴有伤口或剖宫产腹部有伤口暂不能淋浴的产妇。关好门窗,调节好室内温度(以 24~28℃为宜),准备好盆、毛巾、浴巾、肥皂、换洗衣物和 45℃热水。擦浴步骤:脸→颈部→手臂→腋下→胸部→腹部→背部→臀部→腿→脚。擦洗哪个部位,露出哪个部位,擦完后立即盖好,以免着凉。擦浴完毕后,立即为产妇换上干净衣服,整理床铺。如床单需要更换应及时予以换洗。

(2) 淋浴:适用于自然分娩、身体状况良好的产妇。关好门窗,室内温度以 24℃为宜。水温调到 41℃左右,准备好毛巾、浴巾、洗发液、沐浴液、换洗衣物等。洗浴时间不宜过长,10~15 分钟为宜。产妇洗澡时,应随时观察浴室内产妇状况,洗浴完毕协助产妇擦干皮肤,穿好衣服再走出浴室。产后洗澡严禁盆浴,以免发生生殖道逆行感染。

(五) 为产妇换洗衣物

分娩初期,产妇身体虚弱或伴有伤口疼痛,换洗衣物多有不便,往往需要母婴护理人员或家人的帮助。

1. 为产妇脱、穿衣服 分娩初期产妇大多卧床,穿脱衣服多在卧位进行,具体方法见表 2-2-1。

表 2-2-1 为产妇脱、穿衣服

卧位脱衣方法		卧位穿衣方法	
脱上衣	站在床的一侧,将一侧袖子脱下→产妇背向护理人员→衣服一并放于底面→产妇面向护理人员→给产妇脱下另一侧袖子	穿上衣	穿上一只袖子→产妇背向护理人员→衣服一并放于底面→将产妇转平身体,拉直衣服,穿上另一只袖子,扣好扣子
脱下衣	抬起产妇臀部→将裤子褪至臀下→抓住裤腿让产妇抬腿褪下	穿下衣	撑开裤腿→让产妇脚伸进裤腿拉至臀下→抬起产妇臀部,将裤腰拉至腰部伸平

2. 为产妇清洗衣物 产妇分娩后出汗多、恶露多,衣裤较脏,母婴护理人员应不怕麻烦,经常督促或协助产妇更换清洗衣物。

（1）产妇换下的衣服要与他人衣服分开，单独清洗。

（2）洗衣勿用洗衣粉，应选用中性肥皂。洗完要将皂液漂洗干净。

（3）洗净晒干后折叠整齐，与平时换洗衣物一起存放。

（4）沾有血污的内裤、长裤先用清水洗，拧干放入盐水盆中浸泡大约 30 分钟，再打肥皂搓洗，涮净后晒干。切忌用热水烫。

（六）清洗会阴

1. 物品准备　专用小盆、毛巾，30~40℃温水。

2. 步骤

（1）产妇先排尿。

（2）自行清洗，协助擦干。

（3）换上干净卫生巾。

（4）更换干净内裤。

三、产妇异常情况的预防与应对

产妇产后身体虚弱，自身抵抗力下降，加之哺乳消耗过多或产程不顺利，又做过会阴侧切或剖宫产手术，极易引起产后不适或意外情况发生，母婴护理人员应熟悉这些方面的知识，以便对症处理。

（一）发热

产后 1~2 天，如体温略高，但未超过 38℃，多半为产妇产后正常反应。如产妇产后体温超过 38℃，合并有以下情况，应立即进行处理。

1. 乳腺炎

（1）乳房部位可触到硬结或硬结处皮肤发红、发热，触摸时产妇有痛感，但体温不高。处理方法：① 硬结处做温敷、湿敷或外敷中药。② 继续进行母乳喂养，增加哺乳次数，防止乳汁滞留。

（2）乳房出现剧烈疼痛，乳房皮肤颜色发生改变，产妇突然出现寒战，突发高热 39℃以上，此为重症乳腺炎症状。处理方法：① 母婴护理人员应提醒产妇迅速就医进行治疗。② 母婴护理人员每天定时用吸奶器将乳汁吸出，保持乳腺管通畅，防止回乳。

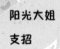

阳光大姐
支招

　　外敷中药：可将如意金黄散和醋调匀，外敷在硬结处。民间妙方：仙人掌去皮、刺，切成片或捣碎后外敷；或土豆片切成 0.5 cm 左右外敷，均有去炎消肿的功效。

2. 产褥感染　产褥感染是分娩及产褥期生殖道受病原菌侵袭而发生的危险病症，需要重点防范。

（1）判断产妇是否可能发生产褥感染的简便方法是产后 10 日内每日测量体温，如

果体温 ≥ 38.5℃,就应让产妇去医院就诊。

(2) 产妇出汗较多,应提醒其多喝水,尤其夏季更应多喝水;及时排尿,憋尿容易发生尿路感染,应提醒其及时小便。

(3) 自然分娩会阴侧切伤口的护理

1) 保持会阴清洁。大小便后及时用清水清洗,大便完后要往侧切的对侧擦,以免污染伤口。通过每日的清洗,保持会阴清洁,促进伤口愈合。

2) 会阴侧切伤口有水肿、淤血时需要用硫酸镁纱布湿敷,或者用冰袋冷敷,但时间都不能超过半小时,定时进行更换。

3) 分娩后最初几日要注意有无肛门坠胀、便意。如有肛门坠胀或便意,应该考虑有会阴血肿或者有缝线穿过直肠壁的可能,要及时与医生沟通,请医生及时检查、治疗,以免延误病情。

4) 为促进会阴部伤口愈合,可将清水烧开倒入宽大的洁净盆中,水温凉至 41℃左右时让产妇坐浴,每日 1~2 次,每次不少于 30 分钟。

5) 有条件也可用红外线治疗仪进行局部照射。方法是:产妇平卧,两腿屈膝分开,上面遮盖好,注意保暖,照射距离 30~50 cm,温度感觉舒适为宜,要勤观察询问,避免烫伤。照射时间每次 20~30 分钟,每日 2 次。卧床休息时,可不穿内裤,保持会阴部清洁、干燥。排便后,用洁净温水冲洗后自然晾干。

(二) 恶露异常

恶露指分娩以后由于子宫内膜的脱落,自阴道排出的血液及坏死的蜕膜组织,一般需 3 周排净。

观察恶露的排出量和形状是产后看护的重要内容。产妇出院后,每天要主动询问和查看产妇更换护阴垫,如果发现恶露不是逐日减少,或持续呈现血性或脓性有臭味,则提示分娩后异常病变,应提示产妇并协助产妇去医院诊治。

1. 恶露的量 每个产妇虽然都有恶露,但各人排出的量不尽相同,总量一般为500~1 000 ml。产后最初几天恶露量较多,颜色新鲜,尤其在哺喂母乳时会感到有恶露排出。有时恶露中会夹杂少量蜕膜。随着产后时间的延长,恶露颜色逐渐由鲜红色变浅,量由多逐渐变少。

2. 恶露异常 产妇持续排出恶露的时间长短不一,正常产妇约 3 周左右排净,如果产后 1 个月以上恶露仍淋漓不净,同时伴有臭秽味、腐臭味,或伴有腹痛、发热,则为恶露异常,必须要引起足够重视,并及时到医院检查治疗,以确保母体产后的健康。

如果产后第 1 天,恶露 24 小时累计量超过 500 ml,或产妇在 4 周内恶露不断或有血量突然增多、腹痛加重并有血块等症状,便可诊断为是产后出血,需要去医院进行必要的治疗。

(三) 乳房湿疹

乳房湿疹是一种皮肤过敏性疾病,常为双侧发病。病变常在乳头及乳晕附近,严重者可延及整个乳房皮肤,表现为皮肤红斑、瘙痒、渗出、糜烂、脱屑或结痂。经久不愈者可出现皮肤增厚、乳头皲裂或疼痛,甚至可继发细菌感染。

乳房湿疹的治疗方法:去除可能病因,如严重湿疹合并哺乳者,可以采用回乳。局部避免搔抓、热水、肥皂等刺激。

局部用药根据局部皮肤损害而定。急性渗出、丘疹者可用3%硼酸溶液湿敷。丘疹、红斑、渗出不多者可选用新松糊剂、樟硫炉等。慢性湿疹可用激素类药膏,如醋酸氟轻松软膏。皮肤有增厚者可选用硫磺软膏等。

(四)晚期产后出血

晚期产后出血常表现为恶露不净,反复和突然阴道大出血,多因胎盘残留、子宫内感染、子宫切口愈合不良所致。发现这种情况,应建议产妇立即去医院就诊。

(五)便秘

由于缺乏运动,肠蠕动减缓,产妇出现便秘的概率很高。这时应建议并指导产妇积极地进行预防和纠正,如养成每天定时排便的习惯、保持心情愉快、适量运动、常饮水、多吃高纤维食物、多吃蔬菜水果等。

(六)副乳腺

人在胚胎发育时期,和其他哺乳动物一样,从腋窝到腹股沟有一条弧形乳腺发生线,对称性地生长着6~8对乳腺的始基,但在正常情况下,直至出生前,仅剩胸前的1对乳腺,其余全部退化。1%~6%的女性残余乳腺没有退化或退化不全,形成副乳,这是最常见的乳房畸形。

发现产妇副乳时,不必过分担心。如果副乳较小,也没有症状,可不治疗。应当知道的是,作为腺体组织,副乳不会自行消失。由于副乳含有乳腺腺体成分,故同样可以发生与正常乳腺组织相同的各种疾病,如乳腺增生、乳腺纤维瘤及乳腺癌等。同样,当胀奶时副乳也会相应长大。如副乳发生问题可在哺乳期结束后切除。

第二节 产妇饮食制作及饮食调理

产褥期指胎儿胎盘娩出至产后的6周时间,民间俗称"月子",在此期间,产妇如果能吃得好、睡得足、心情愉悦,身体会很快得到恢复,达到祛病养生的效果。对于新生儿来说,只有妈妈身体好、胃口好,把摄入的营养充分吸收,才有丰足香甜的乳汁哺喂。所以"月子餐"的制作对产妇和新生儿的重要性是不言而喻的。

一、产妇的饮食需求与饮食制作

(一)产妇的饮食需求

产妇每天要分泌600~800 ml乳汁来喂养新生儿,加之修复自身器官的需要,保证其足够的营养供给是十分必要的,但要避免盲目进补,中医有句名言"虚不受补",就是这个道理。对此,要心中有数、因人而异、科学合理地照顾好产妇。

1. 产后3天内的膳食要求 见表2-2-2。

表 2-2-2 产妇产后 3 天内膳食要求

分娩方式	膳食要求	食谱举例
正常分娩	适量进食易消化的半流质食物,一天后转化为普通饮食	红糖水、藕粉、蒸蛋羹、蛋花汤
会阴侧切或会阴重度裂伤缝合	少渣膳食一周左右,以保证肛门括约肌不会因排便再次发生裂伤	米汤、蒸蛋羹、米粉、煮鸡蛋、鸡汤挂面、荷包蛋(瘦肉、菜叶均须煮烂,做成泥状)
剖宫产	24 小时排气后进食流质食物一天,逐步改为半流质、普通膳食	米糊、藕粉、忌食用牛奶、豆浆及大量蔗糖类等易产生胀气的食物

2. 产后普通膳食要求

(1) 主食粗细搭配:主食除精制米面外,适当调配些杂粮,如小米、红小豆、黑米、燕麦等。

(2) 补足优质蛋白质:优质蛋白质有利于伤口愈合和防止感染。含优质蛋白质的动物性食品有鱼类、禽类、瘦肉等,植物性食品有大豆及豆制品等。

(3) 多食含钙食品:奶及奶制品含钙量最高(如牛奶、酸奶、奶粉、奶酪等),并且易于吸收,每日至少摄入 300 g。此外,小鱼、虾皮含钙丰富,可以连骨带壳一起食用。深绿色蔬菜、豆类也含有一定数量的钙,可增加乳汁含钙量,有利于新生儿钙的补充。

(4) 多食含铁食品:肉类、鱼类、动物的肝、绿叶类蔬菜(如油菜、菠菜等)含铁量丰富,有利于预防和纠正贫血。

(5) 多食蔬菜水果:新鲜的蔬菜水果可以维持体内酸碱平衡,增加膳食纤维,预防产妇便秘。要纠正产后禁吃蔬菜水果的不良习惯。

(二) 产妇的饮食制作

为产妇制作饮食,既要做到饭菜可口,营养均衡,还要帮助产妇及其家人转变传统的饮食观念,改变"坐月子"只吃小米粥、红糖、鸡蛋、鸡汤等单一膳食品种的做法,使产妇获得更全面的营养。

1. 合理设计产妇食谱 由于产妇不定时哺乳,需要增加就餐的次数。一般每天安排产妇 3 次正餐、3 次加餐。表 2-2-3 是产后 3~4 周 5 天的食谱安排,作为产妇制作饮食参考。

表 2-2-3 产妇产后 3~4 周 5 日食谱

餐次	星期一	星期二	星期三	星期四	星期五
早餐	红小豆小米粥、煮鸡蛋、葱油饼、小菜	杂粮粥、煮鸡蛋、馒头、豆腐乳	桂圆粥、煮鸡蛋、蒸饼、榨菜丝	红枣小米粥、煮鸡蛋、豆包、小菜	棒渣粥、煮鸡蛋、发糕、豆豉
10:00 加餐	牛奶、点心	牛奶、蛋糕	牛奶、苏打饼干	牛奶、曲奇饼干	牛奶、面包

餐次	星期一	星期二	星期三	星期四	星期五
午餐	米饭、面条、红烧鱼块、白菜炖豆腐、乌鸡白凤汤	米饭、枣卷、红烧鸡翅、芹菜炒豆腐干、胡萝卜、土豆牛肉蔬菜汤	米饭、发糕、红烧排骨、素炒菠菜、鲫鱼汤	米饭、千层饼、海带炖肉、粉丝小白菜、花生莲藕老鸡汤	米饭、麻酱卷、酱翅中、虾皮炒胡萝卜、花生猪蹄汤
15：00 加餐	水果、点心	水果、点心	水果、点心	水果、点心	水果、点心
晚餐	米饭、蒸包、鲜笋炖肉、蒜蓉油麦菜、鲫鱼汤	米饭、千层饼、酱牛肉、香菇油菜心、红枣花生猪蹄汤	米饭、花卷、木须肉、鲜蘑炒油菜、当归炖鸡	米饭、金银卷、煎猪排、西红柿炒鸡蛋、鲫鱼汤	米饭、肉卷、腰果鸡丁、素炒白菜、大骨头白萝卜汤
20：00 加餐	龙须面、荷包蛋	虾仁馄饨、荷包蛋	青菜疙瘩汤、荷包蛋	银耳莲子羹、荷包蛋	鸡汤挂面、荷包蛋

2. 产妇饮食制作举例

第 1 周：活血化瘀，代谢排毒。

【实例 1】丝瓜通草鲫鱼汤

食材：鲫鱼 1 条，通草 3 g，丝瓜半根，葱 2 段，姜 3 片。

制作方法：

（1）取通草 1 包（3 g 左右），水 1 500 g，放进砂锅中浸泡 20 分钟待煎。

（2）上灶火开锅后，小灶火煮 20 分钟，滤出通草，待用。

（3）取 1 000 g 热水倒入砂锅中，开锅后小灶火煮通草 20 分钟。滤除通草，将第一次煮的通草水倒入一起待用。

（4）取鲜丝瓜半根，去皮，洗净，切成滚刀块形状，待用。

（5）取活鲫鱼 1 条（300~400 g），去鳞，去腮，去内脏，洗净待用。

（6）把炒锅烧热，放入姜片擦锅（以防煎鱼时鱼皮脱落），倒入黑麻油，烧至七成热时，鱼入锅煎至两面呈微黄色时，倒入热通草水，加入葱、姜、丝瓜，大灶火煮开后 10 分钟即可（图 2-2-1）。

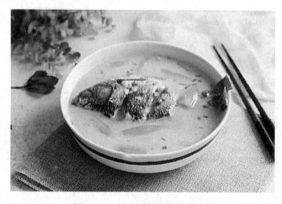

图 2-2-1 丝瓜通草鲫鱼汤

【实例 2】猪肝碎菜米粥

食材:猪肝 50 g,大米 100 g,青菜适量,料酒,盐。

制作方法:

(1) 猪肝洗净切成 1 cm 左右的丁,放料酒腌制 10 分钟后用开水焯熟。

(2) 锅中加水 2 000 g 烧开,放入大米 100 g,大火烧开转小火煮 30 分钟,加入猪肝丁、青菜碎末、盐少许,再煮 5 分钟即可(图 2-2-2)。

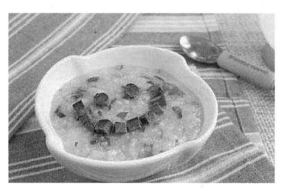

图 2-2-2 猪肝碎菜米粥

【实例 3】海带鸡翅汤(产妇分娩 5 天后即可食用)

食材:水发海带 250 g,鸡翅 6 只,料酒,葱,姜。

制作方法:

(1) 将海带洗净,切菱形待用。将鸡翅用温热水洗净切块。葱、姜洗净分别切段、切片。

(2) 将水、鸡翅、海带、葱段、姜片、料酒加入锅中,用中灶火烧开 10 分钟,再改小灶火烧 20 分钟,加入少许盐即可(图 2-2-3)。

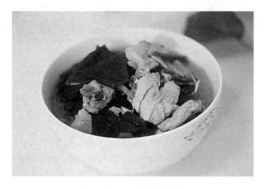

图 2-2-3 海带鸡翅汤

第 2 周:补肾固腰,收缩内脏。

【实例 1】肉丸粥

食材:精肉馅 50 g,大米 100 g,小白菜叶少许,葱,姜,香油,盐,料酒,淀粉。

制作方法:

(1) 将白菜叶洗净切碎,葱、姜洗净切末,待用。

(2) 将肉馅、葱姜末搅拌均匀,加入香油、盐、料酒,顺时针搅起茸,待用。

(3) 锅中加水 1 500 g,烧开,放大米开锅后转小火煮 20 分钟,逐个用小勺把肉馅制成丸子下锅,煮 10 分钟,再放少许盐和小白菜碎末,稍煮即可(图 2-2-4)。

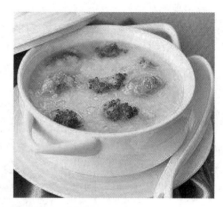

图 2-2-4 肉丸粥

【实例 2】双色山药条

食材:山药 150 g,胡萝卜 80 g,葱、蒜、姜、盐、糖适量。

制作方法:

(1) 山药去皮洗净切条,胡萝卜切条(大小同山药条)待用;葱、蒜切末,姜切片,待用。

(2) 炒锅上灶火加热,加入食用油烧至七成热,放入姜炸至褐黄色,倒入胡萝卜条翻炒至半熟,放入山药条烹炒,再放入盐、蒜末、糖略加翻炒即可(图 2-2-5)。

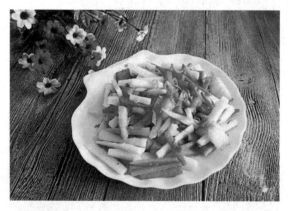

图 2-2-5 双色山药条

【实例 3】虾仁馄饨汤

食材:新鲜虾仁 50 g,猪肉 50 g,胡萝卜 15 g,葱 20 g,姜 10 g,馄饨皮、香菜末、鸡汤、香油、盐、紫菜适量。

制作方法:

(1) 将虾仁、猪肉、胡萝卜、葱、姜一起剁碎,加入适量香油、盐,拌匀做成馅,将馅料包进馄饨皮中。

(2) 锅中放 1/2 鸡汤、1/2 清水,水开后放入馄饨,煮熟后放入紫菜,盛入碗中,倒入香油,撒入香菜末即可。

注:虾肉中含有大量蛋白质和钙,不仅能促进乳汁分泌,还能提高乳汁质量。

第3周:补中益气,滋养泌乳。

【实例1】黄豆炖排骨

食材:排骨500g,黄豆50g,葱、姜、盐、油适量。

制作方法:

(1) 排骨斩成寸段,洗净后焯水。黄豆洗净后放入温水中泡4小时。葱切段,姜切片。

(2) 锅内放少许油,下入葱、姜炝出香味,倒入适量开水,放入排骨、黄豆。汤开后用小火煮至肉烂汤浓,出锅前加少许盐调味即可。

如家中有高压锅或电焖锅,可将各种材料一次放入,倒入适量开水,放少许盐,盖好锅盖,插上电源插头,调至适宜档位,待指示灯灭后,拔下电源插头即可(图2-2-6)。

注:黄豆富含植物蛋白、B族维生素、钙,有益气养血功能。排骨含动物蛋白,其肉较瘦,骨中钙、磷可溶于汤中。

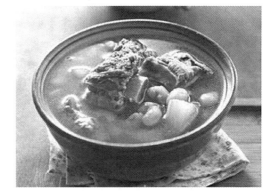

图2-2-6　黄豆炖排骨

【实例2】西兰花虾仁

食材:虾仁10个,西兰花200g,葱,姜,蒜。

制作方法:

(1) 西兰花掰成小朵,用盐水浸泡后彻底洗净。

(2) 烧开水,将西兰花焯一下,捞出待用。

(3) 热锅凉油爆葱、姜、蒜,倒入焯好的西兰花翻炒一下,再倒入虾仁,加盐适量,略炒即可出锅。

(4) 将西兰花摆盘呈环形,中心摆入虾仁呈花心状,一盘赏心悦目的"西兰花虾仁"就可以上餐桌了(图2-2-7)。

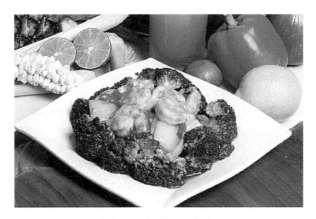

图2-2-7　西兰花虾仁

【实例3】发面饼

食材:面粉 500 g,鸡蛋 1 个,酵母粉、葱末、油、盐适量。

制作方法:

(1) 酵母粉用温水泡开,将鸡蛋打入面粉中,加酵母粉水搅拌均匀揉成面团,面发开后将面团擀成大薄片,撒少许盐,再倒油抹匀,撒入葱花,卷成长条,分成 10 块剂子。

(2) 将剂子两头捏紧,拧成麻花状,再将中间按扁,然后擀成饼,放入五成热的平底锅中,烙至两面呈金黄色时取出,切块装盘。

第 4 周:滋养泌乳,改善体质。

【实例1】番茄里脊

食材:里脊 200 g,番茄酱,白糖,盐,料酒,面粉,淀粉。

制作方法:

(1) 里脊切片,入盆中放盐、料酒腌制 10 分钟。

(2) 将面粉和干淀粉以 2:1 的比例加清水搅成糊状,均匀裹满肉片。

(3) 油烧至六成热,逐片放入肉片,炸至微黄捞出。

(4) 将番茄酱、白糖、盐、清水放入碗中搅匀成汁。

(5) 在锅中加入酱汁烧制,勾芡,加入里脊快速翻炒,沾满酱汁后关火,盛盘即可(图 2-2-8)。

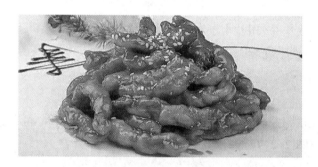

图 2-2-8　番茄里脊

【实例2】扇贝炒荷兰豆

食材:扇贝 100 g,荷兰豆 50 g,鸡蛋 1 个,胡萝卜、黑木耳少许,蒜末、淀粉。

制作方法:

(1) 黑木耳温水泡发撕小朵,荷兰豆切小段,胡萝卜切丁。

(2) 鸡蛋炒熟待用。

(3) 水烧开,分别将黑木耳、胡萝卜丁、荷兰豆焯水后捞出,过凉水滤干。

(4) 热锅上油,油热后下蒜末爆香,下胡萝卜丁、荷兰豆翻炒至断生。

(5) 依次加入黑木耳、扇贝、鸡蛋翻炒,加盐调味,加水淀粉勾薄芡后即可起锅食用(图 2-2-9)。

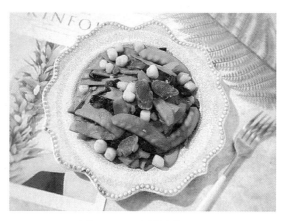

图 2-2-9 扇贝炒荷兰豆

【实例3】牛肉蔬菜汤

食材:瘦牛肉 100 g,洋葱 50 g,土豆 50 g,菠菜 30 g,西红柿 30 g,米酒、葱段、姜片、盐等适量。

制作方法:

(1) 将牛肉洗净切成大丁后焯水。洋葱剥皮、切片。土豆洗净后削皮切滚刀块。菠菜洗净后切段。西红柿洗净后切丁。

(2) 锅内加水,放入牛肉、葱段、姜片、米酒,锅开后放入洋葱、土豆。

(3) 锅开后改成小火,待牛肉煮至烂熟,放入西红柿、菠菜,加少许盐调味(图 2-2-10)。

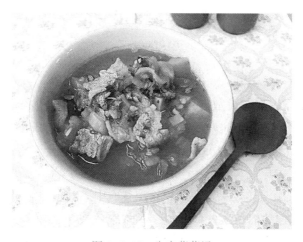

图 2-2-10 牛肉蔬菜汤

3. 注意事项

(1) 做好初加工。全部食材要清洗干净,肉类可使用少许面粉或淀粉去除油渍、污渍。蔬菜洗净后在水中浸泡,水中放盐、小苏打、白醋(3 选 1),去除农药残留。根据需要对部分食材进行焯水处理。

（2）制作过程中,注意刀工,掌握火候,采取正确的烹调方法。

（3）各项操作要清洁卫生,注意生、熟分开,避免交叉污染。

（4）产妇饮食以汤为主,熬汤的主料,如鸡、排骨、猪蹄等洗净焯水后应凉水下锅,煮沸后用小火慢煮,以保持其营养成分。

（5）做饭前先征求产妇意见,尽量按产妇的喜好、习惯制作,饭菜要荤素搭配,色、香、味俱全。

（6）为产妇制作饭菜禁放辛辣、刺激性的调味品。

（7）饭菜数量适当,不吃隔夜菜,避免造成浪费。

（8）餐后将所用餐具、炊具、灶具清洗、擦拭干净。所有用具全部归位,放置整齐。

二、产后常见问题饮食调理

产妇产后最常见的问题是贫血和泌乳不足及便秘,学会利用具有药食同源特点的食材去调理较为理想。

（一）贫血食疗

有些产妇孕期合并贫血,有些产妇在分娩中由于出血过多引起贫血。病情较轻者面色苍白,病情较重者,则可出现面黄、水肿、全身乏力、头晕、心悸、食欲减退、呼吸急促等症状,因此要及时调治。

产后补血食物包括含铁丰富的食物,如动物内脏、海带、紫菜、黄豆、菠菜、芹菜、油菜、番茄、杏、枣、橘子等。民间常用大枣、红皮花生作为补血食品。B族维生素是红细胞生长发育所必需的物质,动物肝和瘦肉中含量较多。绿叶蔬菜等含有叶酸,可多食用。蛋白质是构成血红蛋白的重要原料,贫血患者还应多食用含蛋白质丰富的食物,如牛奶、鱼类、蛋类、黄豆及豆制品。

1. 汤类

（1）当归生姜羊肉汤:当归 20 g,生姜 3 片,羊肉 250 g,山药 30 g。将羊肉洗净切片,当归用纱布包好,同山药、姜片放砂锅内加水适量炖汤,烂熟后放调味品,饮汤食肉,每日一次,连用 10~15 天。采用此方最好是冬季。

当归有补血、活血、止痛等功效,在药膳中常与羊肉配伍,对于在寒冷冬天生产的产妇来说,有着很好的疗效。当归在产后传统的经典良方"生化汤"中是一味主药。羊肉性温,生姜也有去腥温热效果。在产后治疗贫血中,活血、补血、化瘀可常用此药膳。但夏天要慎用此膳,以免内热太大。

（2）枸杞猪骨汤:生猪骨 500 g,枸杞 15 粒,黑豆 50 g,大枣 3 枚,加水适量同煮至烂熟,调味后饮汤食枸杞、红枣、黑豆。每日一次,连用 15~20 天。

枸杞有补肾益精、养肝明目、补血安神的功效,一般药膳中常用枸杞。猪骨和黑豆有强肾壮骨的作用。

黑豆,又名乌豆,内含丰富的蛋白质、多种矿物质和微量元素。中医认为,其味甘、性平、无毒,有解表清热、养血平肝、补肾壮阳、补虚黑发之功效。《本草纲目》记载:"黑豆入肾功多,故能治水、消胀、下气,治风热而活血解毒。"黑豆对年轻女性来说,还有美容养颜的功效。黑豆含有丰富的维生素,其中维生素 E 和 B 族维生素含量最高,维生素 E 的含量比肉类中高 5~7 倍。黑豆皮为黑色,含有花青素,是很好的抗氧化剂来源,能清除体内自由基,养颜美容,增加肠胃动力。黑豆中粗纤维含量高达 4%,常食黑豆可促进消化,防止便秘发生。

枸杞与猪骨、黑豆、红枣配膳,药助食力,滋养肝肾,补血、补钙、补气,是产后贫血中不可缺少的一道药膳。

(3) 归参鳝鱼汤:当归 20 g,党参 30 g,鳝鱼 500 g。先将鳝鱼去头尾、内脏,当归、党参用纱布包好,共放锅内加水适量,再加料酒、姜、葱、盐,炖煮至鳝鱼熟。吃鱼喝汤,一天内用完。连用 10 天为一疗程。

党参是传统补益药,具有补中益气、健脾益肺之功效,有增强免疫力、扩张血管、降压、改善微循环、增强造血功能等作用。鳝鱼对于久病气血不足、虚羸瘦弱,产后恶露不尽有补虚损,除风湿、强筋骨之功效。产妇气血不足者可选择此药膳。

2. 粥类

(1) 八味养血粥:糯米 75 g,薏米 5 g,赤小豆 3 g,红枣 2 枚,莲子 2 g,芡实 2 g,山药 2 g,白扁豆 2 g。先将薏米、赤小豆、芡实、白扁豆、莲子入锅煮烂,再入糯米、红枣、山药同煮。以熟烂为度,每日可分 2 次食用,连续半个月。

红枣在中医处方中是一味最常见的药食同源方药,味甘性温,主要功能为补中益气、养血安神。临床主要用于脾胃气虚、血虚萎黄、失眠多梦等症的治疗。常喝红枣水对于失血过多而引起贫血的女性,可起到改善面色苍白和手脚冰冷的补益功效。红枣味甜,每日不可多吃,否则容易生痰、生湿导致水湿积于体内。产妇可常饮此粥,但注意每天红枣总量不可过多。

山药、薏米、芡实、莲子经常组方煮粥,有健脾益胃、祛湿利水、补肾益精、养心安神之功效。而白扁豆健脾化湿、利尿消肿、清肝明目,这些恰是产妇最需要的调理功效。产妇易湿气重、睡眠差、气血不足,常喝此粥,有益于身体恢复。

(2) 羊肝枣米粥:羊肝 100 g,红枣 2 枚,枸杞 30 粒,粳米 100 g。将新鲜羊肝切成条状,放入锅内加油微炒,投入枸杞、红枣、粳米同煮成粥,以葱、姜、盐调味,代早餐食。连用 2 周为一疗程。

羊肝含铁丰富,在食疗中可补肝明目、养阴养血,与红枣、枸杞、粳米煮粥,可养气血,补肝明目。产妇常食用此粥,可促进体质恢复,补铁防贫血。

3. 归芪蒸乌鸡 当归 30 g,黄芪 30 g,乌鸡 1 只。先将乌鸡焯水去血污、去内脏、去头足,将当归、黄芪填于鸡腹内,加水清蒸至鸡烂熟,加适量调料,分 2~3 天食完。

乌鸡可提高生理功能、延缓衰老、强筋健骨,对防治骨质疏松、佝偻病、妇女缺铁性贫血等有明显功效。与当归、黄芪同炖,补气补血,可使气血充足,精力充沛,可常食此药膳。

（二）催乳食疗

产妇乳汁分泌不足,有很多因素。其中有一条重要的因素是气血不足或气血壅滞,所以产妇饮食在高蛋白、有充足的热量基础上,可选用民间的很多经验汤方,促进气血循环充足,找到最适合产妇体质的食疗方法。

1. 催乳食疗注意事项

（1）掌握乳腺分泌的规律:一般在产后第 3 天开始喝汤及食用下乳食物。

（2）产妇身体状况:身体健壮、营养好、初乳分泌较多的产妇,催乳汤量相对减少。身体较差者,可早些服用,量适当增多。

（3）不宜过早或过迟喝催乳汤:过早易造成乳汁分泌过多浪费或堵塞乳腺,过迟则会使产妇产生心理负担,心情紧张致乳汁分泌减少,造成恶性循环。

2. 催乳食疗方法

（1）怀山药粥:怀山药可以分别与红枣、花生、赤小豆配之大米煮粥。怀山药具有健脾益胃助消化的功能,有利于脾胃消化吸收,是一味平补脾胃的药食两用之品。不论脾阳亏或胃阴虚,皆可食用。临床上常与胃肠饮同用治疗脾胃虚弱、食少体倦、泄泻等病症,具有滋肾益精、补气补血、强健机体的作用。产后均可食,以脾胃虚弱者为宜。

（2）花生粥:用黑米、糯米、红枣和花生配伍,可以用高压锅共煮。补气、生血、下乳,产后缺乳者可连续食用。

（3）鸡汁粥:鸡汤 1 000 ml,大米 50 g。将大米淘洗干净,鸡汤撇去表面浮油,放入锅中,武火烧沸后,转文火煮至粥熟即成,每日 2 次,作早、晚餐食用。此粥可滋气血、安五脏,适用于精血亏损、肾气不足,产后及人工流产后气血亏虚均可食用,产后第 1 周尤宜。

（4）赤豆粥:每天早晚各用赤小豆 120 g 煮粥,连吃 3~5 天即可;或用赤小豆 250 g 煮汤,早晚饮浓汤数日。赤小豆有消胀满、通乳汁的功效,可健脾益气、下乳、利尿消肿。

（5）花生猪蹄汤:花生 20 g,当归 30 g,猪蹄 1 只,通草 3 g,加水 1 500 ml,放砂锅内同煮,先用武火煮,水开后再用文火煮,煮 1~2 小时,稍晾后喝汤,分 2 次喝完。每天喝一剂,连服 3~5 天即可见效。

猪蹄含有丰富的蛋白质、脂肪,有较强的补血、活血作用。通草有利水、通乳汁的功能。此汤滋阴养血、润肠通便、下乳。适合乳汁少及便秘者。

（6）人参肘子汤:人参 2~3 g,猪肘子 1 000 g 炖汤,分 3 天喝完。产后 3 天后喝汤,第 3 周食肉喝汤。此汤补气益血、滋阴增乳,平补不燥。

（7）枸杞鲫鱼汤:枸杞 15 粒,鲫鱼 500 g。锅中少许猪油烧热,放入姜片、鲫鱼略煎,加水烧开后改文火炖至汤白肉烂,放入枸杞、少许盐调味。此汤色泽洁白细嫩,营养丰富,能促使产妇乳腺通畅,促进乳汁分泌;有温中益气、健脾利湿之功效,对于乳汁缺乏尤宜。

（8）豆腐红糖水:豆腐 150 g,红糖 50 g,米酒 50 ml。将豆腐、红糖加适量水煮,待红糖溶解后加入米酒,吃豆腐喝汤,一次吃完,每日一次,连食 5 天。

豆腐含蛋白质、脂肪、烟酸、维生素 B,有宽中益气、消胀利水的功能。红糖含钙、铁、胡萝卜素、核黄素、尼克酸等成分,特别是铁为造血的重要原料。米酒可散瘀活血。三者合一,可达到补气、补血、活血、散瘀、消肿的功效,适宜气血壅滞型的患者服用。

(9) 茭白猪蹄汤:鲜茭白 100 g,黄芪 30 g,猪蹄 1 只,加水煮烂,吃肉喝汤,一次吃完,连吃 3 天。

鲜茭白有解热毒作用,黄芪为补气良药,加猪蹄更增强补气血、生乳汁功效。此方对气血壅滞型乳汁不下、乳房肿胀效果尤佳。但肠胃虚寒及疮疡化脓者不宜食用。

(10)米酒煮鸡蛋:米酒含有十多种氨基酸,其中有 8 种是人体不能合成而又必需的。每升米酒中赖氨酸的含量比葡萄酒和啤酒要高出数倍,为世界上其他营养酒类中所罕见的,因此人们称其为"液体蛋糕"。江米经过酿制,营养成分更易于人体吸收,是中老年人、孕产妇和身体虚弱者补气养血之佳品。我国许多地方都有给"坐月子"的产妇、大病初愈者食用米酒的风俗。

米酒可以促进食欲、帮助消化、温寒补虚、提神解乏、解渴消暑、促进血液循环、提升乳母乳汁分泌量。

食用方法:① 在米酒中打个鸡蛋花、加入适量红糖则滋补效果更佳。② 米酒不宜久存,冬季可将容器放在暖器上保温,3~4 天后也可食用。夏季在酒中加少许水煮沸,即可延长储存时间。

3. 其他催乳良方

(1) 猪蹄 1 只,通草 2~4 g,加水 1 500 ml 同煮,待水开后再用文火煮 2 小时,分 2 次喝,连用 3~5 天。

(2) 猪骨 500 g,通草 3 g,加水漫过猪骨,炖 2 小时。一次喝完,每日一次。

(3) 鲜鲫鱼 500 g,去鳞、内脏,清炖或加黄豆芽 60 g 或通草 3 g 煮汤。每日 2 次,吃肉喝汤,连用 3~5 天。

(4) 干黄花菜 25 g,加瘦猪肉 250 g 同炖,或用猪蹄 1 只与干黄花菜同炖食。

(5) 鸡蛋 3 个,鲜藕 250 g,加水煮熟,去蛋壳,汤、藕、蛋一起食用,连用 7 日。

(6) 羊肉 250 g,猪蹄 2 只,加适量葱、姜、盐炖熟,每日一次。

(三) 产后便秘食疗

产妇很容易便秘,一则活动少,卧床休息较多,二则饮食中鸡蛋、瘦肉类、各类营养汤粥、精细食物居多,但蔬菜少,水果少,摄入主食量也是精米、白面多,虽然有一些杂粮类,但毕竟所含膳食纤维有限。其实产妇只要胃肠功能正常,饮食中应吃些杂粮和蔬菜,这样有助于解决便秘问题。临床上,可鼓励剖宫产术后的产妇,在术后排气的第 2、3 天,吃正常餐,尽量把配三餐的糙米饭或杂粮饭吃完,一般在术后第 3 天或第 4 天,就可有大便。

如果大便干硬,可吃些熟香蕉,也可酌情采用表 2-2-4 中的食疗方。

表 2-2-4　产后便秘食疗方

名称	配料	说明
奶蜜饮	黑芝麻 25 g、蜂蜜 30 g、牛奶 30 g	有养血润燥作用,适合因气血虚而肠燥便秘的产妇
首乌粥	首乌 30 g、粳米 60 g	养血滋阴,润肠通便,补肝肾,有润肠作用。很适于产后便秘的产妇
苏子麻仁粥	苏子 10 g、麻子仁 10 g,两者捣烂如泥,加粳米 60 g 煮粥	有补气血、益肝肾、润肠作用。凡肠燥气滞、腹胀便秘者均可食用

(四) 产妇感冒的食疗

在患上感冒后,产妇要多喝白开水,加快新陈代谢,补充维生素 C,增强抵抗力。感冒症状严重的,可服用一些中成药,如感冒清热颗粒、双黄连口服液等,对母乳影响不大。如果是病毒性感冒,最好在医生的指导下服用抗病毒的药物,并停止哺乳。

下面介绍几种可以防治感冒的汤粥,见表 2-2-5。

表 2-2-5　预防感冒的汤粥及做法

名称	说明
薏米葱粥	薏米 100 g 洗淘后,加水适量煮粥,八成熟时,加入葱白数根煮至熟,空腹食用
梨枣鸡蛋汤	梨 1 个洗净切块,红枣、生姜、冰糖适量,加水煮沸,然后将 1 个鸡蛋打散倒入汤中。早晚各一次,服后休息
白菜萝卜汤	白菜心 250 g,白萝卜 60 g,加水适量,煎好后放入红糖 15 g,趁热喝汤吃菜
姜丝红茶	橘皮、生姜各 10 g 切细丝,加水煎至半碗,服用时加入适量红糖,趁热服用。服后盖被睡觉,有助于退热,缓解头痛

(五) 促进伤口愈合的食疗

剖宫产的切口和自然分娩的侧切伤口都属于伤口,即使没有伤口,产妇子宫内膜创面也很大。因此产后在饮食调理方面应兼顾到促使伤口愈合,避免伤口发炎的饮食。

促进伤口愈合需要有充足的热量、高蛋白、丰富的维生素和微量元素。民间素来有发物之说,实质上发物是指摄食后能引起机体变态反应,如皮肤疑似过敏、水疱或化脓、瘙痒的异体蛋白类。发物的范围很广,一般将荤腥膻臊类食物一概视为发物。深海鱼类含有影响血小板聚集的物质,故在有创伤时,不可大量食用。

其实是否过敏、是否为发物,与个人体质有关。应注意以下几点:① 保持体质阴阳平衡,根据体质选择凉、热性食物。产妇经常会有内热产生,故忌辛辣刺激性食物,可适当选用凉性蔬菜或水果来平衡内热体质。② 产褥期不要吃平时易过敏、不易消化的食物。③ 产妇月子餐中最容易缺少维生素 C,不利于伤口愈合。可适当增补含维生素 C 丰富的食材,注意烹调方法或直接补充维生素 C 以促进伤口愈合。

（六）产后消化不良的食疗

由于产妇在分娩后通常进食一些高热量、高蛋白的食物,加之卧床时间较长、运动少,很容易产生消化不良的现象。

当产妇出现消化不良症状时,表明产妇的胃肠消化功能暂时不能达到消化产妇饮食的情况,要及时调整产妇的饮食。要注意饮食结构的平衡,荤素搭配合理,少食油腻食品。过分油腻不仅给消化系统增加负担,也会影响产妇的食欲。要做到少食多餐,饭菜要细软,以利于消化吸收。每餐的蔬菜和水果都不可少,这些食物富含纤维素和果胶,可以帮助肠道蠕动。不要食用辛辣刺激性食品,以免对胃肠道造成损害,阻碍消化吸收功能。消化不良时,用餐最好能喝些稀粥,对产妇的消化吸收有一定的帮助。除此之外,有消化不良症状的产妇,还可服用助消化的药物,如多酶片、乳酶生、酵母片等。还可以用山楂煮水喝,促进消化。身体条件允许的情况下,应适当下床活动,以帮助食物的消化吸收。

（七）适合回乳的饮食

1. 炒麦芽茶　炒麦芽 60 g,煎汤代茶饮。

2. 回乳粥　粳米 100 g,炒麦芽 30 g,枳壳 6 g,红糖适量,煮粥,每日一碗,连服 5~7 日。

（八）产后不必急于减肥

产妇孕期体重增加较快,身体易肥胖;个别产妇本身就是肥胖人群;还有些产妇怕"月子"期间长胖,不敢多吃,这对产妇和新生儿都是不健康的。妊娠期间因分泌激素,造成孕妇水肿,看起来好像肥胖很多。但产后 6 个月,体内在妊娠期积聚的水分逐渐随气血运行,循环改善,身体自然会瘦下来。

产妇在产后 42 天内不能盲目节食减肥。产褥期产妇自身康复及母乳喂养都需要补足能量营养。产褥期强制节食,不仅对产妇减肥无益,还有可能引发各种产后并发症。

产后急于减肥会使腹肌紧张增加腹压,使盆腔内的韧带受到来自上方的压力,导致子宫脱垂、尿失禁和排便困难,而这些问题在生产十余年后会越发明显,甚至会影响女性一生的健康,因此产后减肥需三思而行。

第三节　母乳喂养护理

虽然母乳喂养对产妇和婴儿是幸福的时刻,但对产妇来讲,母乳喂养是辛苦漫长的,会遇到各种问题。掌握母乳喂养的知识,可以少走很多弯路。

一、泌乳开奶

开奶,也就是新生儿出生后的第一口奶,是母乳喂养的第一步,也是母乳喂养成功的基础。产后正确开奶可促进子宫收缩,辅助疏通乳腺管,预防乳房肿胀,促进母乳喂养的顺利进行。

产后泌乳开奶应遵循"三早"的原则：早接触、早吸吮、早开奶。

《母乳喂养促进策略指南（2018 版）》中指出：建议新生儿出生后 30 分钟内开始吸吮；出生后 1 小时内与母亲进行肌肤接触。新生儿尽早吸吮、多吸吮有助于促进催乳素分泌，从而有效促进乳汁分泌。尽早与新生儿进行亲密接触也可以促进泌乳反射。泌乳开奶的步骤如下。

1. **热敷** 用热毛巾湿热敷乳房。

2. **按摩** 涂抹乳房按摩凝胶或乳汁于乳晕、乳头，一只手托住乳房，用另一只手的四指或拇指从乳房的根部向乳头方向旋转按摩。

3. **吸吮** 母婴同室时，可让新生儿勤吸吮，一般建议每天母乳喂养 8~12 次。在母婴分离或新生儿无吸吮能力的情况下，使用手动或模拟新生儿自然吸吮的电动吸奶器辅助吸吮，可促进泌乳，尽早开奶，预防胀乳。

二、母乳不足

（一）乳量不足的判断指标

1. 婴儿体重增长不足，生长曲线平缓甚至下降。充足的乳量应能使新生儿体重平均增长 30~50 g/d，第 1 个月增长 600~1 000 g。

2. 尿量每天少于 6 次。正常标准应为 6~10 次 / 日。

3. 大便次数每天少于 2 次。正常标准应为 2~6 次 / 日，颜色呈黄色糊状。

4. 新生儿吸吮时不能闻及吞咽声。

5. 哺乳后常哭闹，不能安静入睡或睡眠时间小于 1 小时（新生儿除外）。

应根据上述指标综合判断，若确实因乳量不足影响婴儿生长，每次在母乳喂养后再用配方奶补充母乳不足的部分（补授法）。

（二）促进产妇泌乳的方法

1. **按需哺乳** 不要严格限定哺乳的间隔时间。让婴儿多和产妇在一起，频繁有效的吸吮可以使催乳素维持在较高的水平。

2. **夜间哺乳** 夜间催乳素的分泌更多，尤其是凌晨 3 :00 — 4 :00。不要剥夺限制新生儿夜间吃奶，必要时可使用模拟婴儿自然吸吮的吸乳器辅助排空乳房。

3. **增加次数** 母乳不足时，产妇可以在喂完婴儿后，再用吸乳器继续吸 10 分钟，也可在两次喂哺之间使用吸乳器吸乳 1 次，促进催乳素分泌。

4. **树立信心** 母乳喂养是每位产妇与生俱来的能力，产妇应该相信自己有能力克服困难，实现母乳喂养，让婴儿健康成长。

5. **营养睡眠** 产妇充足均衡的营养和良好的睡眠也有利于增加乳汁分泌量。膳食应满足能量的需要，食物中要含有丰富的维生素和矿物质。可多吃一些促进泌乳的食物，如鲫鱼、鲢鱼、猪蹄、豆腐、丝瓜、核桃仁、芝麻等，做到粮、豆、菜、果、奶、鱼、蛋、肉平衡摄入。哺乳期母亲每日进食量参考值（需因人而异）见表 2-2-6。

表 2-2-6 哺乳期母亲每日进食量参考值

食物种类	进食量
五谷杂粮	300~350 g
蛋	1~2 个
鱼(或禽、畜肉)	200~250 g
牛奶	300~500 ml
蔬菜	500 g(其中绿叶蔬菜占一半)
水果	适量
汤水	1 000~1 500 ml

此外,还可适当增加运动,坐在床上做展胸、转体动作,做轻松的家务劳动。按摩乳房,从乳房的底部向乳头方向按摩,动作要轻柔,不要力量过大。

三、乳头疼痛或皲裂

导致产妇乳头疼痛或皲裂常见的原因是婴儿含接不良和乳头护理不当。发生乳头疼痛或皲裂时的应对措施如下。

1. 评估 评估新生儿含接姿势是否正确,若不正确应纠正含接姿势。正确的含接姿势是婴儿的下颌贴在乳房上,嘴张得很大,将乳头及大部分乳晕含在嘴中,婴儿下唇向外翻,婴儿嘴上方的乳晕比下方多。

2. 哺乳 哺乳前,先挤出少量母乳帮助乳汁流出。乳头疼痛或皲裂时,使用乳头保护罩保护受伤乳头进行哺乳,根据乳头皲裂的部位选择软性或硬性的乳头保护罩,以便于吸吮。严重时暂停哺乳,用吸乳器吸乳,待伤口恢复后继续哺乳或用乳盾继续哺乳。

3. 愈合 哺乳间隙乳头涂抹水凝胶或使用纯羊脂膏,保持伤口湿润,减少疼痛,促进愈合。

四、不同类型乳头的哺乳技巧

在哺喂母乳的过程中,乳头的形状远比乳房的形状要重要,而且无论是多么难吸吮的乳头都一定可以哺喂母乳,只是产妇和新生儿都需要花费一些功夫才能让哺乳变得更为顺利。

常见乳头类型可以分为以下几种。

(一) 扁平乳头

扁平乳头是指乳头直径虽然在标准范围内,但是却不够突出,也就是乳头长度较短,约在 0.5 cm 以下。

应对方法:要多吸吮。对新生儿而言,扁平乳头比较不容易含到口腔深处,但只要多让新生儿吸吮,转变成正常乳头的概率很高,新生儿也就能吸得轻松又顺利。

（二）小乳头

小乳头指乳头直径与长度都在 0.5 cm 以下。

应对方法：含乳晕与多吸吮。和扁平乳头一样，新生儿比较不容易含住吸吮，只要让新生儿连乳晕一起含住，还是可以吸得到奶水，而且只要持续哺喂母乳，乳头形状将会变得更加容易吸吮。

（三）巨大乳头

乳头直径在 2.5 cm 以上的称为巨大乳头。

应对方法：多吸吮。新生儿刚开始吸吮时会感到困惑，不知道该如何吸吮，但是经过一番熟悉之后，新生儿就会习惯产妇的巨大乳头。

即使产妇的乳头比一般乳头大许多，只要产妇与新生儿一同用心，一样可以顺利、成功地哺喂母乳。

（四）凹陷乳头

乳头凹陷指乳头在乳晕中无法突出于外部。

应对方法：要及早护理。这类乳头要提前做好护理工作，以手指头刺激或利用乳头吸引器等使乳头突出。可以利用乳房十字操来改善凹陷情况，让哺乳变得更为顺利。一旦哺乳步入轨道，乳头只要接收到新生儿吸吮的刺激，就会自动突出，不再需要刻意拉引，所以此乳头类型的产妇千万不要轻易放弃。

凹陷乳头虽然在临床上属于常见哺乳问题的类型，但是只要懂得正确地将乳头牵引出来，一样能轻松顺利地哺喂母乳，常见的牵引方法有如下 3 种。

1. 乳房十字操　凹陷乳头的孕妇，应在妊娠第 6 个月以后即开始进行此乳房护理运动，方式很简单，只要将食指轻压乳晕两侧，将乳头牵引出往上下左右 4 个方向拉伸，最后向外拉伸。

2. 乳头吸引器　目前市面上有乳头吸引器销售，轻松一吸即可让乳头突出，相当方便实用。

3. 冰敷　利用冰敷让乳头受刺激后自然直挺出来，是一种较为自然的身体反应。

五、哺乳产妇的乳头护理

虽然乳头的类型因人而异，但注意乳头护理、清洁，以及用正确的姿势进行哺喂，就不会造成乳头损伤的情况发生。

（一）乳头护理重点

1. 避免过度使用沐浴用品　由于新生儿的嗅觉非常敏感，经常使用沐浴用品清洁乳头，会使得乳头上的母乳味道改变，影响新生儿的吸吮欲望。哺乳产妇可以利用洗澡的时间，用清水清洁乳头。

2. 用乳汁或是羊脂膏环状涂抹　哺乳产妇若遇到乳头损伤的情况，可于每次哺喂母乳后用乳汁或羊脂膏来进行乳头的环状涂抹，以保护好乳头，避免乳头发生感染。

（二）有缺陷乳头应对措施

1. 帮助乳头突出　使用乳头矫正器矫正,每次哺乳前佩戴15分钟,新生儿吸吮几天后,乳头就可改善。

2. 帮助新生儿衔乳　使用乳房按摩亲密接触型乳头护罩(选择好的亲密接触型乳头护罩,新生儿接受度高,亲喂机会大)帮助新生儿衔乳。

六、乳房漏乳

漏乳是指乳房不能储存乳汁,乳汁无故从乳房内流出。大多产后乳汁自出为气虚中气不足,产妇宜加强食疗,注意调理心情,避免各种因素的刺激,同时要做到以下几点。

1. 少量漏乳可以用可清洗的乳垫吸纳。

2. 漏乳量比较大时推荐使用一次性乳垫吸纳。

3. 哺乳时漏乳还可以使用溢乳收集罩。

4. 漏乳容易导致细菌侵入皮肤,因此更要特别注意乳房清洁。

七、乳房胀痛

自然分娩第2天、剖宫产第3天开始出现生理性乳房胀痛。生理性乳房胀痛是因为激素分泌引起的乳房血液和淋巴液供应增加导致的,此时乳房内还没有那么多乳汁。有一部分产妇感觉不到生理性乳房胀痛,但并不意味着这类产妇以后的产奶量少。

对于生理性乳房胀痛最好的建议是让婴儿早接触、早吸吮、早开奶。如果连续(间隔2~3小时)3次吸出10~15 ml初乳,就证明乳房开始分泌乳汁了。

乳房胀痛会每隔2~3小时出现,这是提醒产妇应该哺喂新生儿了。

病理性乳房胀痛哺乳时需要鼓励新生儿增加吸吮。新生儿无法衔乳时,建议排出部分乳汁,乳头变软后鼓励新生儿正确衔乳。哺喂前热敷、按摩有肿块的部位对排空有帮助。新生儿睡着时,可使用模拟婴儿自然吸吮的吸乳器吸吮乳房,按摩和吸吮反复进行多次,可以有效舒缓胀痛,去除乳腺管堵塞或乳汁淤积。改变喂哺姿势有助于排空。如果有红、肿、热、痛等炎症表现,应及时就医。服用抗生素期间请根据医生建议决定是否继续哺乳。

八、母乳的储存与加热

产妇可在卫生条件许可情况下保存母乳,虽然储存过程会对母乳的活性成分或者作用有一定的影响,但仍比配方奶好。

（一）储存容器

母乳储存容器的材质主要包括玻璃、聚乙烯(PE)、聚丙烯(PP)等。由于聚碳酸酯(PC)中含有双酚A(BPA),我国已经从2011年9月起禁止PC婴儿奶瓶的生产和销售。

对于长期保存的母乳,可以考虑使用玻璃、聚丙烯塑料瓶,或者使用双层设计的储奶袋。因为单层储奶袋较为柔软单薄,乳汁倒入冰冻后易划破,乳汁易渗漏,操作不当易于污染,建议保存时间不超过 72 小时。而双层的储奶袋能够较好地隔绝水分和氧气的渗透,能较好地保护冰冻母乳的抗氧化物质,对于需要大量冰冻的情况,双层储奶袋更为方便安全。

（二）储存方法与加热消毒

1. 储存方法

（1）新鲜母乳:在 25℃室温的条件下保存 4 小时;15~25℃的条件下保存 10 小时;15℃以下保存 24 小时。母乳不能保存在 37℃以上的环境中。

（2）冷藏母乳:0~4℃冷藏可保存 2 天。将母乳放置在冰箱冷藏室最冷的部位保存。如果冰箱不能保持恒温,经常开合冰箱门,应该在 2 天内将乳汁喂哺完。

（3）冰冻母乳:在冰箱 0℃以下冷冻室储存母乳,可保存 3~4 个月。冷冻箱内不存放其他物品,只存放母乳的情况下保存期可至 6 个月。

母乳解冻后可保存 24 小时。冷冻过的母乳可放在冷藏室过夜解冻或先放在流动的自来水中,再慢慢加入温水,让冷冻母乳吸热融化,不需要进行消毒,喂奶前用温水将母乳温热至 38~39℃即可。解冻后的母乳不能再次冷冻。

2. 巴氏消毒法 将乳汁放在 62.5℃的恒温箱内 30 分钟进行消毒,即巴氏消毒法。此方法既除掉了母乳中的细菌,又没有破坏母乳中的成分。注意消毒时间不要超过 30 分钟。

（三）储存时的注意事项

1. 挤奶或吸乳前洗净双手、吸乳配件。

2. 储奶瓶预先清洗消毒或使用一次性储奶袋。

3. 储奶袋为一次性使用产品,由于不能重复清洗消毒,故不可以重复使用。

4. 冰冻乳汁每份储存量一般不超过 120 ml,因为纯母乳喂养婴儿的每顿母乳量一般在 60~120 ml,为减少浪费,建议每份不超过 120 ml。

5. 由于母乳冰冻后体积会增加,故建议母乳储存量不超过容器容量的 3/4。

6. 多次吸出的乳汁可以在冷藏至相同温度后合并,一般建议吸出后冷藏 1 小时后合并,不建议将新鲜母乳和冰冻的母乳合并。

7. 母乳冷藏后会分层,这是正常现象。加温时轻轻混匀即可,不可剧烈摇晃,以免导致成分破坏。

九、产妇上班后母乳喂养护理

产妇复工上班,并不意味着母乳喂养的终止,背奶在当今社会越来越受到年轻妈妈的欢迎。指导产妇上班后继续坚持母乳喂养,也是母婴护理人员必须掌握的内容之一。

（一）增加亲喂次数

合理安排时间,一般建议早起哺乳一次,出门上班前进行第二次哺乳。离家近者,中午可以回家再次哺乳。下班到家后及睡觉前,都可以进行哺乳。

(二) 保持充足乳汁分泌的技巧

婴儿吸吮的减少和工作压力的增加可导致背奶妈妈的乳汁分泌量急剧减少。因此,背奶时应做好以下事项。

1. 保证吸奶次数。除了婴儿吸吮外,应选择拟婴儿自然吸吮的吸奶器,保证每隔 3~4 小时吸吮一次乳房。频繁吸吮是刺激催乳素分泌,保证乳汁分泌量的重要因素。

2. 保证液体摄入量。背奶妈妈在上班中要保证充足水分的摄入,多喝牛奶。

3. 保证充足的睡眠。

4. 缓解情绪压力。背奶妈妈常因为压力大、情绪不佳而导致泌乳量减少。应适时疏导不良情绪,甚至可以寻求专业人员的帮助调整身心状态。

(三) 背奶

1. 背奶前准备

(1) 用物准备:吸奶器、母乳储存袋、储奶包、防溢乳垫、授乳清洁棉。

(2) 背奶演练:开始上班前 1~2 周,母亲就应开始做背奶期间的相关演练,包括作息调整、练习定时吸奶、让婴儿习惯由家人用奶瓶喂奶等。

2. 背奶流程 吸乳—储存—温热—喂养—清洁—消毒。

3. 吸奶注意事项 每 3~4 小时一次,参考婴儿的哺乳规律,切勿延迟吸奶,引起胀乳;每次吸奶应尽量吸空一侧乳房,再吸另一侧,让婴儿吃到前奶和后奶,获得均衡的营养。

(四) 自然离乳

1. 自然离乳的时机 自然离乳强调了婴儿在离乳上的主动性,不是妈妈强行离乳,而是随着婴儿年龄的增长,婴儿逐渐不需要妈妈的母乳,直至不再喝母乳。具体的离乳时间没有固定标准。世界卫生组织建议,6 个月内的婴儿进行纯母乳喂养,其后应继续母乳喂养,并添加辅食,直至 2 岁或更长时间。

2. 自然离乳的技巧

(1) 逐渐减少母乳次数:用游戏、读绘本、户外活动等方式分散婴儿注意力,逐渐减少婴儿对母乳的依赖。每天减少 1 次或者 2 次,逐渐到停止母乳,期间增加其他食物喂养次数。

(2) 避免含着母亲乳头入睡:习惯含着母亲乳头入睡的婴儿应重新建立睡眠习惯。夜醒后也可通过拥抱、轻拍等方式帮助婴儿再次入睡。

(3) 减少婴儿对母亲的依赖:指导亲属给予婴儿更多的关注,减少婴儿对母亲的依赖,但不要母婴隔离,以免婴儿安全感骤降。离乳会让婴儿产生情绪上的变化,此时亲属应给予婴儿更多的关注和互动,让婴儿对除母亲外的其他亲属也产生心理依赖感,从而减少对母亲的依赖。

阳光大姐实践案例

开 奶 秘 籍

1. 饮食 开奶前饮食要清淡,最好只吃流食,逐渐过渡到半流食。

2. 遵循"早接触、早吸吮、早开奶"原则 产妇进病房半小时内就让新生儿吸奶,2~3 小时吸一次(建立泌乳反射规律),每次每侧吸 5~10 分钟,双侧共吸 20 分钟即可,因为正常 10 分钟内乳房内 80% 的乳汁可被新生儿吸出。

3. 开奶护理法

(1) 开奶前先观察乳房和乳头,再用手摸摸有无硬块或者异样。

(2) "两指揉捏法"先开乳窦(乳头下方乳晕上的小点即乳窦,是掌控乳汁流出的总开关):用拇指和食指捏住乳晕上的乳窦往乳头方向捏揉,每次每侧 50~100 下。

(3) "十字交叉法"开乳腺:两手的食指和拇指张开呈十字交叉状,从乳根往乳头方向将乳房,每次每侧 50~100 下。

(4) "米字法"开乳腺:在"十字交叉法"的基础上,加上其余 3 指,一起轮流从乳根往乳头方向将,每次每侧 50~100 下。

(5) "振荡法"刺激泌乳:产妇双手从乳根上捧起双侧乳房,中速震荡,做上下运动,每次每侧 50~100 下,刺激泌乳。

4. 常见产妇乳房病症的护理

(1) 乳头内陷及平乳头处理:可在母婴店购买乳头纠正器,在婴儿吃奶前大约 10 分钟,擦洗干净乳房,清洁双手,把消毒后的乳头纠正器吸到乳头上,力度一定要让产妇自己掌握,刚开始纠正时力度要小些,慢慢加大力度,每天坚持,可改善乳头内陷和平乳头。

(2) 乳头皲裂:乳头内陷常伴随乳头皲裂发生。每次吸完奶后可抹乳头皲裂霜保护。

(3) 山楂乳:俗称大乳头。可将大口径奶嘴套在乳头上,帮助婴儿含住乳头。

(4) 小乳头:可将小口径奶嘴套在乳头上,帮助婴儿含住乳头。

5. 喂奶前的准备 每次喂奶前,先用干净手揉捏乳晕和乳头,使之软化,新生儿方能吸得住乳头。母乳储藏在乳房中是有顺序的,最接近乳头的位置是水,中间部分是蛋白质,最后边是脂肪。所以,喂奶前可捏捏乳晕乳头,既可以软化乳头和乳晕,又可以挤掉一些水分,让新生儿喝上高质量的乳汁。

6. 吸奶器的使用

(1) 解决积奶、胀奶:可用吸奶器先吸出来,留给新生儿以后吃。

(2) 母乳不足时可以追奶:在每次喂完奶后,一定要注意排空乳房,如果新生儿吸完双侧乳房还要吃,那说明双侧乳房的乳汁不足,这时要一边给新生儿添加奶粉,一边吸奶。吸奶时用吸奶器在新生儿吸空的乳房上多次进行吸吮,增加出奶量。

另外,家人要多照顾产妇的情绪,产妇心情好、睡眠好、饮食好,乳汁分泌才顺利。

月子初期不能大补急补

产妇,38岁,分娩一8斤(4 000 g)男孩,作为高龄产妇身体十分虚弱。于是公婆什么贵买什么,人参、阿胶、甲鱼、大枣、枸杞、羊排、牛尾一起上,唯恐产妇身体受委屈,新生儿没奶吃。

结果,一周下来,产妇满嘴起泡,厌食,上火。婴儿的眼内出现很多分泌物,尿黄、便秘,舌苔厚,龟头发炎,一撒尿就哇哇大哭。一家人这才接受母婴护理员的建议,调整方向,清淡饮食,母子俩出现的问题逐渐消失。

还有一个家庭,一位24岁的年轻妈妈,在一家人的呵护疼爱下,如愿生下一个可爱漂亮的小姑娘,新生儿奶奶喜欢得合不拢嘴——家里几代都是男丁,终于有了朵花!

"女儿贵养,我啥都得给孙女最好的!儿媳生完孩子一天多了,咋还不下奶呢?"面对新生儿奶奶的焦虑,母婴护理员劝她说:"时间还短,一般下奶都在产后2~3天,不急着加脂肪高的猪蹄汤、猪骨、牛羊排浓汤,喝点儿清淡的鸽子汤、鲫鱼汤就行,以免堵塞乳腺,不利于乳汁的通畅。"没想到奶奶还是给媳妇熬了一锅浓浓的猪蹄汤和一锅浓浓的羊排汤,"哄"着儿媳一晚上全部喝光。第2天早上5点,电话铃声叫醒了母婴护理员:产妇因胀乳、堵奶、乳腺不通,下不来奶,疼得哇哇大哭,而且有点发热。母婴护理员赶到一看,产妇的乳房胀得像石头一样硬,不敢碰,更别提让婴儿吸吮了。母婴护理员立马为产妇进行了乳房按摩,挤出乳汁,这才避免了乳腺炎的发生。

思考题

1. 产妇的生理特点有哪些?
2. 如何进行产妇日常生活护理?
3. 产妇的饮食有何需求?如何进行产妇饮食制作?
4. 如何预防和应对产妇异常情况?
5. 常见产后疾病如何进行食疗?
6. 母乳喂养过程中常见哪些问题?如何应对?

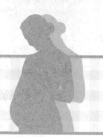

第三章　婴 儿 护 理

学习目标

1. 掌握婴儿饮食护理知识技能。
2. 掌握婴儿日常生活护理知识技能。
3. 能够按照辅食添加的原则为婴儿添加辅食。
4. 能够进行婴儿常见疾病的护理。
5. 能够进行婴儿日常生活用品消毒。

　　婴儿由于器官尚未发育完善、功能不成熟,容易患病。针对其特点,应尽可能创造适宜婴儿生活的环境,细心观察、精心护理,满足婴儿生理要求,给婴儿的发展奠定良好的基础。

第一节　饮食护理

　　婴儿时期营养状况的优劣不仅影响体格发育和健康状况,也会影响智力发育和学习能力。所以,饮食护理对婴儿发育起着至关重要的作用。

一、婴儿喂养

(一)母乳喂养

　　1. 母乳喂养的方法　掌握母乳喂养的时间、次数和数量:新生儿出生 30 分钟就可以吸吮母亲乳头,鼓励产妇在产房内就开始母乳喂养,这样有利于迅速分泌乳汁。每侧乳房至少喂 5 分钟,交替喂两侧乳房。尽量排空乳房,以增加乳汁分泌量。3 月龄以内按需哺乳,只要婴儿有吃奶的愿望,可以随时哺喂。既让婴儿获得充足的乳汁,又可以有效地刺激乳汁分泌。4~6 月龄逐渐定时哺喂每 3~4 小时一次每日约 6 次。婴儿有个体差异,每天哺喂的次数和每次哺喂量都不同。

　　哺喂时间最好选择在母婴双方都精神饱满、愉快的时候,产妇把心理感受和体验传递给婴儿,能提高哺喂的情绪和质量。注意总结婴儿吃奶的规律,理想的哺喂时间最好由婴儿进行自我调节。一般来说,满月时 90% 的婴儿可以建立起适合自己规律的、基本稳定的喂养习惯和时间。

　　2. 促进母乳喂养成功的措施

　　(1) 产妇 24 小时与新生儿在一起,并遵循三早原则(早接触,早吸吮,早开奶),最好能在新生儿出生后 30~60 分钟内进行,按时哺乳(没有时间与次数限制)。

(2)掌握正确的喂奶方法。

(3)新生儿哺乳时间间隔应该比较短(1~2 小时)。

(4)尽量不给新生儿吸吮橡皮奶嘴或者使用奶嘴做安抚物。

(5)母乳喂养的成功,有赖于产妇及丈夫和其他家人的支持。

3. 判断母乳是否充足 见第二章第三节母乳喂养常见问题。

4. 哺乳准备 产妇在哺乳前应洗净双手,用毛巾蘸清水擦净乳头及乳晕,保持乳头清洁、干燥。如遇乳头下陷、回缩的情况,可用吸引器每日进行牵拉吸引练习,使之达到正常的位置便于婴儿吸吮。产妇应选择吸汗、宽松的衣服,擦洗乳房的毛巾、水盆要专用,以免交叉感染。哺乳期乳罩不应有塑料托,内衬用柔软、清洁、干燥的棉织品,便于随时吸收溢出的乳汁。

哺乳时用手轻压乳房帮助乳汁流出,在两次哺喂之间保持乳房干燥。每次哺乳后,可挤出一点乳汁涂在乳头上,防止乳头擦伤或皲裂,不要用肥皂、酒精、碘酊进行清洗。

5. 正确的哺乳姿势

(1)坐位式哺乳:产妇坐在高度适中、软硬适宜、直背、没有把手的座椅上,放松背部和双肩,也可在脚下垫个小凳,帮助产妇保持体位舒适。把婴儿放在产妇胸前,躺在臂弯里,鼻尖对准乳头,胸贴胸,腹贴腹(图 2-3-1)。

(2)卧位式哺乳:产妇可采取侧卧的方法哺喂婴儿,但一定要保持清醒,以免压伤婴儿,防止乳房挡住婴儿口鼻,造成婴儿窒息。婴儿侧卧到产妇胸前,身体相贴,产妇用手掌托住婴儿的颈背部,使婴儿的头朝向乳房,嘴和乳头处于同一水平位置(图 2-3-2)。

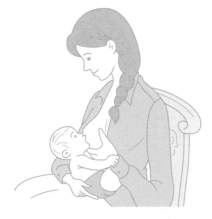

图 2-3-1 坐位式哺乳

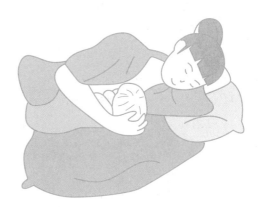

图 2-3-2 卧位式哺乳

(3)环抱式哺乳:产妇坐在靠背椅上,背部紧靠椅背,两腿自然下垂到地面。婴儿在产妇腋下,产妇用前臂、手掌及手指托住新生儿,使新生儿头部与身体保持一直线,身体转向并贴近产妇,面向乳房,鼻尖对准乳头(图 2-3-3)。同时,产妇另一手呈"C"字形托起乳房,或食指与中指呈"剪刀状"夹住乳头根部(乳汁喷流过急时采用)。产妇哺乳侧怀抱新生儿的手臂下垫一软枕。这种体位可使产妇哺乳方便而且舒适。

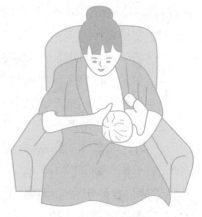

图 2-3-3　环抱式哺乳

6. 母乳喂养操作流程

(1) 哺乳前先给新生儿换好纸尿裤或清洁尿布。

(2) 产妇洗净双手,用温热的湿毛巾擦净乳头及乳晕。

(3) 若乳房过胀,应先挤掉少许乳汁,待乳晕发软时开始哺喂。

(4) 用乳头刺激婴儿口唇,待婴儿张大嘴时,迅速将全部乳头及大部分乳晕送进婴儿口中。

(5) 哺乳结束时用手按压婴儿下颌,退出乳头,再挤出一滴奶涂在乳头周围,并晾干。

(6) 哺乳后,将婴儿竖抱怀中,用空心掌(四指伸直并拢自然前倾与拇指并拢,至掌心凹陷)轻轻拍打后背,至其打嗝排除吞咽的空气。如未能拍出嗝,则可多抱一段时间。放在床上时让婴儿取右侧卧位,避免呛奶。

(7) 注意事项:指导产妇避免乳汁喷流太急,防止哺乳婴儿时发生呛奶。防止乳房堵住婴儿鼻孔,发生窒息。避免因含接姿势不正确造成乳头皲裂。

7. 母乳喂养的禁忌　母乳是婴儿最佳的营养品,一般都应力争母乳喂养,只有当哺乳可能危及婴儿和哺乳母亲健康时,才不得不终止母乳喂养。一般说来,有以下情况的哺乳母亲不宜或应暂停母乳喂养。

(1) 母亲患有严重心脏病、肾病、重症贫血、恶性肿瘤时,为了避免病情加重,不宜用母乳喂养婴儿。

(2) 母亲患有传染病,如活动性肺结核、传染性肝病等,为了避免传染给婴儿,应采取母婴隔离,而不宜用母乳喂养。

(3) 母亲患有精神病、癫痫,为保护婴儿的健康和安全,不宜用母乳喂养。

(4) 母亲乳房患病,如严重的乳头皲裂、乳头糜烂脓肿、急性乳腺炎等,应暂停母乳喂养。

(5) 母亲患糖尿病,血糖控制不佳,需要胰岛素治疗者,以及甲状腺功能亢进患者服用抗甲状腺药物时不宜给婴儿哺乳。

(6) 母亲轻微感冒时,应戴上口罩哺乳,如果发热,体温超过 38.5℃,应当停止给婴儿喂母乳,待感冒痊愈后再恢复母乳喂养。

(7) 人类免疫缺陷病毒感染者、吸毒者不宜哺乳。

(8) 过敏性疾病、梅毒螺旋体感染者不宜哺乳。

另外,婴儿如果患有某些疾病,如半乳糖血症、苯丙酮尿症等,要禁止母乳喂养。

(二)人工喂养

由于多种因素不能进行母乳喂养婴儿而使用配方奶粉进行喂养的方式称为人工喂养。

1. 人工喂养操作流程 人工喂养的操作程序可分为3个步骤:配奶前的准备及奶粉配制→哺乳中的操作→哺乳后的操作。

(1)配奶前的准备及奶粉配制:清洁双手,取出已经消毒好的备用奶瓶。参考奶粉包装上的用量说明,按婴儿体重将适量的温水加入奶瓶中。用奶粉专用计量勺取适量奶粉放入奶瓶中摇匀。将配好的奶液滴一滴到手腕内侧,感觉温度合适便可以给婴儿食用。

(2)哺乳中的操作:给婴儿哺乳,产妇以坐姿为宜,肌肉放松,让婴儿头部靠在产妇肘弯处,背部靠在产妇前臂处,呈半坐姿态。先用奶嘴轻触婴儿嘴唇,刺激婴儿吸吮反射,然后将奶嘴小心放入婴儿口中,注意使奶瓶保持一定倾斜度,奶瓶里的奶始终充满奶嘴,防止婴儿吸入空气。中断给婴儿哺乳时,只要用手轻轻按压婴儿下颌,即可拔出奶嘴,中断吸奶动作。

(3)哺乳后的操作:与母乳喂养后的拍嗝操作相同。哺乳后,马上将奶瓶中剩余的奶液倒出,将奶瓶、奶嘴分开清洗干净,放入水中煮沸消毒或利用微波炉、蒸汽消毒器消毒,取出备用。

 视频:人工喂养

2. 准备喂哺用品

(1)喂哺用品:见表2-3-1。

表 2-3-1 喂 哺 用 品

准备项目	数量	用途及注意事项
1. 250 ml 宽口颈大奶瓶	3~4 个	用于喂奶,用完立即消毒
2. 120 ml 标准口颈小奶瓶	2 个	用于喝水、果汁
3. 奶嘴	6 个	使用 3 个月后应更换新的奶嘴
4. 奶瓶消毒锅	1 个	可选购水煮式、蒸汽式、微波式
5. 奶瓶刷	1 个	清洗奶瓶及奶嘴
6. 奶瓶保温桶	1 个	外出时方便携带,用于保温
7. 奶瓶加热器	1 个	婴儿没能一次喝完奶时,可暂时保温,但不可超过 1 小时
8. 果汁压榨器	1 个	制作果汁时使用
9. 奶粉	2~3 罐	婴儿的主要食物

（2）奶嘴型号的选择：要根据婴儿的月龄选择合适的奶嘴。新生儿使用 SS 号，随着月龄的增加逐渐改为 S 号、M 号、L 号。

3. 注意事项

（1）避免配方奶液温度过高烫伤婴儿，还要防止奶嘴滴速过快，发生婴儿呛奶。

（2）避免奶瓶、奶嘴等用具消毒不彻底而造成婴儿口腔、胃肠道感染。

（3）严格按照奶粉包装上建议的比例冲调奶粉。

（4）新生儿奶粉冲调参考：新生儿食量因生长阶段不同而渐渐增加，新生儿出生第一次哺乳 7~10 ml；0~1 周时一般每次哺乳 30~60 ml；2~3 周时每次哺乳 60~90 ml；3~4 周时每次哺乳 90~120 ml，每天哺乳 6~8 次。新生儿存在个体差异，食量各不相同。

（5）两次哺乳中间，适当给婴儿补充水分。

（6）哺乳时，要指导产妇尽可能多与新生儿进行目光交流，培养母婴感情。

（7）若哺乳时间长，奶液渐凉，期间应加温至所需温度，再继续喂养。

（8）由于婴儿体质存在个体差异，有些婴儿喂配方奶时，偶尔会出现过敏现象，所以应根据婴儿的不同情况调整配方奶。

（三）混合喂养

在母乳不能满足婴儿需要时，增加配方奶粉的喂养方式称为混合喂养。

1. 混合喂养的方法

（1）坚持母乳优先的原则，要先吃母乳，每天坚持按时母乳喂养，每 3 小时哺乳一次，哺乳时间不少于 15 分钟。

（2）每次哺乳时，要在吸空两侧乳房后，再增加配方奶粉进行补充。

（3）每个婴儿进食量不同，每天喂奶次数也应有所不同。

（4）喂哺用品的准备及奶具消毒办法同人工喂养。

2. 哺乳操作流程

（1）哺乳前准备：清洁双手，取出已经消毒好的备用奶瓶。按照婴儿需要补充的量调适奶粉（方法参见人工喂养）。将奶滴一滴在手腕内侧，测试温度适中。

（2）哺乳：产妇取坐姿托抱婴儿。先让婴儿吸吮母乳，将两侧乳房吸空。再补充配方奶粉，操作与人工喂养相同。

（3）哺乳后操作：将婴儿竖起，轻拍背部，待其"打嗝"排出吞咽的空气。注意观察婴儿精神、睡眠、大小便情况。

3. 注意事项

（1）应根据婴儿的吸收和消化能力把握配方奶的添加量。

（2）注意奶瓶、奶嘴及盛奶器具等用品的清洁和消毒。

二、辅食添加

为满足婴儿的生长发育需要，除奶类之外，给婴儿添加的食物称为辅食。

婴儿 3~4 个月开始分泌唾液，4~6 个月时，唾液中淀粉酶明显增多，消化能力增强，胃容量也日渐增大,有能力消化吸收奶类以外的其他食品。这时是逐渐接受从流质到半流质、到半固体、直到固体饮食的初期阶段,这一阶段更是锻炼婴儿咀嚼和吞咽功能的最佳时期,是适应小匙进食的关键阶段。此外,母乳中钙、磷、铁及各种维生素的含量都已不能满足婴儿生长发育的需要,要补充这些营养素的不足,必须给婴儿添加辅食。同时也要为婴儿断奶做好准备。

（一）辅食添加原则

1. 由流食到固体食物　一般先加流食,如米汤等,然后加半流食,如米粉糊、稀粥等,逐渐增加到固体食物,如饼干等。

2. 由少到多　添加食物最初可少喂些,以后逐渐增加,如米粉最初添加 1 勺,半月后逐渐增加至 3 勺,蛋黄最初添加 1/4,逐渐增加到 1/2。

3. 由一种到多种　每次只能加一种,经过 4~5 天,如果婴儿没有出现消化不良或过敏反应,精神、食欲均正常,可再添加第 2 种,切勿操之过急。

4. 选择恰当的时间　添加辅食最好在喂奶之前,因为饥饿时容易接受辅食。如婴儿患病或天气炎热,可暂缓添加,以免引起胃肠道消化功能紊乱。

5. 注意卫生　添加辅食最好定时定量,食物要新鲜,注意食品卫生。

6. 切忌强迫婴儿进食。

（二）辅食添加顺序

1. 按月龄添加顺序　见表 2-3-2。

表 2-3-2　婴儿辅食添加指南

项目	6 月龄	7~9 月龄	10~12 月龄
食物性状	泥状食物	末状食物	碎状、丁块状、指状食物
餐次	逐渐增加至 1 餐	4~5 次奶,1~2 餐其他食物	2~3 次奶,2~3 餐其他食物
谷类	选择强化铁的米粉,用水或奶调配,开始少量(1 勺)尝试,逐渐增加到每日 1 餐	强化铁的米粉,稀粥或面条,每日 30~50 g	软饭或面食,每日 50~75 g
蔬菜、水果类	开始尝试蔬菜泥(瓜类、根茎类、豆荚类)1~2 勺,然后尝试水果泥 1~2 勺,每日 2 次	每日碎菜 25~50 g,水果 20~30 g	每日碎菜 50~100 g,水果 50 g
肉类	尝试添加	开始添加肉泥、肝泥、动物血等动物性食品	添加动物肝脏、动物血、鱼虾、鸡鸭肉、红肉(猪肉、牛肉、羊肉等),每日 25~50 g
蛋类	暂不添加	开始添加蛋黄,每日自 1/4 个逐渐增加至 1 个	1 个鸡蛋

2. 不同种类食物添加顺序

（1）谷类:米粉—米糊—稀粥—稠粥—软饭;烂面条、面片、饼干、面包、馒头、馄饨、水饺、饼。

（2）蔬菜类：菜汁—菜泥—碎菜—炒菜。

（3）水果类：兑水的果汁—纯果汁—水果泥—小果块—整个水果。

（4）肉蛋类：蛋黄泥—虾泥—鱼泥—全蛋—鸡肉泥—猪肉泥—牛肉泥。

（三）辅食的制作

制作婴儿辅食前，要洗净食材、餐具和双手。制作辅食时，最好不要添加香料、味精、盐、糖等调味料，且不宜油腻。

1. 泥糊状食物制作

（1）米粉糊：严格按照米粉包装上的用量说明调配，通常1标准计量勺米粉配35~40 ml温奶或温水，调成糊状。

（2）蛋黄泥：将鸡蛋放入冷水中煮，水开后煮5分钟，取出蛋黄，加用少量水或米汤或熟牛奶，将蛋黄捣成泥状，用小勺喂食。

（3）蛋黄粥：将2匙大米洗净，加适量水浸泡1~2小时，用微火煮40~50分钟，再把适量蛋黄研磨后加入粥锅内，再煮10分钟左右即可食用。

（4）菜汁和菜泥：将蔬菜（菠菜、白菜或莴笋叶等）洗净、切碎，加适量水煮沸3~5分钟，捞出剁碎，再蒸2分钟，捣成泥状，可直接喂食。

（5）肝泥：将猪肝洗净，去掉筋膜，切成条状，放入料理机搅碎，放少许水煮烂，捣成泥状，用小勺喂食。也可以将肝泥放入粥、面条中混合喂食。

（6）鱼泥：将鳕鱼或三文鱼清洗干净，放锅中蒸熟。取出鱼肉碾成泥，放一点香油即可。

 视频：鱼泥的制作

2. 固体食物制作 婴儿6个月以后，其口腔唾液淀粉酶的分泌功能日益完善，神经系统和肌肉控制等能力发育也较为成熟，可以掌握吞咽动作，消化能力增强，已能吃一些固体食物。在乳牙萌出逐渐增多时，增加固体辅助食品，可以训练婴儿的咀嚼动作和咀嚼能力，刺激唾液分泌，促进牙齿增长。

（1）制作原料：制作固体食物的原料应包括谷类、肉类、鱼类、蛋类、蔬菜类等多种食物。

（2）制作方法

米饭：米与水的比例约为1:1.5（根据米吸水情况酌情调整），要做得稍软些，利于消化。

小馒头：发面粉时放入酵母，面与水的比例约为2:1。也可放入鸡蛋或奶，做成鸡蛋馒头或奶香馒头。

肉末炒碎菜：肉剁成末加水淀粉，以免炒后肉质过硬，菜切成小丁或碎末，锅中放少许油，待油微热时，放入肉末翻炒几下，再放碎菜翻炒，放少许水后盖上锅盖焖一会儿，待菜烂后即可。

炖肉：炖肉时，先用水将肉焯一下，然后重新放入锅中，加水，放少许葱、姜、酱油，大火烧开，小火炖烂。肉熟后，可以加入各种蔬菜，肉汤可以浇到米饭中。

▶ 视频:小馒头的制作

（3）编制 7~12 个月婴儿一周食谱:7~12 个月婴儿的饮食中,乳类的摄入和各类辅食的引进同等重要,不可偏废。注意在食谱编制中考虑辅食的制作方法,要适合此年龄阶段的特点,多采取粥、面、馄饨等形式,逐渐增加食物种类。烹调方式以蒸、煮、煨的方法为主,不加盐。年龄越小,奶量摄入相对越多,同时酌情减少辅食的摄入量。7~12 个月婴儿一周食谱示例见表 2-3-3。

表 2-3-3 7~12 个月婴儿一周食谱示例

	星期一	星期二	星期三	星期四	星期五	星期六	星期日
早餐	奶 150~210 ml,面包 1/3~1/2 片	奶 150~210 ml,馒头 1/3~1/2 片	奶 150~210 ml,豆沙包 1/3~1/2 个	奶 150~210 ml,营养米粉 10~15 g	奶 150~210 ml,蛋糕 1/3~1/2 个	奶 150~210 ml,面包 1/3~1/2 片	奶 150~210 ml,菜包 1/3~1/2 个
早点	奶 100~120 ml,蛋 1/2~1 个	奶 100~120 ml,蛋 1/2~1 个	奶 100~120 ml,蛋 1/2~1 个	奶 100~120 ml,蛋 1/2~1 个	奶 100~120 ml,蛋 1/2~1 个	奶 100~120 ml,蛋 1/2~1 个	奶 100~120 ml,蛋 1/2~1 个
午餐	肉末菜粥:米 20~30 g,青菜 20~30 g,肉末 20~30 g,油 3 g	蔬菜肉末面:面条 20~30 g,菠菜 25~30 g,肉末 20~30 g,油 3 g	米粥:米 20~30 g,虾仁 15~20 g,豌豆泥 20~25 g,油 3 g	荠菜肉末馄饨:面皮 25~30 g,荠菜 25~30 g,肉末 20~30 g,油 3 g	米粥:米 20~30 g,鸭肉末 20~30 g,胡萝卜 25~30 g,油 3 g	菜心肉末水饺:面皮 20~30 g,菜心 20~30 g,肉末 20~30 g,油 3 g	番茄肉末粥:米 20~30 g,番茄 20~30 g,肉末 20~30 g,油 3 g
午点	奶 120~150 ml,苹果 1/3~1/2 个	奶 120~150 ml,香蕉 1/3~1/2 个	奶 120~150 ml,猕猴桃 1/3~1/2 个	奶 120~150ml,苹果 1/3~1/2 个	奶 120~150 ml,橙子 1/3~1/2 个	奶 120~150 ml,葡萄 4~5 个	奶 120~150 ml,梨 1/3~1/2 个
晚餐	肝泥碎菜面:面条 20~30 g,肝泥 20~30 g,生菜 25~30 g,油 3 g	米粥:米 20~30 g,带鱼(去骨)20~30 g,茄子 25~30 g,油 3 g	三色煨面:面条 20~30 g,肉末 10~20 g,青菜 10~20 g,胡萝卜 10~20 g,油 3 g	米粥:米 20~30 g,鳕鱼(去骨)20~30 g,番茄 20~30 g,油 3 g	米粥:米 20~30 g,肉末 20~30 g,豆腐 20~30 g,油 3 g	米粥:米 20~30 g,鸡肉末 20~30 g,甘蓝 20~30 g,油 3 g	米粥:米 20~30 g,鲳鱼(去骨)20~30 g,青菜 20~30 g,油 3 g
晚点	奶 150~210 ml	奶 150~210 ml	奶 150~210 ml	奶 150~210 ml	奶 150~210 ml	奶 150~210 ml	奶 150~210 ml

（4）编制 13~18 个月幼儿一周食谱:13~18 个月幼儿的饮食,逐步以固体、半固体代

替乳类。在保证每日乳类摄入量的基础上,食物品种比婴儿期更应多样化。继续保持容易消化吸收的粥、面、馄饨等形式,烹调方法以蒸、煮、煨、熘等为主,可以加少量盐。13~18个月幼儿一周食谱示例见表2-3-4。

表2-3-4 13~18个月幼儿一周食谱示例

	星期一	星期二	星期三	星期四	星期五	星期六	星期日
早餐	配方奶180~210 ml;鸡蛋麦片粥:鸡蛋25 g,麦片15 g	配方奶180~210 ml,馒头1/2~1片,蜂蜜适量	配方奶180~210 ml,豆沙包1/2~1个	配方奶180~210 ml;鸡蛋饼:鸡蛋50 g,面粉15 g,油2 g,糖5 g	配方奶180~210 ml,蛋糕1/2~1个	配方奶180~210 ml,面包1/2~1片,果酱适量	配方奶180~210 ml,菜包1/2~1个
早点	配方奶120~150 ml,饼干1~2块	配方奶120~150 ml,饼干1~2块	配方奶120~150 ml,饼干1~2块	配方奶120~150 ml,饼干1~2块	配方奶120~150 ml,饼干1~2块	配方奶120~150 ml,饼干1~2块	配方奶120~150 ml,饼干1~2块
午餐	软饭:米30~35 g;肉末土豆丸:肉末25 g,土豆25 g,生菜45 g,油4 g	青菜肉丝面:面条30~35 g,青菜35~45 g,肉丝30~35 g,油4 g	软饭:米30~35 g;虾仁蒸蛋:虾仁25~30 g,青菜35~45 g,鸡蛋50 g,油4 g	四喜馄饨:面皮30 g,荠菜40 g,肉末25 g,香菇10 g,虾皮3 g,油4 g	软饭:米30~35 g;荤素炒三丝:鸭肉25 g,香干20 g,胡萝卜40 g,油4 g	水饺:面皮30 g,鸡蛋50 g,肉末20 g,虾皮5 g,黄芽菜45 g,油4 g	西式煨饭:米30 g,番茄45 g,肉末30 g,芝士2 g,鸡蛋25 g,油3 g
午点	红枣米仁粥:米15 g,红枣10 g;香蕉1/2~2/3个	烤红薯:红薯20~30 g;苹果1/2~2/3个	鲜肉小馄饨:面皮15~20 g,肉末10~15 g,油2 g;猕猴桃1/2~1个	赤豆粥:米15~20 g,赤豆5 g,糖5 g;梨1/3~1/2个	花生粥:米15 g,花生酱5 g;鸡蛋25 g;橙子1/2~2/3个	香菇菜包:面粉20 g,青菜10 g,香菇5 g,油2 g;梨1/3~1/2个	清水蛋糕1个;苹果汁100 ml
晚餐	洋葱牛肉面:面条25~30 g,牛肉20~25 g,洋葱20 g,鸡蛋25 g,油3 g	软饭:米饭25~30 g;滑溜鱼片:青鱼(去骨)20~25 g,豌豆40 g,鸡蛋50 g,油3 g	五香煨面:面条25~30 g,肉末15 g,油菜30 g,蘑菇10 g,香干10 g,胡萝卜20 g,油3 g	软饭:米饭25~30 g;番茄烤鳕鱼:鳕鱼(去骨)25~30 g,番茄35~45 g,油3 g	软饭:米饭25~30 g;肉末丝瓜豆腐蛋:肉末20 g,豆腐20 g,鸡蛋25 g,丝瓜40 g,油3 g	软饭:米饭25~30 g;鸡丝西兰花:鸡丝25~30 g,西兰花45 g,油3 g	猪肝菜心面:面条25~30 g,猪肝25 g,鸡蛋25 g,菜心45 g,油3 g
晚点	配方奶150~180 ml	配方奶150~180 ml	配方奶150~180 ml	配方奶150~180 ml	配方奶150~180 ml	配方奶150~180 ml	配方奶150~180 ml

(四) 辅食的喂食方法

1. 给婴儿洗手、擦嘴,并带上小围嘴。

2. 一只手将婴儿抱在怀中,让其坐在自己的大腿上,背靠在臂弯中,另一只手用小汤匙喂送。婴儿能坐稳后应将其放入餐椅中喂食。刚开始喂时,有时婴儿会哭闹,用舌头往外顶,只要耐心坚持,婴儿会逐渐接受。

3. 喂食时要有耐心,少量而多次提供,吃后给予热情的鼓励,也可以自己做出示范动作。

4. 调整食物的色、香、味、形,诱发婴儿食欲,保持婴儿对食物的兴趣。

(五)注意事项

1. 原料必须新鲜,现吃现做。

2. 注意卫生,餐具要固定专用,认真洗刷、消毒。

3. 给婴儿喂饭时,要使用小碗、小勺,锻炼其适应餐具的能力,为日后独立用餐做准备。

4. 初喂婴儿辅食需要耐心,不要强迫喂哺,为婴儿进食创造愉快的氛围。

5. 患病或酷暑时应暂缓添加。

6. 添加辅食后要注意观察婴儿的消化状况,及时调整摄入量。

7. 最好添加专门为婴儿制作的食品或选择婴儿专用的辅食添加品。

第二节 饮水及皮肤护理

一、饮水护理

水是人体第一需要的营养素,是细胞的主要成分,年龄越小,体内脂肪组织越少,水分的比例越大。

(一)婴幼儿补充水分的重要性

水对于婴幼儿体内的生理调节起着非常重要的作用。首先水能调节体温;其次,水还有调节人体消化、吸收、排泄的功能。婴幼儿生长发育旺盛,每天消耗水分约占其体重的 10%~15%。婴幼儿每天的饮水量与体重有直接关系:0~1 岁为 150 ml/(kg·d),1~3 岁为 125 ml/(kg·d)。正确把握喂水的方法,及时为婴幼儿补充所需要的水分,是照料婴幼儿生活的必修课。

(二)喂水的方法

1. 确定水温。婴幼儿宜喝 35~40℃温开水。

2. 把握好时机。喂水应在婴幼儿两餐之间进行,水量一次不宜过多,掌握"勤喂少喝"的原则。

3. 复合水分的补充。6 个月后的婴幼儿在喂水的同时可适当补充一些水果或蔬菜汁。

4. 8 个月内婴儿用小奶瓶喂水(方法同喂奶)。8 个月后应让婴幼儿学习用杯子喝水,杯子应透明,可以在一旁看到杯内液面。

5. 当婴幼儿不愿意喝水或忘记喝水时,要按时提醒、及时喂水,并想方设法让其喝上水。

水的总摄入量应包括奶、汤类食物和水的摄入量。天气热和婴幼儿活动量大时,还应适当增加白开水的饮用量,但不能用果汁或蔬菜汁等代替白开水。

(三)特色喂水法

1. 游戏喂水法　4个月以后的婴儿已经有牙萌出的先兆,牙床发痒为正常现象,可以用奶瓶刺激婴儿的牙床进行左右里外摩擦,同时与婴儿做表情和语言的沟通。

2. 模仿喂水法　有意识地引导婴幼儿观察大人喝水的动作,并做出模仿示意,自己喝一口,让孩子也喝一口。

3. 奖励喂水法　和婴幼儿做游戏,把喝水作为一种奖励,如谁赢了谁喝水等。

4. 随机喂水法　喂水要少而勤,不要一次喂得过"饱",要少量多次。

(四)注意事项

1. 给婴幼儿喂水,水中不宜放糖,尽量不给婴幼儿喝饮料,饮料中多含食品添加剂,对婴幼儿健康不利。

2. 饭前不宜给婴幼儿喂水,以免稀释胃液,不利于消化,影响婴幼儿食欲。

3. 睡前不宜给婴幼儿多次喂水,以免夜间出现遗尿,影响睡眠。

4. 用杯子和小勺喂水时,注意婴幼儿的情绪,不要在婴幼儿笑或哭的时候喂水。

二、皮肤护理

(一)婴儿皮肤特点

胎儿皮肤屏障的发育都是在胎儿环境中进行的,即完全浸泡在羊水中完成角化过程,达到在胎儿环境中的皮肤屏障功能平衡。如前所述,羊水对皮肤有着天然的亲和力,对角质细胞的分化和成纤维细胞的生长有促进作用。

胎脂形成于妊娠晚期,作为一层脂质膜,它为胎儿皮肤屏障的发育提供了一个良好的"半封闭环境",并在婴儿出生后继续保护其皮肤以及促进屏障功能的成熟。

出生后,皮肤由羊水环境突然转换到低湿度、充满"刺激物"的新环境,皮肤屏障功能平衡被打破,因此容易陷入"干燥循环"而发生干裂、脱屑甚至过敏、湿疹等皮肤问题。

(二)婴儿皮肤基础护理

1. 胎脂如何处理　新生儿的皮肤极为娇嫩,角质层非常薄,水分极易蒸发,抗干燥的能力很差,容易被外界刺激物和有害物质侵袭。有了胎脂的皮肤就如同有了一层厚厚的"润肤霜",保湿的同时隔绝外界有害刺激物,成为新生儿抗感染、抗干燥的第一道防线。因此,现在医护人员并不会把新生儿身上的胎脂全部洗净,只处理耳后、颈部、腋下、大腿根(腹股沟)等皱褶处和堆积比较厚的胎脂。

千万不要为了整洁干净而大力地搓洗皮肤,这样只能给新生儿娇嫩的肌肤带来伤害。如果胎脂比较厚,可以使用婴儿油来帮助去除。

方法:先取适量婴儿油涂抹到新生儿留有胎脂的皮肤部位,静置大约1小时,再用婴儿沐浴乳做后续的清洁。这样可以对新生儿的皮肤做到最大限度的保护。

2. 清洁　皮肤的清洁在新生儿皮肤护理中具有重要的意义。清洁用品中的表面活性剂可以乳化皮肤表面的污渍使其易于清洗,这样皮肤更容易吸收水分和类胎脂成分,有利于保湿滋润。

婴儿清洁用品应该使用低刺激性的表面活性剂,同时应该加入保湿成分,帮助补充皮肤表面的珍贵皮脂。另外,清洁类用品的pH要保持弱酸性,在使用后要用清水清洗干净,避免可能产生的皮肤刺激性。

新生儿推荐使用泡沫状的婴儿洗发和沐浴产品,其pH呈弱酸性,安全、亲和,避免产生对眼部的刺激,不给皮肤增加额外的负担,并且不会过分洗去皮脂。泡沫状的洗发露和沐浴露更容易清洗,与皮肤间的摩擦力小,一次用量也小,适合新生儿使用。

3. 保湿滋润　角质层的水分对于维持皮肤屏障的完整性及屏障功能的运行是必需的。当表皮层中的水分含量降低时,在没有外界干预的情况下,容易陷入干燥循环。

在护理新生儿,特别是早产儿、肤质干燥的新生儿皮肤过程中,应使用含有神经酰胺、类羊水和胎脂等成分的保湿滋润用品。这类用品特别适用于生后2~4周以内、孕龄小于33周的早产儿或患干性、皲裂皮肤的新生儿及特应性皮炎新生儿,能修复受损皮肤屏障,促进皮肤生长成熟,增强皮肤功能。

保湿滋润用品使用方法:

(1)清洁后5分钟内使用保湿滋润用品。12小时一次或按需使用。

(2)洗澡后即用干浴巾蘸干全身水分,将婴儿专用的润肤乳挤出大约一元钱硬币大小的量,放在手掌内预热并揉搓均匀再轻柔涂抹婴儿皮肤,避免用力摩擦损伤皮肤。

(3)根据季节使用不同的保湿滋润用品。润肤乳(露)水分多,油脂少,较稀薄,易涂抹,适合夏春季、全身大面积使用。润肤霜水分多,油脂少,较稠厚,形成膜,适合秋冬季和特别干燥的部分使用。润肤油没有水分,只含油脂,适合按摩抚触时使用,也可以用于脐窝、头部乳痂等油脂较多难清洁的部位。

(三)婴幼儿防晒

婴儿皮肤屏障发育不成熟,表皮中的黑色素细胞产生的黑色素小体少,黑色素含量低。被紫外线照射后对皮肤产生的伤害,不仅仅是晒黑、晒伤那么简单,更严重的是造成DNA损伤而诱发皮肤癌。(婴)幼儿和青少年时期一旦被阳光晒伤,日后患皮肤癌的概率就会比平常人增加4~5倍。所以婴幼儿属于紫外线一级预防的目标人群。

1. 婴幼儿户外活动　美国儿科学会建议,新生儿时期是防护紫外线伤害的关键时期。在日光照射强烈的时候应该尽量避免外出(上午10点到下午2点)。

6个月内的婴儿,在阳光下穿轻便的长裤、长袖上衣戴有边檐的帽子,覆盖住婴儿的身体,衣物遮挡不住的部位选择防晒指数(SPF) ≥ 15的防晒霜(涂抹在无法遮蔽的面部和手臂)。

6个月以上的婴幼儿,即使在阴天或者多云的天气,也要使用SPF≥15的防晒霜(而且涂抹的量要足够),游泳或者出汗时要求每2小时涂抹一次。在雪地或沙地环境同样要使用防晒霜,因为它们可以反射紫外线。

2. 婴幼儿防晒护理品选择

(1) 选择婴幼儿专用护理品,成人用品的配方不适合婴幼儿。

(2) 看产品成分表,建议使用含氧化锌或二氧化钛的物理性防晒剂,避免使用高致敏的化学性防晒剂。

(3) 防晒指数。SPF值和PA(抗紫外线UVA的能力)等级越高,防护能力就越强。但是,随着防护效果的增强,对皮肤产生刺激的风险也会增加,所以不能一味追求高强度的防晒效果。一般来说,冬天室外或者夏天室内活动为主时,可以选择SPF 12~16、PA+的防晒露;夏天室外活动、长时间停留在阳光下时应使用SPF 30左右、PA++的防晒霜。不建议使用超过SPF 50的防晒霜。

3. 防晒护理用品的涂抹以及清洗方法　涂抹时应轻轻拍打,不要来回地揉搓,更不要用力按摩。建议出门前15分钟左右涂抹;每隔2~3小时或流汗、游泳后重新涂抹一次,以保持防晒效果;在脱离紫外线辐射环境后,可以使用婴儿沐浴露清洗干净,之后使用婴儿润肤乳或霜进行保湿护理。

第三节　日常生活护理

针对婴儿生理特点做好生活护理,有利于婴儿的生长发育、健康成长,并且对婴儿生活习惯、文明行为的养成有着不可替代的作用。

一、日常生活安排

婴儿日常生活的安排,应视其发育特点、年龄特点以及所处环境和气候条件而定。一旦确定,则应长期坚持,形成习惯。

以下为婴幼儿一日生活安排的时间和内容。

6:00—7:00　起床、大小便、洗手、洗脸、吃早饭

7:00—9:00　室内和户外活动、喝水

9:00—11:00　小便、洗手、喝牛奶(加饼干)、第1次睡眠

11:00—11:30　起床、小便、洗脸、洗手、吃午饭

11:30—13:00　室内和户外活动、喝水

13:00—15:00　小便、第2次睡眠

15:00—15:30　起床、小便、洗脸、洗手、吃水果

15:30—18:00　室内和户外活动、喝水

18:00—18:30　洗手、吃晚饭

18:30—19:30　室内安静活动、讲故事

19：30—20：00　洗漱、小便、准备睡觉

20：00—次日晨　睡眠

二、洗漱护理

人的皮肤具有调节体温、感受刺激、排泄废物、保护身体不受细菌入侵等功能。婴儿皮肤由于质地细嫩、皱褶多（颈部、腋窝、腹股沟等处），皮肤排出的皮脂、汗液要多于成人，如不及时清洗，极易感染细菌，引起皮肤不适或病变。

另外，经常为婴幼儿洗澡、增加其洗浴乐趣也便于幼儿逐步养成良好的卫生习惯。

（一）洗漱前准备

给婴儿洗漱前要调整好室内温度（24~26℃），备齐清洁用品（表2-3-5）。

表 2-3-5　婴儿清洁用品配置

用品配置	数量	用途及注意事项
浴盆	1个	婴幼儿专用
防滑支架	1个	放在浴盆内，用于盆内防滑
沐浴露	1瓶	婴幼儿专用产品
洗发水	1瓶	婴幼儿专用产品
润肤油	1瓶	滋润皮肤，婴幼儿洗完澡后使用，也可作为抚触的润滑剂
爽身粉	1盒	浴后用于颈部、背部、腋窝、腹股沟等皮肤褶皱处
护臀霜	1瓶	预防尿布疹，臀部清洁后涂抹
大浴巾	2条	浴后保暖，用纯棉面料浴巾包裹婴幼儿全身
脸盆	1个	洗脸专用
中长毛巾	3条	纯棉面料，洗头、洗脸、洗手各一条（以颜色或图案区分）
脚盆	1个	洗脚专用
毛巾	1条	洗脚专用
小盆	1个	清洗会阴专用
小毛巾	1条	清洗会阴专用
无菌棉签	1包	清拭外耳道、眼角
婴儿指甲剪	1只	为婴幼儿修剪指甲
温度计	1支	测试水温

（二）洗漱的基本方法

1. 漱口、刷牙　一岁之前教婴儿漱口，用小口杯装温开水，开始时咽下无妨，逐渐教婴儿学会漱后吐出。一岁之后可教婴儿刷牙。

（1）物品准备：漱口杯、牙刷、牙膏、毛巾、清洁盆或痰盂。

（2）刷牙程序：漱口杯内加入2/3温开水→牙刷上挤上黄豆粒大小牙膏→右手拿牙刷开始刷牙（刷牙时要由里向外上下刷）→牙齿刷干净后喝水漱口→洗净牙刷→用毛巾擦净口唇水迹。

阳光大姐
温馨提示

1. 开始刷牙时,要边示范边教婴幼儿掌握要领,逐渐让婴幼儿自己操作,千万别包办代替。

2. 刷牙时,牙刷不能进入口腔过深,以免引起恶心或呕吐。

3. 叮嘱婴幼儿刷牙时动作轻柔,避免过于用力,损伤牙龈。

---

2. 洗手　为较小的婴儿洗手时,先用湿毛巾擦洗手心、手背,再把手指头轻轻地分开,擦净指缝间的污垢。

较大的婴幼儿洗手时,大体按以下程序进行:将其衣袖卷起→用水淋湿双手→涂香皂→手心对搓→互搓手背→指缝交叉搓洗→横搓手腕→用清水冲净→用毛巾擦干。

阳光大姐
温馨提示

1. 每次饭前便后必须给婴幼儿洗手。

2. 一岁以后,开始教婴幼儿自己洗手,春、秋、冬季应抹护肤品。

3. 边教婴幼儿洗手,边讲洗手及节约用水的重要性,帮助婴幼儿从小养成节约用水的好习惯。

---

3. 眼、耳、鼻腔的清洁

(1) 眼的清洁:用消毒棉签蘸温开水,将水挤干,由眼的内侧向外侧擦拭,然后换一支棉签用同样的方法擦拭另一只眼。

(2) 耳的清洁:用温水打湿的小毛巾只擦拭耳廓、耳背面,以及耳后下方皱褶处。

(3) 鼻腔清洁:婴儿因鼻痂堵塞鼻腔哭闹不安时,可用消毒棉签蘸少量温开水,挤干后轻轻插入鼻腔旋转,将鼻痂卷出。再用棉签蘸香油润滑鼻腔,注意动作要轻柔,棉签勿插得过深。

4. 洗脸　将小毛巾叠成小四方形,用毛巾四个角分别擦洗婴儿的眼睛、鼻子以及嘴巴;将毛巾对折,按照顺时针方向、呈放射状擦洗婴儿的额头、左脸颊、下颌、右脸颊。随着婴儿年龄的增长,为婴儿洗脸可逐渐由用脸盆过渡至用流动水。

5. 洗头

(1) 盆中放入适量温水(38~40℃),将婴儿抱起,使其仰卧在自己前臂上,左手拇指和中指从枕后压住婴儿耳廓,使其盖住外耳道。

(2) 用左肘(内侧)和腰部夹住婴儿下肢,右手用小毛巾将婴儿头发浸湿,涂少许洗发水轻轻揉搓,注意洗发水不要流入婴儿眼内。

(3) 用清水冲洗头发,再用干毛巾擦干。

(4) 用干净的湿毛巾擦脸、颈部、耳后,最后用干棉签擦拭外耳及耳孔周围。

1. 先试水温,适宜再洗。

2. 动作轻柔,表情要欢愉,要有鼓励的话语,消除婴幼儿的恐惧心理。

3. 一定要托住、夹紧怀中的婴幼儿,以防婴幼儿哭闹时从怀中蹿到盆中或地上。

6. 洗脚 为婴幼儿洗脚,要掌握以下方法和步骤。

(1) 洗脚盆内放入 40℃ 左右温水,试温后,将婴幼儿双脚放入盆内,水面达到婴幼儿脚踝部位即可。

(2) 洗脚的步骤:洗脚心→洗脚背→洗脚趾缝→用干毛巾擦干双脚。

婴儿有戏水或双脚蹬水等爱好,此时应耐心劝阻,不要训斥。

7. 洗臀部 为婴儿清洗臀部时,要掌握以下方法和步骤。

(1) 专用盆内放入 40℃ 左右温水,试温后放入专用小毛巾。

(2) 将婴幼儿裤子脱到膝盖处。

(3) 较小的婴儿要将其抱在怀里,托起臀部;较大的幼儿可示意其蹲下,将小盆放在幼儿臀下。

(4) 用另一只手持小毛巾清洗臀部,其顺序为:两大腿内侧→会阴部→肛门周围。

(5) 清洗完毕,用柔软、干净的小毛巾将臀部轻轻擦干。如发现臀部皮肤红或尿布疹应涂护臀霜或 5% 鞣酸软膏。

(6) 为婴幼儿穿好裤子。

1. 给女婴洗臀部时,动作要轻柔,要按照从前往后的顺序先洗会阴部,再洗肛门部位,洗后会阴部不抹爽身粉。

2. 每次洗澡时给男婴清洗包皮,轻轻将污垢洗去,最后洗肛门部位。

8. 洗澡 新生儿出生 24 小时后即可洗澡,最好每天一次,时间安排在上午哺乳之前或晚上睡觉之前。洗澡频率可随季节和新生儿的具体情况而定,如夏天出汗多可每天洗 2 次,冬季天气寒冷也可 2~3 天洗一次。给新生儿洗澡的具体操作如下。

(1) 洗浴物品准备齐全:浴盆、脸盆各 1 个,大浴巾 2 条,小毛巾 2 条,换洗的包被、衣服、尿布,洗护用品,脐部消毒物品,水温计,冷水,热水。

(2) 关闭门窗,室温保持 26~28℃、水温 38~40℃,测试水温可用水温计或前臂内侧,以感到水不烫为宜。

(3) 给婴儿洗澡前,母婴护理员要先把自己的手洗干净,如有戒指,要取下来,以防划伤婴儿皮肤。

(4) 洗澡步骤

1) 洗脸:脱去衣服并用浴巾包好新生儿,将新生儿横托抱。洗脸方法同上文"4.洗脸"。

2) 洗头:洗头方法同上文"5.洗头"。

3) 洗身:洗完头后,撤去包裹浴巾,将腕关节垫于新生儿后颈部,拇指和食指握住新生儿肩部,其余三指在新生儿腋下。先将新生儿双脚或双腿轻轻放入水中,再逐渐让水慢慢浸没臀部和腹部,呈半坐位,角度45°。先洗颈部、腋下、前胸、腹部、腹股沟,再洗四肢。洗完前身后反转新生儿,使其趴在前臂上,由上到下洗颈后部、后背、臀部、肛门、后臂。洗完后,双手托住头颈部和臀部将新生儿抱出浴盆,放在干浴巾上迅速吸干身上水分。

4) 脐部护理:用消毒棉签蘸碘伏或 75% 的乙醇,由脐根到脐轮依次自内向外顺时针方向擦拭消毒 2~3 次。

(5) 洗澡时间不宜过长,5~10 分钟为好,洗完澡后迅速将婴儿包入大浴巾中保暖并吸干水分。

(6) 给婴儿穿好衣服,喂少许温开水。

▶ 视频:给婴儿洗澡

三、婴儿抚触

抚触是按照一定的顺序和手法,轻轻地触摸婴儿肌肤,以促进其血液循环,刺激感觉器官的发育,提高身体抵抗力,促进成长的一种科学照料技法。在人类感觉器官中最早发展的是触觉。婴儿可以通过触摸获得情绪上的满足,感到安稳、舒适、喜悦,也可以感受到父母的疼爱和关怀。

（一）抚触前的准备

1. 关闭门窗,室内温度调至 26~28℃,有条件播放音乐更佳。

2. 在床上选择适当位置或选择一个柔软平坦的平面。

3. 母婴护理人员要剪短指甲,束起头发,清洗双手,擦干后涂抹润肤油,双手掌均匀摩擦,将双手搓暖。

（二）抚触的方法

1. 面部

(1) 眼睛:双手四指放在婴儿头部两侧,用双手拇指外侧,右手拇指从婴儿左眼内眼角推向右眉头,还原;再将左手拇指从婴儿右眼的内眼角推向左眉头,还原。双手拇指交替为一遍,反复四遍。

(2) 额头:① 双手四指放在婴儿头部两侧,双手拇指尖相对,放在婴儿印堂处,两手同时向两侧分到太阳穴。② 双手拇指相对再从印堂与前发际连线中点处,同时向两侧分开到大发际。③ 双手拇指尖相对同时放在前发际中心点,两手同时向两侧分开到小发际。上述操作为一次,反复四次。

(3) 拉微笑肌:① 双手四指放在婴儿头两侧,双手拇指尖相对同时放在婴儿下颌中心点,双手同时向两侧推到耳根。② 双手拇指相对同时放在承浆穴处(颏唇沟的正中凹陷处),两拇指同时向两侧推到耳根。上述操作为一次,反复四次。

2. 头部 ① 左手托住婴儿头部,右手成半握拳状,以中指为着陆点,四指做辅助,放在前发际中心点处,然后从前到后经百会穴(头顶正中线与两耳尖连线的交叉处)向后到第七颈椎,然后中指从第七颈椎滑向耳后根。② 中指从小发际滑向头枕部垂直到第七颈椎,再滑向耳后根。③ 轮耳廓,四指在耳后,拇指在耳前,以中指和拇指为着陆点,分别放在耳尖处,从耳尖捋到耳垂,拇指和中指轻轻揉捏耳垂。上述操作为一次,反复四次。做完左侧再做右侧,手法与左侧一样。

3. 胸部 双手四指分别放在婴儿身体两侧肋骨下沿处,双手向上一提(提一下腹部肌肉),右手反手从婴儿左肋推向右肩井处(到乳房处要避开乳头),右手再返回原处。左手再轻轻向上一提(提一下腹部肌肉),左手反手从婴儿右肋推向左肩井处(到乳房处要避开乳头),左手再返回原处。两手交替为一次,反复四次。

4. 腹部 双手顺时针在婴儿脐部交替划圆(右手放在宝宝右腹部,在脐上划半圆,左手接右手放在婴儿左腹部,在脐下划"V"字)。一圈为一次,反复四次。

5. 四肢

(1) 上肢(先右后左):① 先捋:双手虎口朝下,左手握住婴儿手腕,右手从肩部捋到腕部。再右手握住婴儿手腕,左手从婴儿肩部捋到腕部。② 再捏:双手虎口朝下,左手握住婴儿手腕,右手轻轻捏婴儿的肩关节,从肩关节滑向肘关节,再轻轻捏一下肘关节,再从肘关节滑向腕关节,再轻轻捏一下腕关节。然后右手握住婴儿手腕,左手虎口朝下,轻轻捏婴儿的肩关节,从肩关节滑向肘关节,再轻轻捏一下肘关节,再从肘关节滑向腕关节,再轻轻捏一下腕关节。双手交替为一次,反复四次。用同样的方法做对侧。

(2) 手:① 手心:双手托住婴儿的腕部,两拇指放在婴儿掌根处,呈麦穗状推到指尖。从掌根到指尖为一遍,反复四遍。② 手背:双手托住婴儿腕部,以右手食指和中指为着陆点,从婴儿腕部捋到指尖;左手再以食指和中指为着陆点,从婴儿腕部捋到指尖。两手交替为一遍,反复四遍。③ 手指:左手托住婴儿手腕,右手拇指和食指先从婴儿拇指的指根关节处轻轻揉捏一下指根关节,从指根关节捋向第一指关节,再轻轻揉捏一下第一指关节,拇指和食指再从第一指关节捋向指尖,从婴儿的拇指到小指为一遍。要把婴儿每个手指的指关节都揉捏到,从拇指到小指为一次,反复四次。用同样的方法做对侧。

(3) 下肢:① 先捋:双手虎口朝下,左手握住婴儿脚踝,右手从婴儿髋关节滑向踝关节,再右手握住婴儿脚踝,左手从婴儿髋关节滑向踝关节。② 再捏:双手虎口朝下,左手握住婴儿脚踝,右手轻轻捏婴儿髋关节,从髋关节滑向膝关节,再轻轻捏一下膝关节,再从膝关节滑向踝关节,再轻轻捏一下踝关节;右手握住婴儿脚踝,左手虎口朝下,轻轻捏婴儿髋关节,从髋关节滑向膝关节,再轻轻捏一下膝关节,再从膝关节滑向踝关节,再轻轻捏一下踝关节。双手交替为一次,反复四次。用同样的方法做对侧。

(4) 足

1) 脚心:双手托住婴儿脚踝,两拇指放在婴儿脚跟处,呈麦穗状推到脚尖。从脚跟到脚尖为一遍,反复四遍。用同样的方法做对侧。

2) 脚背:双手托住婴儿脚踝,以右手食指和中指为着陆点,从婴儿脚背底部捋到脚尖;左手再以食指和中指为着陆点,从婴儿脚背底部捋到脚尖。两手交替为一次,反复四次。用同样的方法做对侧。

3) 脚趾:左手托住婴儿脚踝,右手拇指和食指先从婴儿蹈趾跖趾关节处轻轻揉捏一下跖趾关节,从跖趾关节捋向第一趾关节,再轻轻揉捏一下第一趾关节,拇指和食指再从第一趾关节捋向趾尖,从婴儿的蹈趾到小脚趾为一遍。要把婴儿每个脚趾的趾关节都揉捏到,从蹈趾到小脚趾为一遍,反复四遍。

翻身:由仰卧位变为俯卧位。右手五指分开,食指和中指放在婴儿下颌处,拇指和小指分别按压住婴儿的左臂和右臂,用左手拇指的外侧轻轻挑一下婴儿的肩部,使婴儿身体有一个倾斜,随着倾斜度的增加,左手手掌护住婴儿的头、颈、肩、后背,使婴儿的左臂压在身体侧下方,随着身体的倾斜右手慢慢撤出来,使婴儿呈俯卧位。左手向婴儿肩部移动,把婴儿的右肩抬起,右手握住婴儿右上臂,把婴儿右臂抬到上方,然后右手放在婴儿左肩处,把婴儿左肩抬起来,左手握住婴儿左臂,把婴儿左臂抬到上方。然后,将婴儿头转向左侧。

6. 背部

(1) 开背:① 双手四指以脊柱为中心,放在脊柱两侧,双手平行分开从脊柱捋向肩部;② 双手四指以脊柱为中心,放在胸椎与腰椎之间,双手平行从背部捋向背的边缘;③ 双手四指以腰椎为中心,分别放在腰椎处,双手平行捋向腰的边缘。

(2) 捋脊柱:以右手中指为着陆点,四指做辅助工作,从第七颈椎捋到腰椎,轻轻按揉一下腰椎及肾俞穴,并对婴儿说:"宝宝抬头",这样能刺激婴儿中枢神经,增加婴儿颈部和背部的肌肉锻炼。从颈椎捋到腰椎为一次,反复四次。

7. 臀部　将双手的大鱼际分别放在婴儿两侧臀部,轻揉,右手顺时针,左手逆时针,使婴儿臀大肌得到放松,一圈为一次,反复四次。

翻身:由俯卧位变成仰卧位。右手五指分开,食指和中指放在婴儿头和背部,拇指和食指分别按压住婴儿左臂和右臂,用左手拇指的外侧轻轻挑一下婴儿腋下,使婴儿身体有一个倾斜,随着倾斜度的增加,左手食指拇指放在婴儿下颌处,使婴儿左臂压在身体侧下方,随着身体的倾斜右手慢慢撤出来,使婴儿呈仰卧位,左手向婴儿肩部移动,把婴儿的左臂放下,再把婴儿右臂放下来,然后将婴儿的头放正。

（三）注意事项

1. 抚触时先观察婴儿皮肤情况。

2. 婴儿哭闹时应暂停或终止抚触。

3. 抚触时动作要轻柔。

4. 不要在过热、过凉或过饥、过饱时抚触。

 视频：婴儿抚触

四、睡眠护理

睡眠是大脑皮层的生理保护性抑制，是恢复人体精神和体力的必要条件。睡眠有助于婴儿的脑发育，有助于记忆力的增强。新生儿每日睡眠时间可达16~20小时（表2-3-6）。每个婴儿自身气质不同，家庭环境不同，睡眠规律也不一样。只要没有疾病，婴儿的睡眠时间可以由自己决定。

随着年龄的增长，婴儿的大脑皮层逐步发育，睡眠的时间可逐步缩短。

表 2-3-6 不同月龄婴儿的睡眠次数和时间

年龄	次数	白天持续时间 / 小时	夜间持续时间 / 小时	合计 / 小时
初生	每日 16~20 个睡眠周期，每个周期 0.5~1 小时			20
2~6 个月	3~4	1.5~2	8~10	14~18
7~12 个月	2~3	2~2.5	10	13~15

（一）为婴儿营造睡眠条件

创造适宜的睡眠环境是保证婴儿高质量睡眠的前提。尽量让婴儿在自己所熟悉的环境中睡觉，为他（她）布置一个温馨、舒适、安静的睡眠环境。

1. 卧室的环境要安静。室内光线略暗，室温控制在20~23℃。窗帘的颜色不宜过深。同时，还要注意开窗通风，保证室内的空气新鲜。

2. 为婴儿选择一个适宜的床。床的软硬度适中，最好是木板床，以保证婴儿脊柱的正常发育。

3. 换上宽松的、柔软的睡衣。

（二）婴儿睡眠充足的标准

1. 清晨自动醒来，精神状态良好。

2. 精力充沛，活泼好动，食欲正常。

3. 体重、身高能够按正常的生长速率增长。

（三）照护婴儿入睡

1. 入睡前准备 每次入睡前应洗脸、洗手，喂少量的白开水漱口；晚上入睡前应洗会阴部、洗脚,出牙的婴幼儿要帮助其用温水清洗口腔。睡前不要喂水过多,以免因小便影响睡眠质量;睡前应先排尿,夜间定时唤醒婴儿排尿。睡前不要吃甜食,以保持口腔清洁,逐步延长夜间哺乳间隔时间,直至夜间不哺乳。睡前1小时不要玩得太兴奋,以免因过于兴奋而难以入睡。

2. 入睡护理 婴儿应换上宽松柔软的衣服,使其全身得到放松,睡得舒服,被褥要轻、软、干燥。培养婴儿自然入睡的习惯,尽量减少大人陪护的时间,白天要有固定的睡眠时间和次数,以不影响晚上睡眠为宜。养成按时入睡、按时起床的习惯。该起床的时候,应及时唤醒婴儿。经过一段时间后,婴儿会定时自然醒来。采取侧卧位睡眠姿势。这种睡眠姿势能使全身肌肉最大限度地松弛,即使发生溢奶,也不易使呕吐物吸入呼吸道而引起窒息。向右侧睡比向左侧睡更好,这样既不会压迫心脏,又能够将婴儿所吃的食物向十二指肠移送。睡眠中可适当更换体位,如俯卧、仰卧等。不要养成婴儿口含奶嘴、咬被角、吮手指入睡的习惯。婴儿入睡时可小音量播放一些轻柔优美的音乐,使其安然入睡。

3. 注意事项

(1) 不要使婴儿养成哄、拍、抱着入睡的习惯,应该将其放在床上自行入睡。

(2) 室温正常的情况下,被子不要盖得过厚,即使在冬季,婴儿的房间也要经常打开窗户通风换气。

(3) 按时督促婴儿入睡或起床,尽早养成良好的睡眠习惯。

阳光大姐
支招

睡眠的观察:新生儿的睡眠到觉醒有一定规律,大致可分为6种意识状态,安静睡眠、活动睡眠、瞌睡、安静觉醒、活动觉醒和哭。有时新生儿在睡眠的时候手足会像受惊吓一样抖动一下。有时也会哼哼,动动身体,这不是什么问题,不过是睡久了换个姿势,也是正常的睡眠现象。

五、排便护理

婴幼儿大小便要经历由随意到能控制的过程,期间需要对其进行细心周到的护理,如更换纸尿裤、尿布,清洗和护理臀部等。婴幼儿皮肤娇嫩,使用尿布须及时更换。

(一)了解尿布种类及特点

尿布的种类及特点见表2-3-7。

表2-3-7 尿布的种类及特点

尿布种类	规格	优点	缺点	说明
纸尿布	多为长方形	使用方便,无须清洗,省时省力	使用一次丢弃,费用高	

尿布种类	规格	优点	缺点	说明
布尿布	长方形、三角形	柔软、吸水性强,可使用旧布料制作	费时费水,如更换不及时,易污染裤子及包被	可以根据客户家的情况,这里对布尿布的规格不作具体设定
纸尿裤	型号与体型相符	胯裆处褶皱为双层结构,可防止大便溢出,外出使用方便	使用一次丢弃,费用高	如果仅有小便,可 2~3 小时更换一次

（二）正确使用不同种类的尿布

1. 正确使用纸尿布　纸尿布多为新生儿使用,使用时将纸尿布平铺于床上,顺好上部系带,将婴儿臀部对准纸尿布,然后将尿布下部从裆内翻上小腹,最后用系带系住。

2. 正确使用布尿布　长条尿布垫在里面(男婴将尿布前面反折一下,女婴将尿布后面反折一下),三角形尿布包在外面。

布尿布的更换方法:

（1）让婴儿平躺在床上,握住脚踝轻轻抬起下肢和臀部,撤下脏尿布,垫上折好的干净尿布。

（2）把长方形尿布骑在婴儿裆内,三角形大尿布先将一侧腰部角经婴儿腹部折到对侧按到腰下,再将尿布的顶角从裆内翻上,最后将另一侧腰部角折到对侧,掖到腰下。

3. 正确使用纸尿裤　选择吸湿性强、型号合体的纸尿裤(不建议长期使用)。

4. 洗尿布的方法

（1）只有尿液的尿布,可用婴儿洗衣液搓洗,清水漂洗干净后,用开水烫一次,置于日光下晒干。

（2）清洗染有粪便的尿布程序为:清水浸湿→专用刷子去除粪便→清水冲洗→盆内水倒掉→用中性肥皂搓洗→温开水烫→水稍凉后搓洗→清水漂洗干净→开水烫→日光晒。

（3）尿布长久使用会发硬,可用少许白醋兑温水,将尿布浸泡搓洗,再用清水冲洗干净,在日光下晒干。

5. 培养婴儿良好的排便习惯　对 4~8 个月婴儿,其睡醒后,不管排便与否,都要抱起婴儿排泄大小便。8 个月以后可扶着婴儿坐便盆,并伴以"嘘嘘"或"嗯嗯"的声音,诱导排便。如此天天坚持、反复练习,逐步养成婴幼儿定时排便的习惯。

对 1.5~2 岁幼儿,应培养其主动坐便盆的习惯,2 岁以后可让幼儿自己坐便盆。注意每次便后要将便盆清洗干净。便后要给婴幼儿洗手,有意识地帮助婴幼儿养成便后洗手的好习惯。

6. 注意事项

（1）更换尿布要一气呵成,尽量紧凑,所以要提前准备足够数量的尿布。

（2）尿布要及时更换，以保持婴儿臀部皮肤干爽，注意婴儿臀部清洁卫生，发现臀部潮红可涂抹护臀霜或鞣酸软膏。

（3）训练婴儿大小便应有耐心，只要婴儿有点滴进步就给予鼓励表扬。偶有排泄到裤裆内，也不要训斥孩子。

六、婴儿生活用品消毒

婴儿生活用品包括：婴儿使用的卧具、餐具、玩具和家具。婴儿的免疫力弱，适应外界环境能力较差，应对其生活用品进行严格消毒。

消毒时应根据生活用品的性质选用不同的消毒方法。

（一）物理消毒法

1. 利用日光和通风消毒　将婴儿的衣服、被褥、书籍、布制和木制玩具等放在日光下暴晒 4~6 小时即可达到消毒目的。坚持每天开窗通风虽不能杀灭空气中的病原微生物，但能大大降低空气中有害微生物的数量。

2. 焚烧污染物品消毒　对于传染病患儿使用过的某些物品可采用燃烧的方法进行消毒杀菌(如污染过的废纸、敷料，可在搪瓷类耐高温的物品中倒入少许 90% 的乙醇，然后点燃消毒，但要注意安全)。

3. 煮沸消毒　如婴幼儿的餐具、毛巾、手帕等应定期进行煮沸消毒，煮沸后 10 分钟即可。

（二）化学消毒法

1. 擦拭法　用化学药物擦拭被污染的物体表面。如用威露士消毒液可将其按照 1:9 的比例兑水，擦拭地面、家具、陈列物品和铁制玩具。

2. 浸泡法　将生活用品浸泡在消毒液中，浸泡时溶液的浓度和浸泡时间的长短视消毒物品的性质而定。威露士消毒液按照 1:9 的比例兑水浸泡 20 分钟。如浸泡污染较严重的物品，不但消毒液的浓度要加倍，而且浸泡的时间也要加倍。对塑料玩具采用擦拭消毒，或用消毒液浸泡的方法消毒。

（三）婴儿生活用品的清洁、消毒

1. 卧具的清洁、消毒　每周清洗及晾晒一次被褥。清洗时使用经国家有关部门检验合格的中性、无磷的洗衣液(最好是婴儿专用)。如果是被大小便污染过的被褥，则应当先清除污物后再进行清洗。

每天用清洁的湿布擦拭婴儿床。

2. 餐具的清洁、消毒

（1）奶瓶、奶嘴的清洁、消毒：用刷子清除残留奶液，用流动水冲洗干净。进行高温消毒，可以用水煮沸，奶嘴在水沸腾 3 分钟时取出，奶瓶要在 10 分钟后取出，也可以放入微波炉中消毒，奶瓶与奶嘴分开放置，用最高温加热 2 分钟。取出后放置在消毒的碗柜中，盖上干净纱布备用。

（2）碗筷的清洁、消毒：用流动水清洗干净。如果消毒伤寒或细菌性痢疾患者的碗筷,则应煮沸 10~15 分钟,用清水洗净后再煮 5 分钟。如果是病毒性肝炎患者的碗筷,则应煮沸 20~30 分钟,洗净后再煮沸 5 分钟。

3. 玩具的清洁、消毒　准备小盆、小毛巾等,将要清洁的玩具集中起来。干净盆内加温水,玩具放入盆中浸泡 20 分钟。用干净的小毛巾擦洗或用手搓洗玩具表面的污物。洗涤后的玩具再用清水冲洗一遍,最后用小毛巾擦干或晾干。电动类玩具先用干净湿布擦拭,再用乙醇棉擦拭,最后晾干。对于需消毒的玩具,其消毒程序为:将玩具清洗干净→在 3% "84" 消毒液中浸泡 30 分钟→用清水刷洗 2~3 遍→用小毛巾擦干→置于日光下晾晒。

4. 家具的清洁、消毒　婴儿的手、口动作较多,自我控制能力较差,所以在婴儿活动范围内的家具每天都需要进行清洁和消毒。用干净的湿布擦拭灰尘,使用经国家有关部门检验合格的家具消毒剂进行消毒。

七、给婴儿穿脱衣服

(一) 检查服装

给婴儿穿衣服前,要从安全角度对服装进行检查,看衣服面料是否柔软透气、纽扣是否松动、衣带是否存在缠绕、挂件饰物等是否安全、衣服鞋帽是否合身,如发现安全隐患,应及时提醒纠正。

(二) 给婴儿穿脱衣服的方法

冬季给婴儿穿脱衣服时要关好门窗,避免受凉感冒;护理员要洗净双手,剪短指甲,并提前将衣服准备齐全,按顺序放好。

给婴儿穿脱衣服时动作一定要轻柔,以免擦伤皮肤,或造成关节脱臼,同时要面带微笑,边穿脱衣服边讲衣服名称、用途,并不时地加以鼓励和表扬,使婴儿养成勤换衣服、爱清洁的良好习惯。

1. 穿脱前开衫

(1) 穿前开衫:将衣服打开,平放在床上,让婴儿躺在平放好的衣服上。将一只手从袖口伸进去,抓住婴儿一只手。用另一只手将衣袖一点点向上拉。以同样的方法给婴儿穿对侧的衣袖。把穿好的衣服展平,系好带子或扣好扣子。

(2) 脱前开衫:让婴儿平躺在床上,将开衫带子或扣子解开,一只手从一只袖笼中抓住婴儿的肘部,使其弯曲,另一只手抓住袖口往下拉,把袖子褪下来。用同样方法,将对侧袖子褪下来。

2. 穿脱套头衫

(1) 穿套头衫:把套头衫拿起来,双手将领口处撑开,从婴儿的头顶套入。将套头衫领口一直拉到婴儿颈部,再将套头衫袖口撑开,将婴儿的手拉入袖笼里,待两只手都穿进袖子后,将套头衫拉下来整理好。

(2) 脱套头衫:让婴儿平躺在床上,将一只手伸进一侧袖笼,抓住婴儿肘部,另一只手抓住该侧袖口向外拉,将一侧衣袖褪下。用同样方法将另一侧衣袖褪下。双手抓住套头衫领口,从婴儿的面部脱至头枕部,然后一只手抬起婴儿的头,另一只手把衣服脱下。

3. 穿脱裤子

(1)穿裤子:先把一只手从裤脚沿裤筒伸进去,另一只手握住婴儿的一只脚放在已伸入裤腿中的手中,然后将婴儿裤子一点一点往上拉,用同样的方法再穿另一侧裤筒。将婴儿臀部稍稍抬起,双手将裤子提至腰部。

(2)脱裤子:先将婴儿裤子从腰部褪至大腿处。一只手握住婴儿的大腿,另一只手拉住婴儿的裤脚将裤腿褪下,用同样的方法褪下另一只裤腿。

▶ 视频:给婴儿穿脱衣服

第四节 婴儿护理用品的选择及使用

伴随市场经济的发展,物质生活水平的提升,各种婴儿护理用品不断涌现。正确选择、使用这些产品,能够提高母婴护理的服务质量和效率,优化婴儿的生活环境。

一、婴儿护肤用品

针对婴儿皮肤的特点,婴儿皮肤护理用品要具有保湿、滋润、弱酸性、保护皮肤屏障等特点。婴儿护肤品的常见成分及其功能见表2-3-8。

表 2-3-8 婴儿护肤品常见成分及其功能

成分	特点	功能
丁二醇	水性保湿剂,可以从潮湿的空气中吸收水分来维持皮肤角质层的含水量	保湿
甘油(丙三醇)	水性保湿剂,可以从潮湿的空气中吸收水分来维持皮肤角质层的含水量	保湿、滋润
凡士林	油性保湿剂,在皮肤表面形成脂膜,防止皮肤水分蒸发,但亲肤性不佳	保湿
维生素 E/生育酚	油性保湿、抗氧化剂	滋润、修复并加强皮肤屏障功能
天然植物油(霍霍巴籽油、乳木果油、橄榄油等)	含丰富的维生素、蛋白质和脂肪酸,温和亲肤,有舒缓补水保湿作用	滋润、修复并加强皮肤屏障功能
胆甾醇(胆固醇)	皮肤角质层的主要成分,协助建构皮脂膜,是皮肤屏障重要组成物质	修复并加强皮肤屏障功能
神经酰胺	天然保湿因子,皮肤角质层中重要的成分,皮肤屏障重要组成物质	加强皮肤屏障功能

续表

成分	特点	功能
角鲨烷	油性保湿剂,皮脂膜的成分之一,与皮肤的亲和性好。还有一定的抗氧化作用,有保护皮肤屏障的功能	保湿、滋润并加强皮肤屏障功能
糖海带提取物	天然动植物中提取得到的多糖,保湿剂,无毒副作用,与皮肤的亲和性好	保湿
氨基酸(精氨酸、丙氨酸、丝氨酸、赖氨酸等)	最小分子结构之蛋白质,较易为皮肤吸收,具有强化角质、保湿的作用,同时氨基酸本身呈弱酸性,可调节皮肤的酸碱度	保湿、弱酸性
氧化锌	具有加速创面组织修复、收敛的作用,可遮盖、抗紫外线	修复皮肤屏障功能,物理性防晒
二氧化钛	遮盖、抗紫外线	物理性防晒

选择婴儿护肤品的注意事项:一定要选用婴儿专用的护肤品,不能使用成人护肤品代替;护肤品要标有化妆品生产许可证号,防晒品标有特妆生产许可证号;查看生产日期,从生产日期算起,超过一年半的最好不要购买。

二、奶瓶奶嘴

一套合适的奶瓶、奶嘴对于婴儿的健康成长非常重要。婴儿用合适的奶瓶、奶嘴,才能顺利地进食,否则就容易发生呛奶、溢奶、胀气、消化不良等问题,从而影响婴儿的正常发育。

1. 挑选奶瓶

(1) 奶瓶的透明度:无论是玻璃还是塑料材质的奶瓶,优质奶瓶的透明度都很好。以玻璃奶瓶为例,挑选时对着阳光观察,应瓶身澄净透明,刻度清晰标准。

(2) 奶瓶的硬度:优质的奶瓶硬度高,手捏也不容易变形。质地过软的奶瓶,在高温消毒时会发生变形,还可能会将有毒物质渗出。

(3) 奶瓶的气味:劣质奶瓶打开后会有一股难闻的异味,而合格的优质奶瓶是没有异味的。

(4) 奶瓶的材质:选择奶瓶材质的时候主要根据它的特性,玻璃比较重,但相对比较安全、材质稳定,所以建议小月龄婴儿,奶量比较小的时候使用(图2-3-4)。塑料[聚丙烯(PP)/聚亚苯基砜树脂(PPSU)]奶瓶的材质较轻便,容易携带,也不容易摔碎。当婴儿能捧着奶瓶喝奶时,推荐使用塑料奶瓶。PP耐110℃,PPSU耐180℃高温,稳定性较高。含双酚A的聚碳酸酯(PC)不适合作为奶瓶的材料。

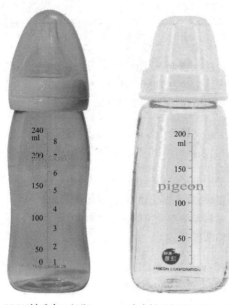

PPSU材质宽口奶瓶　　　玻璃材质标准口径奶瓶

图 2-3-4　奶瓶

2. 挑选奶嘴

(1) 材质:天然橡胶材质的奶嘴富有弹性,很柔软,缺点是奶嘴边缘软,旋紧的时候容易脱位、渗漏,容易老化、破损,而且有橡胶特有的气味,有些婴儿可能不喜欢。硅胶材质的奶嘴比橡胶的硬,但不易老化、抗热、抗腐蚀、无味无臭,没有渗漏的问题,摸起来比较柔软厚实,婴儿在吸奶的时候,舌头也能够运动自然流畅(图 2-3-5)。选择更接近妈妈乳头软硬质感的奶嘴,一方面比较容易进行奶瓶喂哺和母乳喂哺之间的切换,另一方面可促进婴儿唾液分泌,帮助上下颌、脸部肌肉的发育,孩子比较容易接受。

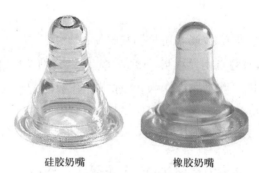

硅胶奶嘴　　　　　橡胶奶嘴

图 2-3-5　奶嘴

(2) 奶嘴孔型:婴儿的吸吮力和吸吮方式随着月龄的变化会有一定的改变。不同形状的奶嘴孔,奶液的流速也会不同。

圆孔型:最为常见,乳汁会自动流出,婴儿吸吮不费力气,适合无法控制乳汁流出量的婴儿。根据孔型大小分为 SS、S、M、L 四种。

十字型:可以根据婴儿的吸吮力来控制奶水的流量,不容易漏乳,而且孔口偏大,可以用来喝果汁、米粉或其他粗颗粒饮品,适合不同月龄段的婴儿。

Y字型:乳汁流量稳定,能避免奶嘴凹陷,孔较大,可以再添加流质辅食时使用。

3. 挑选学饮杯

(1) 0~6个月:奶瓶是婴儿必备物品。由于这个阶段的婴儿不能够自己喝水,需要妈妈的帮助,因此可以选择没有把手的奶瓶,不过对奶嘴的触感要求比较高,要接近母乳,才不容易发生乳头错觉。

(2) 6个月左右:婴儿6个月左右时,就可以训练用手来抓握东西。但这个阶段婴儿还只能吮吸食物,可以使用奶瓶式训练杯(图2-3-6),训练他将杯子送到嘴边的准确程度。婴儿开始经历新的更高级的活动时仍以吸的动作为主,液体漏出仍会发生。

(3) 6~9个月:如果要锻炼婴儿不再依赖奶嘴,学会用水杯来喝水,可以换用鸭嘴式训练杯(图2-3-7)。这种训练杯的饮口设计得像鸭嘴一样,可以让婴儿一口喝到更多的水,对日后使用水杯起到过滤作用。

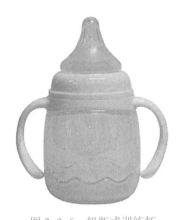

图2-3-6 奶瓶式训练杯

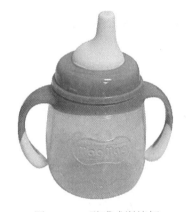

图2-3-7 鸭嘴式训练杯

(4) 9~12个月:这个阶段的婴儿的抓握能力和吮吸能力比起之前都有所提高,所以需要选择流水量比鸭嘴式训练杯还要大的吸管式训练杯(图2-3-8)。但要注意长牙期间喜欢咬东西,他们可能会咬坏水杯上的吸管,要注意及时更换。

三、婴儿食物研磨器

(一) 功能

研磨器一般有两个功能,一是榨汁,二是制作食物。

(二) 组件

研磨碗、滤网、保存盖、榨汁器、研磨板、研磨棒。

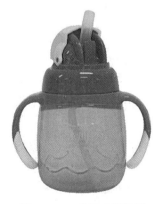

图2-3-8 吸管式训练杯

（三）使用方法

1. 研磨碗 适合将食物磨成泥。如将胡萝卜蒸熟,切成小块置于碗内,用研磨棒按压、搅拌即可成泥。

2. 滤网 将滤网置于研磨碗上,用研磨棒或汤匙背面进行过滤。

3. 保存盖 盖于研磨碗上,便可冷藏、冷冻保存。

4. 榨汁器 置于研磨碗上,将水果轻轻按压榨汁器突起的部分,便能挤出大量果汁。

5. 研磨板 研磨板有不同的纹路,根据需要进行选择,将其置于研磨碗上,将煮软的食物研磨。

四、过滤烘干蒸汽消毒器

（一）功能

消毒烘干、消毒、烘干。

（二）使用方法

1. 消毒烘干

（1）向底座的发热盘内加入 80 ml 纯净水。

（2）将需要消毒的物品放入消毒仓内,奶瓶置于奶瓶间内,奶嘴及其他配件放在配件支架上,盖上盖子。

（3）将电源插头接入插座,按下启动键,灯亮。

（4）按下消毒烘干键,大约消毒 10 分钟。

（5）消毒完毕自动进入烘干模式,45 分钟后,烘干完毕,机器发出 5 次蜂鸣提醒后,自动断电。

（6）待消毒器完全冷却后,关掉电源,取出消毒烘干的物品。

2. 消毒

（1）向底座的发热盘内加入 80 ml 纯净水。

（2）将需要消毒的物品放入消毒仓内,奶瓶置于奶瓶间内,奶嘴及其他配件放在配件支架上,盖上盖子。

（3）将电源插头接入插座,按下启动键,灯亮。

（4）按下消毒键,大约消毒 10 分钟。

（5）消毒完毕,机器发出 5 次蜂鸣提醒后,自动断电。

（6）待消毒器完全冷却后,关掉电源,取出消毒好的物品。

3. 烘干

（1）向底座的发热盘内加入 80 ml 纯净水。

（2）将需要消毒的物品放入消毒仓内,奶瓶置于奶瓶间内,奶嘴及其他配件等放在配件支架上,盖上盖子。

（3）将电源插头接入插座,按下启动键,灯亮。

（4）按下烘干键,大约烘干 45 分钟。

（5）烘干完毕，机器发出 5 次蜂鸣提醒后，自动断电。

（6）待消毒器完全冷却后，关掉电源，取出烘干的物品。

五、温奶及食物加热器

（一）功能

保温、加热。

（二）使用方法

1. 保温（约 37℃）

（1）将温奶器平放于桌面。

（2）向温奶器内加入适当的纯净水（加热奶瓶、母乳储存袋、辅食杯时，加入 140 ml；加热泥类辅食时，加入 200 ml）。

（3）将装有食物的容器平稳放入温奶器中。

（4）接通电源，夜灯亮起，将开关旋钮调至保温档。

（5）指示灯亮起，温奶器开始加热。指示灯熄灭，停止继续加热。温奶器中水温下降后会自动重新启动保温档。

2. 加热（约 70℃）

（1）将温奶器平放于桌面。

（2）向温奶器内加入 140 ml 纯净水。

（3）将事先准备好的饮用水或食物倒入容器（奶瓶或辅食杯）内，再放入温奶器。

（4）接通电源，夜灯亮起，将开关旋钮调至加热档。

六、恒温水壶

（一）功能

1. 煮沸除氯，让水质更洁净。

2. 精准恒温。

（二）使用方法

1. 煮沸除氯

（1）在待机状态下向水壶内倒入 250~1 000 ml 生水，按下功能键切换到“煮沸除氯”，面板上“煮沸除氯”指示灯亮起，数码屏显示恒温点，闪烁 3 秒后进入煮沸除氯功能工作状态，数码屏显示实时温度。水开后（延时 30 秒除氯并蜂鸣提示）自动降温至默认恒温点，之后一直在该恒温点保持恒温。

（2）在煮沸除氯功能工作状态下，若需要设置新的恒温点，可直接按“+”或“−”，进行选择。

2. 恒温

（1）在待机状态下，若想快速取得所需的恒温水，可直接将凉开水或饮用水倒入水壶，按下功能键切换到“恒温”，面板上“恒温”指示灯亮起，显示屏显示 45℃（默认恒温度)或已设置好的恒温点,此时按"+"或"-",可调整恒温点(40~90℃,共11档)。

(2) 在恒温工作状态下,如水壶中已无水,则30分钟后自动进入待机状态。

3. 冲调参考菜单 见表2-3-9。

表2-3-9 恒温水壶不同温度适用冲调食物

恒温温度/℃	适用冲调食物
40	冲调婴儿奶粉
45	炎热季节冲调奶粉,夏天成人饮水
50	寒冷季节冲调奶粉,冬天成人饮水
55	冲调蜂蜜
60	夏天冲调成人奶粉,冲调板蓝根等
65	冬天冲调成人奶粉,冲调板蓝根等
70	夏天冲调婴儿熟制米粉、米糊
75	冬天冲调婴儿熟制米粉、米糊
80	成人冲泡咖啡
85	成人泡茶
90	成人冲调麦片

七、奶嘴式喂药器

(一) 组件

量杯、喂奶器、奶嘴。

(二) 使用方法

1. 按医嘱将药液(片剂需溶化)倒入量杯中。

2. 将药液吸入喂奶器,套上奶嘴。

3. 将药液推入奶嘴,宝宝吸吮。

4. 使用后清洗干净,可用沸水或蒸汽消毒3~5分钟。

八、口式吸鼻器

(一) 组装方式

1. 入鼻管装在蓝色瓶盖上,按紧。

2. 在蓝色瓶盖底部装上防逆流装置。

3. 将组装好的蓝色瓶盖旋紧到透明小瓶上。

4. 在组装好的瓶体上插上组装好的吸管及吸管口

(图2-3-9)。

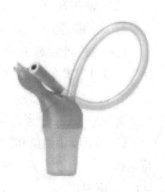

图2-3-9 口式吸鼻器

(二) 使用方法

1. 成人先用口衔住吸管口,斜抱婴儿。

2. 将鼻管轻轻放入婴儿鼻孔内,并慢慢地开始用口吸。

1. 如果婴儿鼻腔内分泌物较硬,请先用温毛巾轻轻湿润婴儿鼻腔,使分泌物变软,再使用吸鼻器。

2. 鼻腔内有化脓以及伤痕、鼻出血时,应避免使用吸鼻器。

九、红外线电子体温计(额温枪)

(一)组件

主机、探头保护盖、底座。

(二)使用方法

1. 额温测量

(1)拇指、食指分别向下按压保护盖两翼,取下保护盖。

(2)将探头放置于前额。

(3)按一下开关键,屏幕全显,听到语音提示"请测量",进入测温模式。

(4)按一下"测量"键,约 1 秒后听到"滴"声,表示测量完成,并播报测量结果。

(5)若测量体温达到 37.8℃及以上,则指示灯变为红色。

2. 测量记录查看

(1)关机状态下,直接按下"测量"键,屏幕显示数字 1,表示最近一次测量值,并显示测量结果。

(2)依次按下"测量"键,则最多可以显示最近 12 组测量结果。

十、婴儿辅食器

(一)功能

用于婴儿咬吮辅食。

(二)组件

手柄、咬吮吸嘴、塞环、塞盖、锁扣。

(三)使用方法

1. 打开锁扣,用食物剪刀将果蔬、肉类(煮烂)等食物剪成块状,装进咬吮吸嘴中,合上锁扣。

2. 婴儿双手抓握手柄,将咬吮吸嘴放入口中咀嚼吮吸。

1. 每次使用前后都要进行清洁或消毒,蒸汽或煮沸 2~3 分钟即可。

2. 每次使用前应仔细检查,一旦出现破损应立即更换吸嘴。

十一、婴儿指甲剪

(一) 产品特点

1. 尖端呈圆形,刃部小而薄,可以安心使用。

2. 手柄处设计为3个手指稳固放置,使用稳定。

3. 在不使用时,可以用附带的剪刀套来保护刃部。

(二) 使用方法

1. 尽量每周给婴儿修剪一次指甲。

2. 避免修剪过深。

3. 使用完毕后,用纸巾或布擦拭干净,避免生锈。

4. 勿用于其他用途。

 阳光大姐实践案例

宝宝挑食怎么办

我曾经在这样一个客户家服务,带小宝宝的时候,顺便带一下大宝宝。大宝宝6岁了,名叫虎虎。我在他们家第一次做饭的时候,虎虎就跑过来郑重地告诉我:"阿姨,我不爱吃蘑菇,你不要做哦。"我觉得很奇怪,就问虎虎妈妈:"菌类营养价值那么高,虎虎为什么不爱吃蘑菇呢?"虎虎妈妈当时皱着眉头强调了一遍,说:"虎虎不爱吃蘑菇,他对蘑菇可反感了。"后来我才发现是他家人都不爱吃蘑菇。

有一天我接虎虎放学回来,给了孩子一块我炸的蘑菇,黄黄的软软的,从外表看根本看不出是什么。虎虎尝了尝,问我:"阿姨,你做的什么呀?挺好吃!"我就善意地撒了个小谎:"阿姨做的炸肉,这个炸肉你可能没吃过。一会儿吃饭时,与爸爸、妈妈比赛,看看你能吃多少。"听我说完,虎虎就陷入我为他营造的这个"炸肉很好吃"的氛围中了,非常期待着吃"炸肉"。

吃饭时,我把一盘炸蘑菇端上桌子,虎虎尝着尝着就把一盘炸香菇吃了大半,边吃还边感叹:"哎哟,阿姨,这是什么炸肉,倒是挺好吃的,可是和我以前吃的炸肉的感觉怎么不一样呢?"妈妈忍不住了,笑着说:"你知道你吃的是什么?你吃的是蘑菇,你不是不喜欢吃蘑菇的吗?"

由此可见,爸爸、妈妈吃饭不能有挑食的习惯,否则会影响宝宝。另外,宝宝平时不喜欢吃的食物,可变着花样做给他吃,利用孩子的好奇心,引起他对事物的食欲。

宝宝不喝水怎么办

我服务过一家客户,宝宝是纯母乳喂养,前3个月是母婴护理人员带的,习惯非常好,吃奶、喝水很规律。3个月后,由于姥姥的坚持,妈妈不再请母婴护理人员。姥姥遵循顺其自然的养育理念:想喝就喝,不想喝就不喝,尤其是只有姥姥1人带孩子时,经常会出现忙别的家务顾及不到孩子的情况,所以前3个月养成的喂养习惯没有坚持下来,生活的一些规律打破了。宝宝5个多月添加铺食的时候,出现不喜欢喝水的现象。宝宝妈妈也没有试着用小勺喂宝宝喝一点水,觉得反正是纯母乳喂养,应该不会缺水。

宝宝是5月份出生,母婴护理人员走后,经过冬天又来到春天。因为宝宝出汗量不多,所以添加水的重要性显现不出来,但宝宝妈妈还是为了让宝宝喝水买了各种各样的杯子,鸭嘴杯、学饮杯及其他各种款式的杯子,换着杯型、换着颜色,宝宝用这个杯子不喝,就换个别的款式,为了吸引宝宝注意力,能多喝一点儿水煞费苦心。进入夏天后,宝宝妈妈就坐不住了,宝宝出汗量逐渐增多,每天只有3次尿,有时候甚至2次尿,尿的颜色有时变得很黄。尤其是宝宝1岁2个月的时候,正好是7月份,感冒后需要多喝水,发热时同时吃退热药,身体大量出汗,可是宝宝依旧喝水不多,想尽了各种办法,一天总共才喝不到100 ml水,好在宝宝还吃着奶,所以宝宝妈妈就多喝水,多让宝宝吃奶来补充水分。经过这次事情之后,宝宝妈妈真的愁坏了,前来求助"阳光大姐"。

那么遇到不喜欢喝水的宝宝该怎么办呢?

1. 先要看看水温是不是太低。宝宝喝水的水温有讲究。夏天喝的水,与室温差不多就行,冬天喝的水30℃左右最适宜。温度不适宜,宝宝也不愿喝。

2. 营造喝水氛围。喝水前成人配合夸张的脸部表情,说:"这是最好喝的水,我可想喝了,宝宝喝不喝?"再做夸张的表演,嘴不停地动,"咕咚咕咚"往下咽,表演的同时问:"宝宝喝点吗?"宝宝会很自然地接过奶瓶喝几口,成人立即表扬:"宝宝真棒啊,喝了这么多水,真香是不是?再喝点吧。"如果宝宝表示不再喝了,也不要勉强他。

3. 每天应给宝宝规定几次喝水的时间,比如早上起床后、洗澡后、出去玩之前和回家后。慢慢地,宝宝习惯了,就接受喝水了。

4. 还有一个办法就是每次营造完喝水的氛围后,把奶瓶和水都放在他面前,问他喝奶还是喝水,让他自己做出选择。他口渴了就会选择喝水。让他的思维慢慢地从无意识变成有意识。

宝宝整夜哭闹不睡怎么办

有一家客户,宝宝满月,母婴护理人员服务期满离开后,出现宝宝晚上不睡觉的情况。一到晚上9点多就哭,一哭就是一两个小时,小身子乱扭,腿不停乱蹬,怎么哄也不行。抱着拍拍吧,结果越哭越厉害;喂他吃奶,吃一会又开始哭;怎么也哄不好,什么方法都用上了,都没有效果,到最后孩子也许是哭累了,就睡着了。

这种情况很多新手妈妈都会遇到,小宝宝哭得妈妈束手无策。其实宝宝没有无缘无故的哭,肯定有原因。我去了之后,先观察了一下,一不发热二不腹泻,基本没有病症。我观察孩子每天哭的时间点,判断可能是肠痉挛。因为肠痉挛通常发生在黄昏之后,一般都是晚上5点到10点半甚至到11点,这期间孩子哭闹会特别厉害。

遇到睡前哭闹不停的宝宝,一定要仔细观察,没有天生爱哭的孩子。如果孩子出现哭闹,应考虑以下几点:

1. 查看是不是孩子的尿布湿了,是否饿了、渴了,或者衣服包得太紧、盖得太多;是不是宝宝情绪太紧张了。此时,只需稍作调整,把宝宝照顾得舒服些,再通过唱儿歌的方法来缓解孩子的紧张情绪,分散其注意力,使情绪慢慢地放松,孩子通常就容易入睡了。

2. 有的孩子白天运动量不足,晚上也容易出现入睡困难。我曾经接管过一个2个多月的宝宝,晚上不停地哭闹。询问了一下,发现白天宝宝除了吃就是睡,所以妈妈就把洗完澡的抚触和被动操都省略了。我判断孩子可能是白天运动不足,就对妈妈说:"让宝宝在床上爬一爬,加大点儿活动量。"当然这样的运动要适量,我看宝宝在床上爬了3圈,有点累了,就赶紧给他洗澡,做了抚触,然后轻轻拍了5分钟,宝宝就睡着了。

3. 宝宝是否生病。如果宝宝哭闹而没有明显的疾病症状,就要考虑肠痉挛的原因了。此时要注意千万别给宝宝吃东西,也别给他喝水。遇到这样的情况,可以搓搓手心,放到宝宝肚脐上,轻轻地给他按摩,施一点压力,缓解一下;或者竖着抱紧宝宝,尽可能地让他安静下来;最快的办法就是让宝宝侧着趴在床上,他哭闹用力时,在床上双腿会不停运动,等于自己给自己按摩,待肛门排气就会缓解。

思考题

1. 如何进行婴儿饮食护理?

2. 如何给婴儿喂水?

3. 怎样保证婴儿良好的睡眠习惯?

4. 怎样照料婴儿洗漱?

5. 婴儿辅食添加的原则是什么?

6. 如何进行婴儿生活用品消毒?

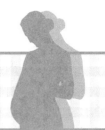

第四章 婴儿保健

学习目标

1. 掌握生长监测知识。
2. 掌握预防接种知识。
3. 能够进行婴儿常见疾病护理。
4. 能够进行婴儿意外情况的处置。

做好婴儿保健是为了贯彻"预防为主"的卫生工作方针,保障婴儿身心健康成长。

第一节 生长监测

婴儿身体发育包括体格、生理和运动能力等多个方面。体格发育是指外部形态发育,可用人体测量指标来反映。

一、人体测量学定义

人体测量学是人类学的一个分支学科。主要是研究人体测量和观察方法,并通过人体整体测量与局部测量来探讨人体的特征、类型、变异和发展。人体测量学是评价儿童生长发育水平最基本的手段,因此了解和掌握人体测量学的基本知识与方法是非常必要的。

二、人体测量学参数

监测婴儿生长发育的常用参数有如下几种。

(一)体重

体重可以反映慢性营养不良或因过去营养不良造成的发育障碍,这一指标被世界卫生组织推荐为儿童生长发育中的基本指标。

婴儿出生时平均体重为 3 000 g,满月时体重至少应增加 800~1 000 g,3 个月时的体重是出生时的 2 倍;1 岁时的体重应增长为出生时的 3 倍,2 岁时体重增长为出生时的 4 倍。

(二)身长

身长可以反映慢性营养不良或因过去由营养不良造成的发育障碍,这一指标被世界卫生组织推荐为儿童生长发育中的基本指标。

婴儿出生时身长平均为 50 cm,6 个月内增长 16~17 cm,平均每月增长 2.5 cm。7~9 个月时,每月约增长 1.5 cm。10~12 个月时,每月约增长 1cm 左右。在身长增长的幅度上,每个婴儿的差别比较大,偏差 30% 都属于正常范围。

（三）头围

头围反映脑和颅骨发育的状况,过小常提示脑发育不良;过大可能有佝偻病、脑积水等。

（四）胸围

胸围主要反映胸廓、胸背部肌肉、皮下脂肪及心肺的发育程度。显著的胸廓畸形见于佝偻病、肺气肿和先天性心脏病。

三、测量方法

（一）体重测量

让婴儿尽量空腹,排空大小便,尽量穿单衣裤,平稳地仰卧于体重计上,读取数值精确到小数点后两位。

（二）身长测量

脱去鞋袜,尽可能穿单衣裤,让婴儿仰卧,双眼直视正上方,头和肩胛、臀、双足跟贴紧测量板,双膝压平。测量人员目光读取婴儿头顶垂直沿线对应的数值,精确到小数点后一位。

体重、身长连续测三次,取两个相近数的平均值。

（三）头围测量

头围是沿着眉间与后枕凸处(后脑勺最突出处),围绕头部一周的长度。

（四）胸围测量

胸围是沿双侧乳头及双侧肩胛骨绕胸部一周的长度。

（五）测量的时间

6个月以内的婴儿每月测量一次,7~12个月婴儿每2个月测量一次,12~24个月婴儿每3个月测量一次。每一次测量的结果都要做记录。

（六）测量工具

1. 体重计　落地式50 kg杠杆秤,灵敏度为克(g),其刻度和标记应清晰。

2. 身长计　一岁以下采用卧式身长测量仪测量身长。

1岁以下男女童按月龄的体重、身长参考值见表2-4-1和表2-4-2。

表2-4-1　1岁以下男童按月龄的体重、身长参考值

月龄	体重 /kg			身长 /cm		
	下限	中位数	上限	下限	中位数	上限
0	2.4	3.3	4.3	45.9	50.5	55.1
1	2.9	4.3	5.6	49.7	54.6	59.2
2	3.5	5.2	6.8	52.9	58.1	63.2
3	4.1	6.0	7.7	55.8	61.1	66.4
4	4.7	6.7	8.5	58.8	63.7	69.1
5	5.3	7.3	9.2	60.5	65.9	71.3

续表

月龄	体重 /kg			身长 /cm		
	下限	中位数	上限	下限	中位数	上限
6	5.9	7.8	9.8	62.4	67.8	73.2
7	6.4	8.3	10.3	64.1	69.5	74.8
8	6.9	8.8	10.8	65.7	71.0	76.3
9	7.2	9.2	11.3	67.0	72.3	77.6
10	7.6	9.5	11.7	68.3	73.6	78.9
11	7.9	9.9	12.0	69.6	74.9	80.2
12	8.1	10.2	12.4	70.7	76.1	81.5

表 2-4-2　1 岁以下女童按月龄的体重、身长参考值

月龄	体重 /kg			身长 /cm		
	下限	中位数	上限	下限	中位数	上限
0	2.2	3.2	4.0	45.5	49.9	54.2
1	2.8	4.0	5.1	49.0	53.5	58.1
2	3.3	4.7	6.1	52.0	56.8	61.6
3	3.9	5.4	7.0	54.6	59.5	64.5
4	4.5	6.0	7.7	56.9	62.0	67.1
5	5.0	6.7	8.4	58.9	64.1	69.3
6	5.5	7.2	9.0	60.6	65.9	71.2
7	5.9	7.7	9.6	62.2	67.6	72.9
8	6.3	8.2	10.1	63.7	69.1	74.5
9	6.6	8.6	10.5	65.0	70.4	75.9
10	6.9	8.9	10.9	66.2	71.8	77.3
11	7.2	9.2	11.3	67.5	73.1	78.7
12	7.4	9.5	11.6	68.6	74.3	80.0

第二节　预防接种

预防接种是指通过注射或者口服药物使婴儿获得对疾病的特殊抵抗力,提高婴儿免疫水平,抑制传染病的流行。

一、基本知识

《中华人民共和国疫苗管理法》规定:国务院卫生健康主管部门制定国家免疫规划;国家免疫规划疫苗种类由国务院卫生健康主管部门会同国务院财政部门拟订,报国务院批准后公布。省、自治区、直辖市人民政府在执行国家免疫规划时,可以根据本行政区域疾病预防、控制需要,增加免疫规划疫苗种类,报国务院卫生健康主管部门备案并公布。

2016年,原国家卫生计生委印发《国家免疫规划疫苗儿童免疫程序及说明(2016年版)》,国家免疫规划疫苗儿童免疫程序表(2016年版)见表2-4-3。

《国家免疫规划疫苗儿童免疫程序及说明(2016年版)》规定:儿童年(月)龄达到相应疫苗的起始接种年(月)龄时,应尽早接种,建议在下述推荐的年龄之前完成国家免疫规划疫苗相应剂次的接种。

1. 乙肝疫苗第1剂　出生后24小时内完成。

2. 卡介苗　<3月龄完成。

3. 乙肝疫苗第3剂、脊灰疫苗第3剂、百白破疫苗第3剂、麻风疫苗、乙脑减毒活疫苗第1剂或乙脑灭活疫苗第2剂　<12月龄完成。

4. A群流脑多糖疫苗第2剂　<18月龄完成。

5. 麻腮风疫苗、甲肝减毒活疫苗或甲肝灭活疫苗第1剂、百白破疫苗第4剂　<24月龄完成。

6. 乙脑减毒活疫苗第2剂或乙脑灭活疫苗第3剂、甲肝灭活疫苗第2剂　<3周岁完成。

7. A群C群流脑多糖疫苗第1剂　<4周岁完成。

8. 脊灰疫苗第4剂　<5周岁完成。

9. 白破疫苗、A群C群流脑多糖疫苗第2剂、乙脑灭活疫苗第4剂　<7周岁完成。

如果儿童未按照上述推荐的年龄及时完成接种,应根据疫苗补种通用原则和每种疫苗的具体补种要求尽早进行补种。

表 2-4-3　国家免疫规划疫苗儿童免疫程序表(2016年版)

疫苗种类		接种年(月)龄														
名称	缩写	出生时	1月	2月	3月	4月	5月	6月	8月	9月	18月	2岁	3岁	4岁	5岁	6岁
乙肝疫苗	HepB	1	2					3								
卡介苗	BCG	1														
脊灰灭活疫苗	IPV			1												
脊灰减毒活疫苗	OPV				1	2								3		
百白破疫苗	DTaP				1	2	3				4					
白破疫苗	DT															1
麻风疫苗	MR								1							

续表

疫苗种类		接种年(月)龄													
名称	缩写	出生时	1月	2月	3月	4月	5月	6月	8月	9月	18月	2岁	3岁	4岁	5岁	6岁
麻腮风疫苗	MMR										1					
乙脑减毒活疫苗或乙脑灭活疫苗[1]	JE-L								1			2				
	JE-I								1、2			3				4
A群流脑多糖疫苗	MPSV-A							1		2						
A群C群流脑多糖疫苗	MPSV-AC												1			2
甲肝减毒活疫苗或甲肝灭活疫苗[2]	HepA-L										1					
	HepA-I										1	2				

注:1. 选择乙脑减毒活疫苗接种时,采用两剂次接种程序。选择乙脑灭活疫苗接种时,采用四剂次接种程序;乙脑灭活疫苗第1、2剂间隔7~10天;

2. 选择甲肝减毒活疫苗接种时,采用一剂次接种程序。选择甲肝灭活疫苗接种时,采用两剂次接种程序。

二、不宜接种的婴儿

患有以下疾病的婴儿不宜接种:接种部位皮肤有严重皮炎、牛皮癣、湿疹及化脓性皮肤病;体温超过38℃;患急性传染病或传染病愈后未满2周;患有严重心脏病、肝病、肾病、结核病、佝偻病或贫血;患有神经系统疾病,如癔症、癫痫及脑发育不全;患有哮喘、荨麻疹,接种疫苗后有过敏史;患先天性免疫缺陷病。患腹泻,每日大便次数4次以上者不宜服用脊髓灰质炎疫苗。

**阳光大姐
支招**

接种疫苗常见问题

1. 国产、进口疫苗选哪一个?

国产疫苗和进口疫苗在质量上无本质区别,注射后效果相同,只是费用不同。

2. 婴儿年龄太小、体质弱,是否可以长大一点接种?

这是非常不正确的想法,按时接种疫苗是促进婴儿免疫发育的良好方法。拖延接种反而不利于孩子的免疫系统成熟。

3. 因患病推迟了疫苗接种，是否会影响效果？

按时接种疫苗对婴儿最好，但是遇上不可避免的情况，适当采取延迟的措施也是可以的，只是起效时间会晚一些。

三、预防接种注意事项

（一）接种前注意事项

1. 预防接种前，母婴护理人员应仔细观察孩子的健康状况（测量体温），要保持皮肤清洁卫生，穿宽松的衣服。

2. 带孩子进行预防接种时，应携带预防接种本和有关疾病病历。如孩子有异常情况，应告知家长或医生，由医生决定是否进行接种。

3. 冬天给孩子接种时应注意保暖，避免着凉。

（二）接种时注意事项

1. 接种时要防止孩子因挣扎、哭闹发生意外。

2. 口服脊髓灰质炎疫苗时应用冷开水送服或含服，服后 1 小时内不要喂奶或吃热的食物或饮料。

3. 接种完后，在接种场所观察 15~30 分钟，如出现高热或其他接种反应，要请医生及时诊治。

（三）接种后注意事项

1. 接种的当天应在家休息、观察，禁止洗澡或摩擦接种部位。

2. 仔细观察孩子接种后的反应，给予恰当的处理。如注射部位皮肤出现轻微的红、肿、痛、热，一般无须特殊处理；如发现注射部位或全身有较严重的反应，应告知家长或带孩子到医院就诊。

3. 如果漏种，应在医生指导下进行补种。有些疫苗需按一定间隔时间连续接种多次才有效，所以一定要按照规定的免疫程序、接种日期进行预防接种，否则会半途而废。

第三节　婴儿常见疾病及护理

婴儿身体各系统发育尚未完善，疾病会阻碍婴儿身体正常生长，导致身体器官新陈代谢紊乱，甚至危及生命安全。因此，了解婴儿常见疾病的表现，掌握护理要点，是减少疾病对婴儿造成影响的关键。

一、婴儿常见症状及疾病的护理

（一）新生儿黄疸的观察与护理

新生儿黄疸是指因新生儿胆红素在体内积聚引起的皮肤、巩膜等黄染的现象。若新生儿血中胆红素超过 85.5~119.7 μmol/L（5~7 mg/dl），即可出现肉眼可见的黄疸。部分患儿非结合胆红素增高可发生胆红素脑病（核黄疸），一般多留有不同程度的神经系统后遗症，重者甚至死亡。

1. 新生儿黄疸的分类、原因及症状

（1）生理性黄疸：主要原因为胆红素生成相对较多，肝细胞对胆红素的摄取能力不足，胆红素排泄能力缺陷等。

症状：轻者皮肤和巩膜呈浅黄色，局限于面颈部；重者黄疸可遍及全身，先头后足。

（2）病理性黄疸：主要原因为胆红素生成过多，胆红素代谢障碍，胆汁排泄障碍。病理性黄疸可分为两类。

1）感染性：① 新生儿肝炎，多为宫内感染所致，以巨细胞病毒、乙型肝炎病毒为常见，常在出生后 1~3 周出现黄疸，并伴有拒奶、呕吐、肝大等症状；② 新生儿败血症，由于新生儿免疫功能缺陷、新生儿败血症病原菌诱发所致。

2）非感染性：新生儿溶血病；胆道闭锁；母乳性黄疸；遗传病，如红细胞 6- 磷酸葡萄糖脱氢酶缺陷、球形红细胞增多症、半乳糖血症；药物性黄疸。除面部、躯干外，还可累及四肢及手、足心处黄染。重症黄疸时，患儿可出现反应差、精神萎靡、厌食等。

2. 新生儿黄疸的护理

（1）生理性黄疸：生理性黄疸是一种正常的生理现象。足月儿出生后 2~3 天出现黄疸，4~7 天达高峰，7~14 天开始消退，最迟不超过 2 周；早产儿出生后 3~5 天出现黄疸，5~7 天达高峰，7~9 天开始消退，最长可延迟至 3~4 周。4 周后如果黄疸不退，建议就医。

做好患儿的保暖措施，体温维持在 36~37℃，避免低体温时游离胆红素增高；耐心、细致喂养患儿，少量多次，保证患儿营养及热量摄入的需要，刺激肠蠕动以利胎粪排出，同时有利于肠道建立正常菌群，减少胆红素的肝肠循环，减轻肝负担。

母乳性黄疸的患儿，可采取交替喂养办法，第一次哺乳时将母乳吸出，静置 15 分钟，加温后喂哺；下一次哺乳时喂配方奶粉。交替喂养一周就会见效，黄疸消退后再恢复母乳喂养。

（2）病理性黄疸：病理性黄疸治疗的重点是降低胆红素，防止胆红素脑病。治疗要点如下。

1）光照疗法：光照疗法是降低血清非结合胆红素简单而有效的方法，可采用光疗箱、光疗灯、光疗毯等设备进行光疗。非结合胆红素在光的作用下转变成水溶性的异构体,经胆汁和尿液排出。波长 425~475 nm 的蓝光和波长 510~530 nm 的绿光效果最好,日光灯和太阳光也有一定疗效。

2）药物治疗:① 白蛋白,输血浆每次 10~20 ml/kg 或白蛋白 1 g/kg,以增加胆红素与白蛋白的联结;② 纠正酸中毒:应用 5% 碳酸氢钠 3~5 ml/kg,有利于非结合胆红素与白蛋白联结;③ 肝酶诱导剂:常用苯巴比妥,每天 5 mg/kg,分 2~3 次口服,共 4~5 天,也可加用尼可刹米,每天 100 mg/kg,分 2~3 次口服,共 4~5 天,以加强肝对胆红素的处理。

阳光大姐 支招

如何肉眼观察黄疸?

首先要观察新生儿的精神状态,看是否心情愉悦,精神良好。还要注意新生儿面部的肤色,看有没有类似"锈"的颜色。

然后按前额一颈部下方一四肢的顺序依次观察。用两个手指在新生儿额头上按压一下,然后观察按压后的皮肤,如果按压后的皮肤呈黄色,说明新生儿的黄疸仍比较严重;如果按压后的皮肤偏白,与正常肤色接近,那么这时候新生儿的黄疸值应该接近正常的边缘。接着将新生儿的手举起与面部对比,如果面部比手颜色重,说明黄疸还没有完全退去,因为黄疸分布的浓淡程度依次是面部、躯干、四肢和手脚心。

最后观察新生儿的巩膜 (白眼球) 是否呈蓝色。如果巩膜颜色有黄有蓝,说明仍有黄疸。如果巩膜呈浅蓝色没有黄染,说明胆红素已基本退到正常值。

(二) 婴儿臀红的观察与护理

婴儿臀红亦称婴儿尿布皮炎,是婴儿常见和多发的皮肤病。表现为臀部、肛周、会阴部皮肤发红,出现斑丘疹和疱疹,皮肤糜烂和渗液严重者可蔓延至男婴的阴囊、女婴的大阴唇、大腿内侧、腰骶部,极易发生感染,引起皮肤溃疡。

婴儿臀红一般分为 3 度,仅局限于部分皮肤潮红为 I 度;出现局部皮肤潮红,有皮疹并向周围蔓延为 II 度;局部皮肤溃疡为 III 度,一般会伴发真菌或细菌感染。

1. 臀红的原因　根据有关报道,婴儿臀红发生率为 14%。发病因素主要有以下三方面。

(1) 婴儿臀红常为腹泻引起的并发症,主要由于大小便后未及时擦洗,尿液被粪便中的细菌分解产生氨,使患儿臀部长时间处于湿热状态,从而导致肛门周围及尿布接触部位发红、糜烂、渗液等。尿布长时间未更换,患儿长时间接触浸湿的尿布,是臀红发生的根本原因。

(2) 由于婴儿皮肤角质层薄,防御功能差,容易发生感染,婴儿沐浴后,不应在臀部拍爽身粉,因为爽身粉结块会阻碍皮肤水分的挥发,严重刺激皮肤而导致臀红。

(3) 婴儿生理性腹泻时,大便次数增多,臀部护理时用力过大可使臀部皮肤受到损伤。

2. 臀红的护理

(1) 预防性护理:每天给婴儿洗澡,水温在 38~40℃。尤其要注意清洗干净患儿皮肤皱褶处及臀部。洗澡后给予基础护理,用护臀膏均匀涂抹皮肤皱褶处及臀部。使用棉质、透气性能好、吸水性强的纸尿裤。每 2 小时更换一次纸尿裤,如腹泻患儿大便次数较多,应在便后及时更换,每次更换尿裤后,用温水擦洗或用不刺激皮肤的湿巾轻轻擦洗,之后用吸水性好的纸巾轻沾吸去水分,为防止机械刺激引起臀红,切记动作要轻柔,不可用力擦拭。然后将护臀膏轻轻、均匀涂抹在婴儿的会阴区、腹股沟区、后臀区及男患儿的阴茎下及阴囊下部,纸尿裤边缘整理平展,松紧适宜。保持室内空气新鲜,调节室内温度在 22~24℃(早产儿 24~26℃),湿度在 55%~65%。

(2) 治疗性护理:对已发生臀红的患儿及时进行评估。Ⅰ度臀红涂鞣酸软膏。Ⅱ度患儿,除保持臀部皮肤干燥,不被污染,及时更换纸尿裤外,还应多暴露臀部,2~3 次 / 天,10~20 分钟 / 次。期间注意保暖,然后涂鱼肝油软膏。对于Ⅲ度臀红患儿应立即到医院就医,按医嘱护理。

阳光大姐支招

大多数臀红是由于大便次数增多导致。要解决臀红首先要调整大便,找出大便次数增多的原因(母乳性腹泻、肠炎、口服药物、受凉、乳糖不耐受、菌群失调),对症治疗。

解决方法:母乳性腹泻需调整产妇的饮食;肠炎需就医治疗;口服药物需配合微生物制剂(如宝乐安或妈咪爱);受凉需及时增减衣物;乳糖不耐受需选择低乳糖奶粉;菌群失调需增加益生菌。

(三) 新生儿脐炎的观察与护理

新生儿脐炎是指脐残端的细菌性感染。

1. 脐炎的原因及症状

(1) 原因:脐带护理不当,或脱落前后敷料被粪、尿污染,或脐带被产道内细菌污染。

(2) 症状:脐带脱落后伤口延迟不愈,脐部红肿、有分泌物。

2. 脐炎的预防性护理

(1) 脐带脱落前的护理

1) 洗澡时的护理:洗澡时澡盆内的水位不宜过高,在盆体的 1/3 即可,避免脐部过长时间泡水。

2) 洗澡后的护理:脐部保持干燥,用棉签蘸碘伏或 75% 的乙醇从脐根到脐轮依次由内向外顺时针方向擦拭消毒,消毒 2~3 次,然后穿上衣服及纸尿裤。

(2) 脐带脱落后的护理:脐带脱落后,脐部如有分泌物要继续消毒,完全干燥后 2~3 天停止消毒。

3. 脐炎的治疗性护理

(1) 发现脐部渗液,先用干净的医用棉签深入到脐窝深处擦一圈,吸走渗液,然后再用蘸上乙醇或碘伏的医用棉签深入脐窝根部进行消毒,直到脐部没有任何分泌物为止。

(2) 脐部渗血时,处理方法与吸取渗液一样,在根部消毒时可以将棉签多压一会儿。

(3) 脐带脱落之后应继续消毒,一直消毒到没有渗液、渗血,然后再消毒 3 天。

▶ 视频:脐带消毒

阳光大姐
支招

如发现脐部有渗液也有另一种可能,就是发生了脐尿管瘘。需要到医院做 B 超检查明确诊断。

脐窝渗血时,擦拭时不可用力过大,把血痂清理掉即可。如用力过大会导致愈合不良。

(四)婴儿鹅口疮的预防护理

1. 鹅口疮的原因及症状　婴儿鹅口疮由白念珠菌感染引起,多由于婴儿免疫力低下,或哺乳用具消毒不严或喂奶者手指污染而导致。在婴儿口腔黏膜上出现白色乳凝块样物,常见于颊黏膜、上下唇内侧、舌、齿龈、上腭等处,有时波及咽部。初起时,呈点状或小片状,逐渐融合成大片乳白色膜,略凸起,边缘不充血。部分鹅口疮婴儿会因口腔疼痛而影响吸吮,不愿吸乳,部分患儿不受影响。

2. 鹅口疮的护理

(1) 产妇哺乳前要做到洗手及清洁乳头。

(2) 乳具、食具应专用,做到使用后及时消毒,鹅口疮患儿使用过的乳具应放于 5% 碳酸氢钠溶液中浸泡 30 分钟后用清水冲净,然后再煮沸消毒,乳液要现配现用。

(3) 给婴儿擦嘴的小毛巾也应煮沸消毒、阳光下晒干后使用。

(4) 遵医嘱对患儿进行治疗。常使用制霉菌素 5 万单位与甘油 10 ml 混合配置成制霉菌素甘油,每次用棉签蘸取少许涂在口腔黏膜上,一日数次。局部用药可在两次哺乳之间进行。

(五)新生儿呕吐的护理

1. 呕吐的原因及症状

(1) 生理性:新生儿食管较松弛,胃容量小,呈水平位,幽门括约肌发育较好而贲门括约肌发育差,肠道蠕动的神经调节功能较差,腹腔压力较高。如果喂养不当就会出现溢奶或呕吐。生理性呕吐,有咽下羊水的呕吐,吐出的物质中有泡沫样的黏液和咖啡色血性物,新生儿出生后 4~5 天就会消失。

(2) 病理性:婴儿出生后 24 小时就开始呕吐,或吃后就吐,量较多,甚至呈喷射状,除呕吐外还伴有其他异常的症状和体征。

2. 呕吐的护理

(1) 用奶瓶喂奶时要注意奶嘴孔不要过大,防止吸奶过急,喂奶次数不宜过多或喂奶量不宜过大。不论是母乳喂养还是人工喂养,在喂到一半时,应将新生儿抱起拍嗝,然后继续哺乳,这样可以减少呕吐。

(2) 喂奶前不要让婴儿过于哭闹,不要吸吮带孔的假乳头;喂奶时要使奶瓶中的奶水充满奶嘴,这样可以防止婴儿咽下过多的空气而导致呕吐。

(3) 喂奶后不要过早翻动婴儿,要把婴儿竖抱起来,轻轻拍打背部,打出几个"饱嗝"再放回床上,或将床头抬高,采用先右侧后左侧卧位,以防止呕吐时发生窒息或引起吸入性肺炎。

(4) 病理性呕吐应及早送医院进行诊治。

(六) 婴儿腹痛的护理

1. 腹痛的原因及症状

(1) 肠胀气:是因为婴儿摄入的食物与其吸收消化能力不成正比导致的胀痛。

(2) 食物过敏:包括母乳引起的食物过敏或对配方奶过敏。哺乳期母亲饮食中的蛋白质进入母乳,如果婴儿对此种食物过敏,就有可能出现腹痛。

(3) 肠绞痛:是指因受寒、饮食过多引起肠道痉挛导致婴儿腹痛,这种不适或疼痛一般发生在下午或傍晚,婴儿表现为难以安抚的哭闹,面色发红,腹部胀气。

(4) 肠套叠:是指一部分肠道套入另一部分肠道,可引起肠道梗阻,从而给婴儿造成剧烈腹痛。疼痛通常呈阵发性。婴儿间歇性地出现哭闹,双腿向腹部弯曲,还会出现频繁的呕吐。

(5) 胃肠道感染:婴儿摄入变质、被污染的食物后,会出现腹部疼痛、呕吐,有时伴有腹泻。

2. 腹痛的护理

(1) 肠胀气:减少产妇胀气食物的摄入(豆制品、牛奶),减少婴儿食物的摄入。或采用按摩手法,从胸部到趾骨,从上至下捋 50~100 下,再顺时针揉腹部 50~100 下,双手搓热捂肚脐 3~4 次,婴儿排气即可。

(2) 食物过敏:首先检查婴儿对哪种食物过敏,要注意避免食用。如果症状以皮疹为主,可以使用外用药膏控制症状。

(3) 肠绞痛:当婴儿肠绞痛发生时,可将婴儿竖抱、头俯在肩上,轻拍背部,排出胃肠内过多的气体,并用手轻轻按摩婴儿腹部。如因受凉引起,用热水袋进行热敷也十分有效。

（4）肠套叠：鉴于肠套叠病因比较复杂，婴儿又缺乏一定的表达能力，所以不要以疼痛的程度来推测病情，最好的办法是立即送医院诊治。

（5）胃肠道感染：见下述婴儿秋季腹泻的护理。

（七）婴儿秋季腹泻的护理

1. 秋季腹泻的原因及症状　秋季腹泻主要由轮状病毒感染引起，多发于每年9~11月，发病者多见于4岁以下尤其是6个月以内的婴儿。婴儿胃肠功能较弱，胃液及消化液相对较少，胃肠道的抵抗力差，很容易感染此类病毒。

主要症状：咳嗽、发热、咽部疼痛、呕吐、腹痛等。大便每日数次，多为水样或蛋花样，年龄大些的婴儿大便呈喷射状，无特殊腥味及黏液脓血。由于频繁腹泻与呕吐，食欲低下，患儿容易有不同程度的脱水现象。严重者可出现电解质紊乱，还可合并肠出血、肠套叠、脑炎而危及生命。

2. 秋季腹泻的护理

（1）调节饮食，轻者不必禁食，应尽量减少哺乳的次数，缩短喂乳的时间，增加米汤、稀藕粉等。病症重者应禁食6~24小时，多饮白开水，不能使其脱水。禁食一定时间后待症状缓解，可逐步恢复饮食。进食必须由少到多，由稀到干。对出现脱水的患儿，建议到医院诊治。

（2）可服用微生物制剂（如妈咪爱或宝乐安、金双歧），严重者可加服蒙脱石散（如思密达）。服用蒙脱石散时必须注意用水量，1包（3 g）加50 ml水，服用后不可立即饮奶或水。

（3）做好大便后的清洁，每次便后用温水清洗肛门。

（4）不可滥用抗生素，防止出现不良后果。

（八）急性上呼吸道感染的护理

1. 上呼吸道感染的原因及症状

（1）上呼吸道感染主要指鼻、咽部等上呼吸道黏膜的急性炎症，包括鼻咽炎、急性扁桃炎、喉炎等。如感染蔓延到邻近器官可引发中耳炎、支气管肺炎等疾病。

（2）感染通过血液循环播散可引起败血症、脓胸、脑膜炎。

（3）病原体产生的毒素及变态反应可引起风湿热、心肌炎、肾炎。

2. 上呼吸道感染的护理

（1）婴儿感冒有发热咳嗽时，应以服用清热解毒、止咳化痰的中药为主；如果合并了细菌感染，可以在医生指导下服用抗生素。

（2）婴儿发热，体温38~39℃时，可采取物理降温的方法，用湿毛巾冷敷颈部两侧、大腿根部、双侧腋下部，或用温水洗澡、头枕凉水袋等。护理中还要注意观察婴儿的精神、面色、呼吸次数、体温变化，超过39℃要使用退热药物。

（3）休息环境要安静、舒适，注意保持室内空气新鲜，开窗通风上、下午各一次，每次15分钟，避免对流风。湿度和温度适宜，防止过热和过分干燥，有利于炎症的消退，减少继发性感染。

（4）让婴儿减少活动，注意休息。发热时应卧床休息，多饮开水，加速排泄。

（5）保持鼻咽部通畅，及时清除分泌物。保持鼻孔周围皮肤清洁，以减少分泌物的刺激。

（6）保持口腔清洁，防止口腔炎、溃疡的发生。每天用生理盐水漱口 1~2 次，经常喂温开水，以清洁口腔。

（7）饮食以流食、半流食为好，如果用奶瓶喂奶易发生呛咳，可以用小勺喂。若婴儿食欲不好或呕吐，可适当增加喂奶的次数，每次量少一点。蔬菜汁、水果汁含有多种维生素和矿物质，对疾病恢复有好处。

（九）婴儿高热惊厥的急救

婴儿体温调节功能尚不成熟，在过分保暖、患感染性疾病或是在夏天水分丢失过多而补充不及时的时候，可能引起发热，体温过高时还可能引起惊厥。因高热而惊厥是常见的急症之一，多见于 6 个月至 3 岁的婴幼儿，惊厥持续几秒钟到几分钟，发作过后，神志清醒。婴儿高热惊厥发病率较高，在准备送医院的同时，应进行家庭必要的救治。

1. 家长和母婴护理人员要保持镇静，迅速将婴儿抱到床上，使之平卧，解开衣扣、衣领、裤带，采用物理方法降温。对 39℃ 以上高热的婴儿，可用纱布蘸着温水，擦颈部、腋下、大腿根部及四肢等处，帮助降温。紧急救治也可用冷水浸湿毛巾，迅速敷贴患儿颈部、头部。

2. 将患儿头偏向一侧，以免痰液吸入气管引起窒息。将裹布的筷子或小木片塞在患儿的上下牙之间，以免咬伤舌头并保持通气。

3. 婴儿发生惊厥时，不能喂水和进食，以免发生窒息或引起肺炎。家庭处理的同时最好请社区医生就近治疗，注射镇静及退热剂控制惊厥，否则会引起脑缺氧，造成脑水肿。

4. 体温下降后去除降温措施。每隔 2 小时喂 5~10 ml 白开水，一般 24 小时内就可退热。婴儿高热后易发生便秘，可将肥皂条沾水后塞入肛门，不可滥用泻药。

（十）婴儿肺炎的护理

1. 肺炎的原因及症状　肺炎有以下 3 种感染途径。

（1）接触性传播：与婴儿密切接触者患呼吸道感染，把病原体传播给了婴儿。

（2）血行传播：婴儿患脐炎、皮肤感染、败血症时，病原体经血行传播到肺部引起肺炎。

（3）医源性传播：如吸引器、气管插管、供氧用的面罩、早产儿保温箱等医疗器械存在病原菌，造成感染。

主要临床表现为发热、咳嗽、拒食、烦躁、精神萎靡等。

2. 肺炎的护理

（1）居室要保持安静，以利于婴儿充分休息。良好的休息可以减少患儿体力的消耗，保护心肺功能和减少并发症的发生。

（2）让婴儿枕高一点的枕头或采取半躺半坐姿势，经常翻身拍背或交换体位有利于减轻患儿肺部淤血。恢复期可适当参加户外活动,以促进肺部炎症的消失。

(3) 患儿因发热等消耗增加,消化功能受到影响,所以应多吃易消化而富有营养的食品,保证足够的营养供给。

(4) 护理期间密切观察病情变化,当患儿出现气急、口唇青紫等异常症状时应及时送医院诊治。

(十一) 婴儿湿疹的护理

1. 湿疹的原因及症状　湿疹是婴儿常见的皮肤病之一,多发生在6个月左右的婴儿,发病率会随着年龄的增长、身体免疫力的增强而逐渐降低。

湿疹大多数是因先天性过敏体质,遇到过敏物质刺激诱发而成。容易引起婴儿过敏的刺激物大多是食物,也包括某些化学物质。婴儿消化功能紊乱也是原因之一。母乳喂养被认为可以帮助预防湿疹。

湿疹表现主要是瘙痒,形态有多种。如红肿、皮损,发疹部位常为关节屈位凹处。湿疹对婴儿的健康影响很大,除了积极的治疗外,家庭护理也很重要。

2. 湿疹的护理

(1) 积极查找过敏的原因,并及时排除。容易引起过敏的刺激物包括鱼、蛋、花生和食物的添加剂等,味精容易加重敏感情况;此外,还包括粉尘、洗洁精、肥皂、洗发水等(婴儿洗浴宜选择专用品)。

(2) 婴儿的衣服宜用纯棉制品,宽松、透气,保持皮肤的干燥,避免粗糙的衣服边角造成机械性摩擦,禁用化纤和羊毛织物。

(3) 加强饮食管理,患儿的饮食切勿过量,患病期间禁食海鲜,延长牛奶煮沸时间,如果对鸡蛋清过敏,只吃鸡蛋黄为好。

(4) 根据湿疹分期,遵医嘱在湿疹部位涂抹恰当的药膏。

(5) 患湿疹期间不宜进行预防接种,避免接触其他病人。

二、带婴儿就医

婴儿出现异常情况不要盲目处理,需要迅速去医院进行诊治。

1. 婴儿易患呼吸道感染、腹泻等常见病,最好的办法是就近就医。距离较远的大医院会增加路上的劳顿,加之医院病人较多,就诊等候时间长,会增加交叉感染的机会。

2. 出现疑难病症、需要到权威医院就诊时,应事先了解有关专家或专科门诊的时间和就诊情况。

3. 就诊时,要向医生说明婴儿就诊的原因,包括主要症状和发病时间,叙述病情时一定要实事求是,切不可随意夸大病情。

4. 复诊时应带全上一次的就诊记录。如有腹泻,一般需做大便检查,最好在家中收集好当日大便,否则无法及时化验。

5. 在医生进行过必要的检查后,对疾病做出诊断拟开具处方时,要将婴儿的药物过敏史及时告诉医生。

三、正确给患病婴儿喂药

1. 喂药时要态度温和,充满爱心,让婴儿感到亲切、比较容易接受。

2. 如果药味苦不易口服,可将药溶在少量糖水中,再将盛有药液的小勺伸入婴儿口中,用勺底压住舌面,待其咽下药液再撤出勺子,接着再喂点糖水。千万不可捏住鼻子灌药。

3. 给 0~1 岁的婴儿喂药的方法:如果药物是液体的,需要用勺子或滴管喂,但应事先将喂药工具消毒处理。

使用滴管时,把婴儿抱在肘窝中,使其头部微抬高一些。把需要喂的药液吸到滴管中,然后把滴管插入婴儿口中,轻轻挤压橡皮囊。注意喂药时婴儿不宜平躺,以免发生呛咳。

使用勺子时,把婴儿放在膝上,轻轻扒开嘴,把勺子尖放在下唇上。慢慢抬起勺子柄,使药液流入口中,速度与婴儿吞咽的速度要一致。

4. 要严格遵照医嘱给药。

阳光大姐支招

婴幼儿用药的注意事项

1. 严格按照医嘱给药,严格核实剂量、次数、给药方式。

2. 任何药物不得混合或者和食物混合喂服。

3. 若遇到婴幼儿将药物吐出,应立即清除呕吐物并安抚其情绪后酌情补服。

四、正确给患病婴儿滴药

1. 滴眼液 向下拉开婴儿的下眼睑,让药液滴落到眼球与眼睑之间。滴药时尽量使婴儿安静下来。

2. 滴鼻液 让婴儿平躺,使其头部略向后倾,将药剂轻轻滴入鼻内。

3. 滴耳液 让婴儿取侧卧位,患耳朝上,轻轻将婴儿耳廓拉向后方,以使耳道变直,滴管吸满药液,滴入规定滴数。

五、药品保存方法

药品存放不当不仅会影响药物的效用,而且会对用药者造成很大的安全隐患,甚至产生严重后果,所以要注意妥善保存药品。一定不能让小儿随意拿取药品。

1. 药品应放于清洁干燥、避光的地方。

2. 标签要清楚,标签不清时要及时更换或弃用。家庭储存的药物最好用原包装,这样药名、剂量、服用方法、有效期一目了然。

3. 内服、外用药品应分开放置。成人药品与小儿药品应分别放置,以免错服。

4. 不同性质的药品应用不同的保管方法。有些药品易氧化溶解,须密封保存,须避光的药物应放于棕色瓶中;中药丸、散剂要注意防潮、防虫蛀;芳香类药要瓶装、密闭,防止挥发。

5. 定期检查药品的有效期,过期、变色、混浊、沉淀、发霉的药品要及时清理。

第四节 婴儿异常情况的预防与应对

一、预防意外的发生

进入母婴家庭照料婴幼儿时,以下 3 种突发或异常情况是比较容易出现的。

1. 婴幼儿不具备安全和自我保护意识,蹦蹦跳跳、乱摸乱动而发生外伤或烫伤。

2. 由于外部条件的变化和婴幼儿体征变化而出现异常,如突发高热、惊厥等。

3. 家中发生意外,如水、电、火险等而危及家庭和婴幼儿的安全。

出现类似情况,母婴护理人员要沉着、冷静,先期做出合理处置的同时,及时呼救、报警,以免酿成更大的事故和损害。

(一)警惕疾病征兆

母婴护理人员必须具备高度的责任心,细致观察婴幼儿的一举一动,通过观察及早发现婴幼儿的异常情况。我们可以从 6 个方面做一比较,见表 2-4-4。

表 2-4-4 婴幼儿正常、异常表现对照

表现	正常	异常
啼哭声音	当婴幼儿饥饿、憋便或愿望得不到满足时,会用清脆、响亮、悦耳的哭声表达,这时只要给其喂奶、换尿布或满足其需要就会使其安静入睡或破涕为笑	若哭声不停,无论喂奶、喝水、吃糖果、玩玩具等,都不能终止哭闹,说明有异常情况
精神状态	面色红润,眼睛有神,正常玩耍,逗笑时表情丰富	面色苍白,眼睛无神,不玩不动,表情淡漠,嗜睡,逗笑时无反应
食欲表现	保持日常进食习惯,维持原有进食量,看见喂饭时表现主动	吃奶不吮吸,喂饭不张嘴,勉强吃少许食物就恶心甚至呕吐
睡眠情况	入睡后安静放松,呼吸均匀,头部略有微汗,时而出现微小的表情变化。正常婴儿一天的睡眠次数和时间可参考表 2-3-6	睡眠时间减少或增加,睡间躁动不安,经常翻身易醒,夜间持续出汗,皮肤干燥发烫,呼吸急促、声音加重等
大、小便特征	新生儿期一般日大便次数较多,最多 7~8 次,这属于正常现象。大约 3 周后,大便次数会逐渐变得有规律;颜色呈棕黄色。母乳喂养的婴儿大便较为稀软,人工喂养的婴儿大便柔软,呈固体状。新生儿期新鲜尿液无色透明,有淡淡的芳香味,婴儿期新鲜尿液颜色淡黄透明,放置较短时间就会出现氨臭味	大便次数减少或增多,便稀、有黏液或有稀水,或呈蛋花样稀便;小便次数减少,尿量减少,颜色发黄

续表

表现	正常	异常
呼吸变化	呼吸均匀	呼吸急促、快而浅或呼吸深、不规则，严重呼吸异常甚至出现憋气、面色和口唇发绀(发紫)

总之，婴儿年龄小，身体发育尚未成熟，照料过程中必须密切观察，对异常情况做到早发现、早诊治，不可存有"等等看"的侥幸心理，以免贻误时机。如发现情况异常，千万不要凭"经验"自行处理或盲目处置，要通知家长，及时送医院诊治。

(二) 预防事故发生

在护理婴儿时，要绷紧安全防护这根弦，注意做好事故的预防。表2-4-5中列举了家庭中婴儿容易发生的事故及预防措施，供参考。

表2-4-5　婴儿易发生事故及其预防措施

易发事故	预防措施
摔伤	婴儿爬室内楼梯要有人看护 有台阶的室内不宜使用学步车 避免把婴儿单独放在成人床上 避免把梯子等放在婴儿能触到的地方 地面采取防滑措施
常见外伤	家具加装护角 电源插座要遮挡 家中打火机、暖水瓶、剪刀、小刀等要放到婴儿碰不到的地方，带领婴儿外出时不能放任孩子自己玩耍
烫(烧)伤	教育婴儿不触碰打火机、暖水瓶、开水等热源 将容易烫伤婴儿的热源，如暖水瓶、热锅等物品，放在婴儿不容易触及的地方 拧紧热水袋瓶盖，防止热水流出烫伤皮肤 热水袋水温应小于60℃，外包布或毛巾，使用时不要离身体皮肤太近；避免抱着婴幼儿进行倒热水、做饭、端热锅等危险动作
误服药物	不要将药品、化学品、消毒剂、杀虫剂等放在婴儿能够触摸到的地方，告诉婴儿误服药品的危害

(三) 应对紧急情况的呼救

1. 电话呼救

(1) 婴幼儿发生异常或意外情况，应在第一时间如实、简洁地告知其家长。言语不要做掩饰或责任推脱，并悉听家长意见。

(2) 将110(公安报警电话)、120或999(医疗急救电话)、122(交通事故报警电话)、119(消防报警电话)等电话号码熟记在心，遇到紧急情况时根据相应情况及时、准确拨打电话。报警或求救时，一定不要慌乱，说清楚事发地点(如所在区、街道、路别、门牌或楼号、单元、楼层、房间号等)、报案人姓名、联系电话等，以求得及时救助。

2. 人群呼救

(1) 在紧急和意外情况发生时,如没有电话之类的通信工具可利用,可用高声呼救的方式获得邻里和他人的帮助。

(2) 在尚未得到援救之时,母婴护理人员首先要保护好孩子,其次要保护好现场,以方便对异常或意外情况的正确施救和处置。

二、意外情况处置

(一) 溢奶

小婴儿以卧位为主,胃处于横位,所以哺乳后婴儿一活动,乳汁就很容易从胃中反流到食管、口腔,造成溢奶。防止或发现溢奶可采取以下措施。

1. 正确区别溢奶和吐奶 溢奶和吐奶的区别见表 2-4-6。

表 2-4-6 溢奶和吐奶的区别

区别点	溢奶	吐奶
发生原因	婴儿发育过程中的自然生理现象,常常与哺乳后不久就给婴儿变换体位或没有给婴儿拍嗝有关	① 喂养和护理不当:如喂哺次数过多,奶量过大,奶瓶喂养时的奶嘴孔径过大,哺乳后过早翻动婴儿等;② 婴儿食管、胃等消化道不通畅或者功能障碍
奶流出方式	哺乳后有 1~2 口乳汁反流入口中从嘴边溢出,整个过程较缓和	乳汁强而有力地从嘴里吐出,甚至呈喷射状。整个过程较剧烈
呕吐物的性质及婴儿表情	婴儿嘴角溢出新鲜乳汁,但没有痛苦表情	呕吐物中可见乳块,有酸臭味,有时可见黄绿色胆汁,甚至咖啡色液体,婴儿会露出痛苦表情
发生与持续时间	多见于 1~2 个月的小婴儿,3 个月后明显减少,6~8 个月后少见	取决于吐奶的原因。喂养与护理不当引起者,在改进方法后即可改善。而与婴儿疾病状态有关的吐奶,如果没有去除病因,吐奶不会随着月龄增大而缓解
处理与喂养方法	一般不需要特殊处理。为预防溢奶,可以在哺乳后轻拍婴儿背部,使胃内空气得以排出。或竖直抱起 10 分钟左右,再放到床上,头部略抬高并向右侧卧位	改进喂养和护理方法;若频繁呕吐,需及时就医

2. 喂奶后的护理

(1) 将婴儿轻轻竖着抱起来,让婴儿头部靠在产妇的肩部。

(2) 产妇一手托着婴儿的臀部,一手呈空心状从腰部由下向上轻叩婴儿背部,使婴儿将吸乳时吞入胃内的气体排出,一般拍 5~10 分钟即可。

(3) 若无气体排出,可给婴儿换个姿势,但动作一定要轻,继续拍 4~10 分钟。

(4) 拍完后将婴儿放到床上,以先右侧后左侧卧位为宜。

3. 溢奶时的处理

（1）如婴儿仰卧，溢奶时可先将其侧过身，让溢出的乳汁流出来，以免呛入气管。

（2）如婴儿嘴角或鼻腔有乳汁流出，首先用干净的毛巾把溢出的乳汁擦拭干净，然后把婴儿轻轻抱起，按上述拍嗝时的体位轻拍其背部，待婴儿安静下来（或睡熟）再放下。

4. 溢奶后的处理　将擦拭过乳汁的毛巾及被溢奶弄湿的婴儿衣服、小被褥等清洗以后，晾干备用。

▶ 视频：新生儿溢奶

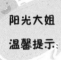
阳光大姐
温馨提示：

1. 溢奶后一定要及时清理干净口、鼻中溢出的乳汁，以防吸入气管。

2. 哺乳前尽量避免婴儿大哭，大哭时空气进入胃内，更容易引起溢奶，故应先让婴儿安静下来再哺乳。

3. 人工喂养或混合喂养的婴儿因需用奶瓶吸乳，进气更多，比纯母乳喂养的婴儿更易溢奶，因此应在喂完奶后多拍一会儿，尽量使吸入胃内的气体排出。

（二）意外摔伤

一旦发生摔伤，应仔细检查，分情况进行处理。

1. 轻度擦伤　轻度擦伤时先用淡盐水冲洗伤口，再用 0.5% 碘伏消毒，不用包扎。

2. 局部青紫淤血　当局部出现青紫淤血时不要立即按揉，应先用冷水毛巾冷敷1 小时。一天后，改用热毛巾热敷，每日热敷 1~2 次，每次 30 分钟。

3. 重摔伤　发现幼儿摔伤，不要惊慌，先仔细检查四肢是否能动，或有无昏睡现象。如有异常，立即拨打 120，不能随意搬动。

阳光大姐
支招：

1. 冲洗伤口周围皮肤时，污水不要流入伤口。

2. 如伤口内有泥沙、污物，一定要冲洗干净，防止引发伤口感染。

3. 切忌在伤口表面贴创可贴，因创可贴吸水性和透气性较差，不利于创口分泌物的引流，易导致继发性感染。

4. 伤口处理 2~3 天后，若出现红肿或有渗出液，应提醒家长去医院处理。

（三）意外烫伤

婴幼儿皮肤娇嫩，发生烫伤，容易出现感染，易形成瘢痕或残疾。一旦出现烫伤，应以正确的方法照料。

1. **紧急处理** 婴幼儿被烫伤时,应尽快用凉水冲洗烫伤部位,使烫伤部位降温。同时将外衣脱去,用剪刀剪开内衣。

2. **轻度烫伤** 轻度烫伤时经降温处理后,局部仅出现红斑,外涂一些常用的烫伤膏即可。

3. **严重烫伤** 如烫伤严重,出现水疱或破皮,降温后用无菌纱布覆盖,立即送医院诊治。

阳光大姐
支招

发生婴幼儿烫伤时,不要惊慌,不要生硬粗暴地给孩子脱衣服,更不要乱抹碱面、牙膏、黄酱、肥皂等。

(四)呛奶、异物入侵

1. 呛奶

(1)新生儿吃奶过程或吐奶后,乳汁误入气道,称为呛奶。新生儿呛奶,一是由于吃奶太急,引起的吞咽和呼吸不协调。二是由于贲门括约肌发育不成熟造成溢奶,引起呛奶。呛奶严重者乳汁可直接吸入肺部造成吸入性肺炎,甚至乳汁堵塞气道,发生呼吸困难和缺氧,称为"呛奶窒息",严重时会危及生命。

(2)呛奶的预防及处理

1)首先要让婴儿少食多餐,每次间隔的时间不要过长,以免婴儿过度饥饿。

2)喂完奶后,将婴儿轻轻竖着抱起来,让其头部靠在护理人员的肩部。护理人员一手托着婴儿的臀部,一手呈空心掌由腰际向上轻叩婴儿背部,使婴儿将吃奶时吞入胃内的气体排出,时间因人而异。

3)若无气体排出,可给婴儿换个姿势,继续轻叩婴儿背部。

4)拍完后将婴儿放到床上,以右侧卧位为宜。

5)婴儿发生呛奶时,面部青紫、没有哭声,出现四肢挣扎状。护理人员应迅速托起婴儿,一手呈"八"字状扶住婴儿下颌,手掌小鱼际接触婴儿前胸,保持婴儿气道通畅。将婴儿翻过身来,呈头低脚高状,夹于腋下。另一只手呈空心掌,在婴儿背部(避开肾区)自下而上重复叩击,力度略大,直至呛至气管的乳汁流出。如无流出,可将婴儿翻过身来,成人用嘴含住其口鼻,做吸气状,将乳汁吸出。若身旁还有其他人,可刺激婴儿足底涌泉穴,并及时拨打120。

2. 异物入侵

(1)气管异物:在婴儿阶段,一些体积小的物品极易通过婴儿的鼻孔和口腔误入气管造成危险,若发现婴儿剧烈咳嗽、呼吸困难,应紧急采取下列措施:成人坐于凳子上,双脚呈90°,左脚往前半步,使双膝呈高低状,一手呈"八"字状扶住婴儿下颌,手掌小鱼际接触婴儿前胸,保持婴儿气道通畅,将婴儿放于成人双腿上。婴儿前胸部紧贴成人的膝部,头部略低。成人以适当力量用掌根拍击婴儿两肩胛骨中间的脊柱部位。一般拍击 4~5 次异物可被咳出。如未见异物咳出,可将婴儿翻过身来,将成人食指、中指放于婴儿上腹部(脐部上 2 指),向内向上推压 5 次。两种动作可反复进行,直至异物咳出。并及时拨打 120。

(2) 鼻腔异物:有时婴儿会将花生米、豆子、纽扣等小物件塞进自己的鼻孔内,从而引起打喷嚏、鼻塞,异物长时间留置会产生血性有臭味的脓鼻涕。正确处理方法是:将婴儿一侧鼻孔压紧,嘱婴儿闭口,同时让婴儿另一侧鼻孔用力出气,异物大多能擤出。也可用棉花或卫生纸捻刺激鼻黏膜,使婴儿打喷嚏,将异物喷出。

(3) 耳内异物:多数耳内异物是由婴儿玩耍时自己放入的,有时小昆虫也可能飞进或爬进耳内。发现外耳道异物,最好去医院请医生取出。昆虫进入外耳道,会产生难以忍受的噪声和耳痛,婴幼儿会哭闹、恐惧、烦躁。如为昆虫所致,可先给婴儿耳内滴 1~2 滴香油或乙醇,使昆虫瘫痪、死亡,再到医院,请医生取出。

(4) 眼内异物:眼内异物多为灰尘、沙粒、小飞虫等,不要让婴儿用手揉眼。可采用以下方法:让啼哭的婴儿轻闭双眼,借泪水将异物冲出;翻开眼皮,用消毒棉签蘸温开水将异物粘掉。如果情况复杂,带婴儿去医院请医生取出。

(五) 意外触电

对触电或电击的婴幼儿进行抢救,要争分夺秒,冷静应对,方法得当。

1. 用竹竿或木板挑开电线或立即关闭电源开关或总电闸。

2. 若受伤轻微,可简易处理(同摔伤);重的灼伤应送医院救治。

3. 如婴幼儿面色苍白,无呼吸心跳,应立即拨打 120,同时告知家长。

　　家中的各种电器安装要符合安装标准。平时要教育孩子不触摸电器、插座等物品。

(六) 意外中毒

婴幼儿误服药片、药丸、药液、洗涤剂或消毒剂等,会发生中毒。常用的处理方法:

1. 催吐　第一时间用勺把按压舌根,诱发吐出吞咽物品。

2. 解毒　为保护幼儿食管、胃,可给幼儿灌服牛奶、豆浆或生鸡蛋清等,以中和有毒物质。

　　平时家中的药品、杀虫剂或洗涤、消毒剂等有毒物品不要随便乱放,以免婴幼儿误食。

（七）鼻出血

1. 婴幼儿一旦发生鼻出血，首先要镇静，将婴幼儿揽入怀中进行安慰，鼓励其不要害怕。

2. 将婴幼儿的头向前微低，用拇指和食指捏住两侧鼻翼 5~10 分钟，同时将冷湿毛巾敷在额头和鼻子周围，帮助止血。

3. 切忌让婴幼儿仰卧或抬头，否则会使鼻血流向咽部，血量多时还可能引发窒息。

4. 如采用常规方法仍不能止血，应立即去医院诊治。

（八）意外走失

婴幼儿走失是重大意外事故。

1. 带孩子户外活动、外出购物或与别人交谈时，一定不能让孩子离开自己的视线。

2. 不要随便将孩子交给别人看护。

3. 要对孩子进行安全教育。反复让孩子记住家中的电话，家庭地址，爸爸、妈妈的姓名，母婴护理员阿姨的姓名、电话等。告诉其如找不到阿姨，就站在原地等待，不要乱跑，千万不要跟不认识的人走。

4. 万一孩子走失，要立即报警并告知家长。

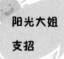

阳光大姐支招

　　婴幼儿活泼好动，不具备安全意识，有时还会表现出一定的逆反心理。在照看婴幼儿时，要讲究技巧，像朋友一样走进他们的心灵，因势利导加以启发，不能用训诉、命令的语气去征服。

思考题

1. 监测婴儿生长发育指标的常用参数及测量方法有哪些？

2. 1 岁以内儿童计划免疫程序是怎样的？

3. 如何识别婴儿常见疾病？

4. 如何预防婴幼儿意外伤害？

5. 婴儿秋季腹泻如何进行护理？

6. 如何进行烫伤婴儿的初步急救？

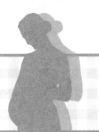

第五章 教 育 训 练

学习目标	1. 了解胎儿期教育训练的知识。
	2. 掌握新生儿期教育训练的知识和方法。
	3. 掌握婴儿期教育训练的知识和方法。

婴儿时期是人的体格和神经发育最快的时期,已经具备了接受教育的基础和条件。人的动作技能、认知能力、行为习惯、语言、思维和社会交往都需要在良好的教育环境中得到建立、引导和发展。

第一节 胎儿教育训练

胎教是指孕妇为了胎儿的健康发育,通过调控自我身心健康,为胎儿提供一个良好的内外生长环境,适当地刺激成长到一定时期的胎儿,从而促进胎儿的健康发育,改善胎儿素质的科学方法。

一、胎教的意义

对于发育中的胎儿来说,影响发育的首要因素是孕妇摄入的营养,其次是孕妇自身的情绪。不同情绪下的孕妇体内所产生的激素以及细胞新陈代谢是不同的,对胎儿的影响也会不同。"所以胎教无论是对胎儿还是对孕妇来讲,都十分重要。"一些胎教方面的科研报告对胎教效果有如下描述。

1. 受过胎教的婴儿心理行为健康。这些婴儿一般情绪比较稳定,总是乐呵呵的,活泼可爱,夜里很少哭闹。

2. 受过胎教的婴儿不爱哭。婴儿虽然在饥饿、尿湿和身体不适时也会啼哭,但得到满足之后就会停止。另外,婴儿有较强的感应能力,他们听到妈妈的脚步声、说话声便会停止啼哭。

3. 受过胎教的婴儿容易养成正常的生活规律。如在睡觉前妈妈哼唱催眠曲,婴儿就能很快入睡,满月后就基本形成了白天醒、晚上睡的习惯。

4. 受过胎教的婴幼儿运动能力发展很好。他们抬头、翻身、坐、爬、站、走都比较早,手的抓、握、拿、取、拍、打、摇、对击、捏、扣、穿、套等能力通常也较强。

5. 受过胎教的婴儿往往对音乐敏感,发展出音乐天赋,还有的学发音较早等。

孕妇从妊娠初期开始就与胎儿进行交流尤为重要。用唱歌、说话等方式,积极营造良好的子宫内环境,这样不仅有助于胎儿生理上的健康发育,还可使其获得安全感,降低日后叛逆行为的发生率,培养出具有稳健性格的孩子。

二、胎教开始的时间

胎教应从备孕开始,孕妇要调整好自己的情绪,并做到规律作息,为孕育宝宝做好生理、心理准备。孕期胎教应把握以下几个重要时期。

(一)妊娠前 8 周

研究显示,最初的原生神经组织约在卵子受精后第 18 天产生。一般认为,在卵子受精后的第 19 天,胎儿的脑部组织也就开始形成了,这时,"先天遗传"已经确定,而胎儿后续发展就要看准父母如何给予"后天环境"的培养了。

从卵子受精 4 周后,胎儿的脑部开始发育,而从妊娠第 7 周开始,胎儿已经有了基本雏形。

母体的激素分泌与营养状况都会影响到胎儿的成长,尤其前 3 个月更是脑部细胞发育的重要阶段,孕妇需要有良好的饮食习惯,并避免吸烟、喝酒、药物成瘾等,这样才有利于胎儿的良好发展。

(二)妊娠 20 周至出生

在妊娠 20 周左右,胎儿的听觉、视觉等神经系统便陆续发展,20 周后,胎动出现。胎儿会随着神经系统的发育与外界的刺激,在子宫内就开始进行"学习",出现胎动时,可以用不同的胎教互动方式给予刺激,如:白天可以听听悦耳的音乐、轻轻抚摩、晚上跟胎儿做交流。如果想让宝宝出生后也能熟悉爸爸的声音频率,准爸爸可以多跟胎儿说话,告诉他"爸爸正要做什么"等。不过,胎教要适度,以间歇性刺激为好。

(三)妊娠 28 周左右到出生后

胎儿的脑部基础发育在妊娠 4 个月左右就已全部成形,脑的突然生长则始于妊娠 28 周,至出生后 4 岁左右。这一时期神经元数量大量增加,神经元迁移到指定位置并建立联结。"用进废退"使大脑内未被使用或不具备功能的神经元和突触逐渐消亡。对这些神经突触的刺激正是儿童日后许多能力(视觉、听觉、触觉、味觉、嗅觉、前庭觉、本体觉等)良好发展的关键。这时进行适当的运动,如散步、肢体屈伸,甚至坐在摇椅上来回晃动等,都可以有效刺激胎儿的神经元和突触,为未来的多方面良好发展奠定基础。

三、胎教的基本方法

(一)情绪胎教

情绪胎教,是对孕妇的情绪进行调节,使之摆脱烦恼和忧虑,营造轻松的氛围及和谐的心境,并通过孕妇的神经递质作用,促使胎儿的大脑得以良好的发育。我国传统医学经典《黄帝内经》中率先提出孕妇"七情"(喜、怒、忧、思、悲、恐、惊)过激会致"胎病"理论。现代医学研究也表明,情绪与全身各器官功能的变化直接相关。不良的情绪会扰乱神经系统,导致孕妇内分泌紊乱,进而影响胚胎及胎儿的正常发育,甚至造成胎儿畸形。

(二) 自然胎教

孕妇与胎儿一起观看美丽的自然风光,倾听鸟鸣、流水等大自然的声音,对胎儿的感官发育有很好的促进作用。含氧量充足的空气对胎儿脑部发育也很有好处。在大自然中和胎儿进行对话能带来更多灵感。准父母向胎儿描述眼前的自然景物,就是自然胎教的特色之处。另外,在自然环境中步行还会令分娩更加顺利。

(三) 抚摩胎教

抚摩胎教可以安排在妊娠 20 周后,每晚临睡前进行。孕妇每晚睡前先排空膀胱,平卧床上,放松腹部,双手由上至下,从右向左,轻轻地抚摩胎儿,就像在抚摩出生后的婴儿那样,每次持续 5~10 分钟。但应注意手活动要轻柔,切忌粗暴。

(四) 对话胎教

准父母随时可以与胎儿交谈。尤其准爸爸的声音更适合胎儿。一天里在做着什么,想着什么,都可以跟胎儿说。例如,早上起床,跟胎儿说早安,告诉他现在是上午,当天的天气情况如何;还可以读书,或用丰富的想象力,把故事讲给胎儿听。讲故事时,要富有感情,进行有趣、细致的描绘,切记不要单调乏味。

(五) 歌唱胎教

因为唱歌时声带的震动会传遍全身,且穿过子宫、透过羊水使胎儿受到影响,声波的震动等于是给胎儿轻柔的按摩。此外,唱歌除了对胎儿有直接的影响外,也会利用到平常较少用到的肌肉,使孕妇能够活跃胸肌、增加肺活量,还能提高血液含氧量,如此,对胎儿养分的供应也会增加。歌唱胎教还可以让胎儿在子宫内就先熟悉母亲的声音,增强双方的感情交流。

(六) 音乐胎教

音乐在胎教中的作用十分明显。孕妇因生理反应,大多会心情抑郁,有压抑之感,这时听一些节奏鲜明、旋律优美的音乐能帮助摆脱烦躁情绪,心情往往会渐渐好转,这样也有利于胎儿的发育。还有一些胎教研究指出,胎儿自己也能直接听到音乐,得到听觉上的刺激。

四、胎教的注意事项

1. 在情绪胎教中,孕妇偶有情绪低落,并不必然会对胎儿形成严重影响,因此,也不要为情绪好而"强颜欢笑",内心的安宁是情绪胎教的最佳状态。

2. 抚摩胎教也要适度,以有规律的安排为好。

3. 对话胎教要注意合适的时机,以胎儿清醒时做为好,避免刺激过度。

4. 歌唱胎教不要求孕妇是否唱得正确,只要能带来愉悦的感受就可以。

5. 音乐胎教主要应用于孕妇。如果要给胎儿播放,须慎重。

6. 胎教中与胎儿交流过的内容,在出生后要持续跟进,婴儿会慢慢回忆起以前学过的东西。

第二节 新生儿教育训练

新生儿时期,结合新生儿发育特点,进行有针对性的教育训练,会为新生儿生长发育奠定良好的基础。

一、新生儿感知觉能力及运动能力

(一)感知觉能力

1. 视觉　光线作用于视觉器官,使其感受细胞兴奋,其信息经视觉神经系统加工后,便产生视觉。视觉与心理发展关系甚大,视觉缺陷可造成学习障碍。婴儿最早的智力开发不是来源于大脑,而是来源于视力。

2. 听觉　是指听觉器官在声波的作用下产生的对声音特殊性的感觉。听觉为新生儿学习创造条件,尤其对语言发展至关重要。

3. 嗅觉　是指鼻腔黏膜与某些物质的气体分子相接触时所产生的感觉。嗅觉是新生儿探查世界奥秘、认识外界事物的重要途径之一。

4. 味觉　是指有味道的物质刺激舌面和口腔黏膜上的味觉细胞(味蕾)引起的感觉。味觉能够帮助新生儿辨别物质的味道,是新生儿出生时最发达的感知觉。

5. 皮肤觉　包括触觉、痛觉和温度觉,是新生儿最早出现的感觉。

(二)运动能力

1. 粗大动作　包括抬头、翻身、坐、爬、立、走、跑等方面。

2. 精细动作　是指手及手指的功能,及手眼协调的能力。

(三)新生儿感知觉能力及运动能力的发展特点

新生儿感知觉能力及运动能力的发展特点见表2-5-1。

表2-5-1　新生儿感知觉能力及运动能力的发展特点

能力		发展特点
感知觉能力	视觉	已有瞳孔对光反射和短暂的原始注视,目光能跟随近距离缓慢移动的物体,能在20 cm处调节视力和两眼协调
	听觉	已有良好的听觉灵敏度,50~90 dB的声响会引起呼吸的改变
	味觉	对不同味觉物质已有不同反应,半个月左右时对甜味做吸吮动作,露出愉快表情,对苦、酸、咸的物质则表现出不安、皱眉、闭眼、恶心
	嗅觉	对有气味的物质已能产生各种反应,如面部表情、脉搏改变、不规则的深呼吸、打喷嚏等
	皮肤觉	皮肤对刺激的敏感性已接近成人。触觉已很发达,当身体不同部位受到刺激时会做出不同的反应。对冷热的感觉十分灵敏,痛觉反应较迟钝

续表

能力		发展特点
运动能力	粗大动作	无规律不协调,颈肌完全无力,从仰卧位扶至坐位时颈肌仅有短暂的张力增高,其后颈部肌力增强,故首先能在俯卧时仰头
	精细动作	两手紧握拳,偶尔在哭泣时松开手指。手指接触物体时出现握持反射

二、新生儿感知觉能力训练

(一)视觉能力训练

为新生儿准备一些不同的图画,如黑白对比的条形图、方格图、人脸图等,在新生儿清醒时,将图画举在新生儿眼前 20~30 cm 处,并向两侧缓慢移动,观察新生儿的眼球是否跟着画面转动。每幅图片可连续看几次,也可持续几天看,但每次训练时间不宜太长,3~5 分钟即可。

(二)听觉能力训练

1. 听音乐 无论是母乳喂养还是人工喂养,在哺乳时都可以播放旋律优美、舒缓的乐曲,注意音量要合适,一般新生儿出生几天后即可进行。一段乐曲一天可反复播放几次,几周后再换另一段曲子。但不要在新生儿睡觉时播放音乐。

2. 对新生儿说话 在新生儿清醒时,可用亲切、缓和的语调对其说话,比如:“宝宝,我是阿姨,阿姨喜欢你。”也可以给新生儿哼唱旋律优美的歌曲。

(三)触觉能力训练

握手指:母婴护理人员伸出手指,放在新生儿的手心,让新生儿抓握,等新生儿会抓以后,再将手指放在新生儿的手掌边缘让其抓握。

有些新生儿抓握能力较弱,多做抓握训练,可以有效提升新生儿的手部动作能力。

(四)嗅觉、味觉能力训练

在新生儿处于觉醒状态,情绪饱满的时候,母婴护理人员洗净双手,取新鲜苹果,切片。将切片拿到新生儿面前,靠近鼻孔,使气味能传导到新生儿鼻内。如果新生儿出现向苹果方向凝视,身体动作减少,则意味着闻到了气味。如果新生儿努力伸出舌头,则将苹果贴到其舌上,让其感受味道。

水果可以有多种选择,注意选择清香但没有强烈刺激气味(如过酸、臭等气味)的水果。

三、新生儿运动能力训练

新生儿运动能力训练应与新生儿日常护理结合进行。

1. 俯卧 新生儿出生 7 天后可以做俯卧练习,接受手臂、腿部、腹部、肌肉的全方位刺激,促进身心和大脑发育。训练时,成人可将新生儿从仰卧抱转成俯卧,时间不宜长,每天 2~4 次,每次 1 分钟左右。

2. 仰卧 这是新生儿自然的睡眠姿势,但刚出生时,屈肌仍旧处于紧张状态,身体处于不对称状态。成人可帮助新生儿身体向两侧转动,放松身体。经多次训练后,新生儿就能学会自己调整到舒适的姿势。

3. 抬头

方法 1:竖直抬头。将新生儿竖抱起,头部靠在妈妈肩上,轻轻抚摸新生儿颈部及后背,使其肌肉放松,然后不扶头部,让其自然竖直片刻(可与喂奶后拍嗝结合进行)。

方法 2:捋脊柱。结合抚触为新生儿捋脊柱,从第 7 颈椎捋到腰椎时,对新生儿说"宝宝抬头",刺激新生儿中枢神经,增加其颈部和背部的肌肉锻炼。

4. 转头 成人手拿拨浪鼓,距新生儿 30 厘米左右,边摇边从新生儿一侧移向另一侧,让新生儿的头随拨浪鼓转动。摇动拨浪鼓时,要控制音量,不要太大。

第三节 婴儿教育训练

婴儿期是人的体格和神经、心理发育较快的时期,良好的发展往往是根据婴儿生长发育的规律和个体差异有针对性地进行教育训练的结果。

一、粗大动作能力

粗大动作的基本内容包括:抬头、翻身、坐、爬、立、走、跑、跳、攀登、平衡、投掷等。

(一) 抬头与翻身动作能力的发展与训练

1. 抬头、翻身动作发展的过程

(1) 抬头:1 个月时,在俯卧位,婴幼儿的下颌能短暂地离开床面抬起。2 个月时,头能经常保持在中线上,下颏可离开床面,与床面成 45° 角。3 个月时,下颏和肩部均可抬起离开床面,与床面成 45°~90° 角,上肢可撑起支持部分体重,胸部离开床面。4 个月时胸部离开床面,面部与床面成 90° 角。

(2) 翻身:翻身动作是腰部、背部、手臂、头部依次回转的一系列连贯动作。4 个月时,婴儿时常试着翻身,但很多婴儿还不能翻过来。5 个月时,能从一侧向另一侧翻身,即从仰卧位翻到侧卧位,或是从俯卧位翻到侧卧位。6~7 个月时,能迅速地从仰卧位翻到俯卧位,或者从俯卧位翻到仰卧位,翻身动作已相当灵活。

2. 抬头、翻身动作能力的训练

(1) 训练准备

1) 环境准备:活动场地可以选择室内比较硬的床或地板。室内温度保持在 24~26℃,空气流通、光线柔和。

2) 物品准备:根据活动内容的需要选择活动材料,任何材料均应做到安全、无毒、无害。

3) 个人准备:母婴护理人员洗净双手,剪短指甲,摘去手上、身上不利于活动的饰品。婴儿活动前脱去外套、换好尿布,使其保持轻松、自然的状态。活动时间要在婴儿睡醒以后;如果刚喂完奶,要在喂奶 30 分钟后进行。

(2) 训练方法

1) 俯卧转头

适宜年龄:2~6 个月。

练习时间:每日 2~5 次,每次 3~5 分钟。

练习方法:婴儿俯卧,头朝向一侧,母婴护理人员用小电筒或摇动铃铛,吸引婴儿注意,并慢慢移动光源或声源,引导婴儿转动头部至另一侧。使用光源时,注意不要照到婴儿的眼睛。

2) 俯卧抬头

适宜年龄:3~6 个月。

练习时间:每日 2~5 次,每次 2~3 分钟。

练习方法:可以在床上方约 60 cm 高处悬挂一个彩色气球或声音清脆悦耳的彩色风铃,气球要选择不会爆裂的品种。让婴儿俯卧在较硬的床上或地板上,将其双手放在头的两侧,手扶婴儿头部使其转向中线,呼唤婴儿的名字或摇动气球或风铃,逗引其抬头、挺胸往上看,并尽量延长看的时间。刚开始训练时,婴儿可能支撑不太自如,随着练习,慢慢可以达到 2 分钟左右。等到婴儿两臂有了一定支撑力,可以降低气球或风铃的高度,时常摇动气球或风铃,吸引婴儿伸出手脚去抓碰。

3) 俯卧支撑练习

适宜年龄:3~6 个月。

练习时间:每日 2~4 次,每次 2~5 分钟。

练习方法:使婴儿俯卧,两臂屈肘于胸前,鼓励、诱导婴儿将头、前胸抬高,直至能用一只手支撑身体抬起头、胸。左、右手轮流支撑训练。

4) 两臂支撑俯卧

适宜年龄:3~6 个月。

练习时间:每日 2~4 次,每次 2~5 分钟。

练习方法:婴儿俯卧在床上或地板上,母婴护理人员双手心向上,与婴儿的手掌相合,托住婴儿手掌带动其手臂向上、向前运动。也可以在婴儿俯卧位的前方 30 cm 左右放置一个彩色玩具,鼓励并帮助婴儿伸手触摸抓握玩具。

5) 辅助翻身

适宜年龄:4~6 个月。

练习时间:每日次数不限,每次 3~5 分钟。

练习方法:让婴儿仰卧在床上或地板上,母婴护理人员轻轻握着婴儿的两条腿,把右腿放在左腿上面,右手握住婴儿的右手,左手扳动婴儿的右肩,使婴儿的身体自然地向左侧卧。反之,把左腿放在右腿上面,左手握住婴儿的左手,右手扳动婴儿的左肩,使婴儿的身体自然地向右侧卧。多次练习后,母婴护理人员可以一手抓住婴儿的手,一手扳动婴儿的肩部使其由仰卧或侧卧位变成俯卧位,再用相同的方法由俯卧位变成仰卧位。婴儿学会翻身后,母婴护理人员可在婴儿身体的一侧放置他喜欢的玩具,鼓励他侧翻去抓住玩具。再慢慢移动玩具,引导他顺势翻身俯卧。

6)翻身游戏

适宜年龄:4~6个月。

练习时间:每日3~4次,每次3~5分钟。

练习方法:将婴儿放在被单上,由父母分别抓住被单的两个角,轮流拉高或放低,让婴儿在被单里滚来滚去,体验翻身的要领。当婴儿能够随心所欲地翻动身体时,在床上摆放一些障碍物,如枕头、棉被、拥抱型玩具等,让婴儿从上面翻过去。在地板上铺上软垫,准备好床单、被单或毛巾被。让婴儿躺在床单、被单或毛巾被上,只将头露在外面。护理人员像包春卷一样把婴儿卷起来,然后拉住床单、被单或毛巾被的一边,让婴儿慢慢顺势滚出。

3. 注意事项

(1)练习时间安排在两次喂奶之间,婴儿处于清醒状态下进行。不要在婴儿刚吃完奶或饥饿时练习。如果婴儿身体不舒服或情绪不好,则不要勉强练习。

(2)在练习抬头、翻身时,母婴护理人员的动作要轻柔,态度要亲切、有耐心,要善于运用语言与婴儿交流,让婴儿感受到愉悦。

(3)循序渐进。开始训练时,练习时间和次数不要太长、太多,要逐渐增加。

(4)每次练习结束,母婴护理人员可以把婴儿抱起,抚摸婴儿身体各部位,帮助婴儿放松肌肉。

(二)坐、爬动作能力的发展与训练

1. 坐、爬动作的发展过程

(1)坐:1个月时,由于腰肌无力,扶坐时背脊形成半圆形。3个月时腰呈弧形,抬头达数秒。4个月时,坐位时头不再后垂,此时摇晃躯体,头随之摇摆不定,背部仅在腰部出现弯曲。5~6个月,坐位时腰部直起,头部不再摇摆不定,拉其手从仰卧位坐起,能自己用手向前撑着坐,可坐在婴儿车或有围栏的椅子上。7个月时,能独坐,但有时两手向前支撑。8~9个月时,能独坐,往前方倾斜时能保持平衡而不倒。10~11个月时,能坐得很稳,并能改变姿势,可由坐位改成俯卧位,或由俯卧位改成坐位。1岁时,坐位时能左右旋转去取物而不跌倒。

(2)爬:1个月时,能以肘撑起身躯,并交替向前伸手试图抓取手不能及的物体,这是匍匐动作的开始。2个月时,能在俯卧位交替踢腿。3~4个月时,能用肘部支撑上身达数分钟之久。5~7个月时,能用手支撑胸腹使身体离开床面,有时能在原地转动。8~9个月时,婴儿能用上肢往前爬。1岁婴儿爬时可手膝并用,少数喜用手脚撑起全身爬或坐着滑动臀部向前移动。

2. 坐、爬动作能力的训练

(1)训练准备

1)环境准备:婴儿坐或爬行的地方必须软硬适中,摩擦力不可过大或过小;爬行的空间要宽敞,四周家具如有尖角,需用软性材料包起来;将墙面电器插座装好保护套,确保安全。

2) 物品准备:选择能滚动、移动、发声、婴儿熟悉而感兴趣的材料,投放在相应的地方,吸引婴儿追逐。一次一般不超过 3 样。准备好毛巾和饮用水,方便运动中擦汗和运动后补充水分。

3) 个人准备:母婴护理人员除去手上、身上不利于活动的饰品,便于与婴儿一起活动、游戏。婴儿选择清醒、情绪愉悦时进行。脱去宽大的外套,检查尿布是否需要更换。活动过程按需要增减婴儿的衣服。

(2) 训练方法

1) 坐或靠坐

适宜年龄:4~6 个月。

练习时间:每日次数不限,每次 3~5 分钟。

练习方法:初期可以用枕头围着婴儿背部,使其靠着坐起来,并且给一些玩具,让他拿着玩,以提高婴儿坐的兴趣。以后可以逐渐撤去枕头,让他独坐。让婴儿面对面坐在母婴护理人员的膝上,母婴护理人员双手轻轻围抱着婴儿,有节奏地与婴儿说话、游戏,如"骑大马,骑大马,宝宝骑马跑天下"。然后悄悄放开手,让婴儿身体保持短暂的平衡。

2) 坐着玩

适宜年龄:7~8 个月。

练习时间:每日 2~3 次,每次 5~10 分钟。

练习方法:让婴儿坐在活动毯或草地上,将球滚向他,鼓励婴儿伸手接球,并把球推回来。球的轻重以婴儿能接住和推动为宜。平时可以让婴儿坐着吃点心,坐着听音乐、坐着看图画等。

3) 仰卧拉坐

适宜年龄:5~6 个月。

练习时间:每日 2~3 次,每次 5~10 分钟。

练习方法:婴儿仰卧在床上,母婴护理人员将双手拇指放在婴儿的掌心,其余 4 个手指握住手腕,将婴儿轻轻拉起来,边拉边说"起床啦",再轻轻让他躺下,边躺边说"睡觉啦"。可重复 2~3 次。

4) 手膝爬行

适宜年龄:7~12 个月。

练习时间:每日 3~4 次,每次 5~10 分钟。

练习方法:让婴儿双膝跪在软硬适中的地毯上,双手撑地,使婴儿呈手膝着地姿势。开始爬行时,婴儿四肢乱动乱蹬,甚至原地打转或后退。母婴护理人员要一边用玩具在前逗引,一边用手抵住脚掌。当婴儿右手前进时,推左脚帮助他;当左手前进时,推右脚帮助他,使婴儿慢慢学会相互协调爬行。如果婴儿无法自己从匍匐爬行转为手膝爬行,母婴护理人员可以用手托住或用毛巾兜住婴儿的腹部,使胸、腹部离开地面,逐步帮助婴儿把体重落到自己的手上和膝上。

3. 注意事项

(1) 不要让婴儿离开自己的视线,更不要让婴儿独坐或独自爬行;如果让婴儿在床上独坐或爬行,一定要有防护措施,以免摔下床。

(2) 创设情境性、游戏性的活动环境,引导婴儿在情境中边游戏边练习,发展基本动作。

(3) 每次坐或爬行持续时间因人而异。要善于观察婴儿的情绪、精神,及时调整活动时间和活动量。对于9~12个月的婴儿,可以运用语言提示,如"坐下来和玩具宝宝玩一玩""躺下来,看看上面有什么?"等,使婴儿改变动作,从而调节运动量。

(4) 在爬行活动中,要用语言、动作和表情等鼓励婴儿,激发其勇敢地往前爬。当婴儿获得成功时,则通过拥抱、亲吻、拍手等形式给予表扬与肯定。

(三) 站立、行走动作能力的发展与训练

1. 站立、行走动作的发展过程

(1) 站立:婴儿初生时具有踏步反射。2~3个月扶站立时,髋、膝关节弯曲。6个月扶站立时,两下肢可支持其体重。7个月扶站立时,能弯曲膝盖蹦跳。9个月时可扶站立。11个月时可扶栏独脚站立。

(2) 行走:11个月时能作蟹行,此时母婴护理人员挽着其双手能向前走。13个月时能独走,但双下肢分开,基底很宽,每步的距离、大小、方向也不一致,肩部外展,肘弯曲。15个月时能爬楼梯,可自己站起,并站得很稳,但绕物转弯时还不灵活,行走时不能突然止步,可自己上下楼梯(每个台阶需先后用两只脚去踏),能拾起地上的东西而不跌倒。

2. 站立、行走动作能力的训练

(1) 训练准备

1) 环境准备:地面平整、不滑,空间宽敞,家里的摆设要有利于婴儿学习站立与行走。

2) 物品准备:选择相对结实、易扶的物体,如固定的栏杆、沙发、电视柜或者低柜等都可以,尽量避免婴儿接触花瓶或衣架等不稳固的物品,提供能吸引婴儿站立与行走的玩具,如有弹性的球等。

3) 个人准备:母婴护理人员着装轻便,不穿高跟鞋。婴儿衣服透气、宽松,以四肢有充裕的活动余地为好;穿合脚、有弹性的鞋,鞋底不能太硬或太软。

(2) 训练方法

1) 站立

适宜年龄:7~10个月。

练习时间:每日次数不限,每次2~3分钟。

练习方法:在婴儿还未能站稳时,母婴护理人员用双手扶着婴儿的腋下,让其练习站立。当婴儿两手扶站较稳时,可训练一手扶站。在婴儿面前放置高40~50 cm的桌子,桌上放一些玩具,鼓励婴儿一只手扶站,另一只手去取玩具。在婴儿站得较稳后,可双手扶着婴儿的腋下,让婴儿的背和臀部靠墙,两足跟稍离墙,双下肢稍分开站稳,然后慢慢放手,并拍手鼓励婴儿独站。

2) 行走

适宜年龄:10~12 个月。

练习时间:随时可做,每次 1~2 分钟。

练习方法:

方法 1:踩脚行走。让婴儿脸向前,双脚踩在成人的双脚上,成人两手扶着婴儿腋下,迈着适合的小步子带动婴儿两只脚向前走。

方法 2:扶物行走。营造安全行走环境,在墙壁上或家具上悬挂醒目玩具,激发婴儿兴趣,鼓励婴儿向前走。只要婴儿走步了,不管是否到达,最后要让他能拿到玩具,使婴儿在运动中获得愉悦。

方法 3:独立行走:确认环境安全,护理人员在婴儿面前保持一臂距离,鼓励婴儿走向自己。

方法 4:推小车走。在安全环境中,为婴儿提供可推着的小车练习走路。

二、精细动作能力

精细动作的基本内容包括:抓握、拍打、对击、松手、倒手、扔等。

(一) 精细动作发展的过程

婴儿精细动作的发展是依次有序逐步进行的,即本能地抓握→手眼协调→手的灵活动作。

1. 0~6 个月婴儿　新生儿期,手的动作处于混乱阶段,只有本能的、无条件的抓握反射。2~3 个月起,不随意性手的抚摸动作就开始了,如抚摸亲人或玩具等,但不会抓握物体,没有任何目标,没有方向性,是纯粹的无意识动作。5 个月左右,动作有了简单的目的和方向性。此时,当婴儿看到亲人或玩具时,不仅会伸出手来抚摸,而且会发出快乐的呼喊声。6 个月时,逐步形成眼和手的协调运动。

2. 7~12 个月婴儿　身体动作发展迅速,手的动作开始形成。6 个月后,婴儿的手指出现动作分工,逐步学会了拇指与其余 4 指配合的抓握动作。开始用两只手配合玩耍一个物体,能够将一只手里拿的东西放在另一只手上,可以用不同的方式摆弄各种物体,如把小盒子放在大盒子里,用小棒击打铃铛等。婴儿在玩耍中进一步识别着事物的各种联系。这时期婴幼儿最喜欢用物体做重复的动作。例如,把积木放在盒子里,倒出来,又重新放进去,不断重复同一动作,能持续较长时间。

(二) 精细动作能力的训练

1. 训练准备

(1) 环境准备:室内空气新鲜,温度适宜,可配以缓慢、柔和的音乐。

（2）物品准备：形态大小适合婴儿小手抓握、摆弄的玩具。玩具可以带有悦耳的响声，质地光滑，便于清洗，不宜太小，以免被吞食。

（3）个人准备：母婴护理人员洗净双手，除去首饰，穿着便于活动的衣服。要选择婴儿清醒、愉悦时进行。脱去婴儿宽大的外套，衣着要便于进行游戏。检查尿布是否需要更换。

2. 训练方法

（1）抓握

适宜年龄：1~3 个月。

练习时间：每日次数不限，每次 1~2 分钟。

练习方法：准备一些婴儿可以抓满手的东西，如铃铛、海绵、橡皮玩具等，塞满双手，张开后再把东西塞进去，反复练习握掌、伸掌动作。

（2）手眼协调

适宜年龄：3~6 个月。

练习时间：每日次数不限，每次 3~5 分钟。

练习方法：准备乒乓球、触摸球、不同材质的纸巾、轻音乐。

母婴护理人员将婴儿抱在怀中，拉着婴儿的手，边念儿歌边做动作。将装有小球的筐放在婴儿面前，鼓励婴儿用手去抓，将球从一只手传递到另一只手。

婴儿躺在床上，母婴护理人员提起纸巾，放在婴儿正前方 25 cm 的位置，边晃动边鼓励婴儿用双手抓住纸巾。

（3）撕纸

适宜年龄：9~10 个月。

练习时间：每日次数不限，每次 3~5 分钟。

练习方法：母婴护理人员边念儿歌边做动作，同时与婴儿进行情感交流，如拍拍婴儿的背部，挠挠婴儿痒痒等。母婴护理人员先将不同材质的纸撕成条，然后将纸条吹到空中，激发婴儿玩纸的兴趣；提供不同材质的纸让婴儿撕、捏，在这个过程中可以配合语音"刷、刷、刷"；将婴儿撕碎的纸抓起来并配合语音"下雨啦，下雨啦"等；让婴儿将撕碎的纸放进杯子里。

活动迁移：7~12 个月的婴儿喜欢扔东西，可以将不同材质的纸搓成纸团供婴儿扔，锻炼婴儿的臂力。

3. 注意事项

（1）活动中不要让婴幼儿离开自己的视线，不要让婴幼儿单独活动，在进行各项活动时要做好相应的防护措施。

（2）要把握好游戏的时间，在活动中关注婴幼儿的出汗情况、愉悦程度等，及时视情况调整活动时间。

（3）要善用语言来促进游戏的进展，当婴幼儿获得成功时，应该及时对婴幼儿进行鼓励、表扬。

三、语言能力训练

婴儿时期是语言的准备期,包括语言产生和理解两方面的准备。这一时期的语言能力训练,不仅是教会婴儿模仿成人的口型练习发音,同时通过指认、讲故事等游戏,发展婴儿语言的理解能力、表达能力。

(一)语言发展的过程

婴儿语音的发展是从无意义到有意义,从单音节到多音节,从元音到辅音,从不准确到逐渐准确,扩展到收缩。1岁以前是婴儿的语言敏感期,婴儿自第一声啼哭到咿咿呀呀做好说话的准备,经过了大量的发音练习。这个过程又可以分为3个阶段。

1. 第一阶段:简单音节阶段(0~3个月)

(1) 听觉较敏锐,对语音较敏感,能分辨语音和其他声音的区别。

(2) 能发出一些简单的音节,主要以单音节为主。此阶段发音多为反射性发音,没有任何符号意义;以韵母为主(ɑ、ɑi、ei、ou),声母很少(h、m)。

(3) 能用不同的哭声表达需要,并对成人的逗弄和语言刺激做出相应动作反应,产生交际倾向。

2. 第二阶段:连续音节阶段(4~8个月)

(1) 经常发出连续的音节,6个月后,开始出现近似词的发音(ba-ba、ma-ma、da-da)。

(2) 能辨别一些语调、语气和音色的变化,感知说话者的表情、态度,表明语言理解能力有所提高。

(3) 懂得简单的词、手势和命令,能辨别家人的称呼,会指认一些日常物体。

(4) 出现"小儿语",会用语音吸引成人的注意。

3. 第三阶段:学话萌芽阶段(9~12个月)

(1) 婴儿9个月时开始理解成人的语言,对语言刺激能做出反应,表现在两个方面:一是能执行简单指令,并建立相应动作联系。例如,成人说"给妈妈再见",婴儿马上会挥动小手。二是能将一定的语音和实体相联系,例如,成人说"灯",婴儿会用手指灯。

(2) 语言交际能力开始扩展,能通过语音、动作、表情的结合进行交流。

(3) 2个月时的婴儿能说出有意义的单词。

(二)语言能力的训练

1. 语音练习

适宜年龄:0~3个月。

练习方法:

方法1:回音游戏。婴儿睡醒后或情绪愉悦时,会发出"啊""呀"等声音,成人可模仿婴儿声音,亲切地回应,与婴儿进行语音交流。

方法2:逗笑游戏。在婴儿情绪好的时候,成人做出笑的表情,发出笑的声音,吸引婴儿模仿;或用挠痒痒的方式逗婴儿笑,使婴儿体会亲子情感的愉悦。

2. 口型练习

适宜年龄:0~3 个月。

练习方法:成人做张口、闭口、吐舌头、扁唇、圆唇等口型,吸引婴儿模仿练习。

3. 发音练习

适宜年龄:0~3 个月。

练习方法:成人做张口动作,并发出"啊"的音;成人做噘嘴动作,并发出"呜"的音;成人做扁唇、露齿动作,并发出"衣"的音。每次玩一种,熟练后再玩第二种。

4. 音义结合练习

适宜年龄:4~8 个月。

练习时间:随时可做,每次 1~2 分钟。

练习方法:

方法 1:做什么说什么。母婴护理人员要将正在做的事用缓慢清晰简洁的句子说给婴儿听,每天多次重复,重复时同样的事情用同样的句子说。如给婴儿喝水时,每次都说:"宝宝,喝水,宝宝,你在喝水。"

方法 2:见到什么讲什么。母婴护理人员要观察婴儿的注意力,将他已经形成的感知经验用通用概念清晰准确地告诉婴儿,也要多次重复,重复时同样的事情用同样的句子说。如在婴儿捏一个软球时,要对他说:"宝宝,软的,宝宝,软的。"同时,再拿来一个相对硬的球放在他另一个手里,让他捏,告诉他说:"宝宝,硬的。"

5. 指认游戏

适宜年龄:7~12 个月。

练习时间:随时可做,每次 1~2 分钟。

练习方法:

方法 1:指认身体器官。母婴护理人员与婴幼儿面对面坐在镜子前,母婴护理人员可以先触摸身体的某个部位,边指身体的部位,边跟婴幼儿说这是什么,让婴幼儿跟着一起做,然后再试着做出一些其他的动作,如站在原地晃动,伸展肢体。注意这个游戏是镜子游戏,要求婴儿与母婴护理人员做出完全一致的动作。

方法 2:指认家庭成员。爸爸妈妈、爷爷奶奶都是日常生活中随时能够接触到的人,在日常生活中跟婴儿接触的时候,可以对着婴儿说:"这是奶奶,这是爷爷,这是爸爸,这是妈妈,这是阿姨。"

6. 说儿歌童谣

适宜年龄:6~12 个月。

练习方法:

方法 1:结合婴儿日常生活场景说儿歌童谣。

起床歌:婴儿睡醒起床时,母婴护理人员与婴儿面对面,亲切地看着婴儿的眼睛说歌谣:"小宝宝,起得早,睁开眼,眯眯笑,咿呀呀,学说话,伸伸手,要人抱。"

穿衣歌:母婴护理人员给婴儿穿衣服时,可以说歌谣:"小胳膊,穿袖子,穿上衣,扣扣子,小脚丫,穿裤子,穿上袜子穿鞋子。"

铃铛歌:给婴儿玩铃铛时,母婴护理人员可以说歌谣:"叮铃铃,叮铃铃,一会远,一会近。小宝宝,耳朵灵,听铃声,找到铃。"

开车歌:当婴儿玩小汽车时,母婴护理人员可以说歌谣:"小汽车,嘀嘀嘀,开过来,开过去,小宝宝,当司机,送妈妈,上班去。"

方法 2:表达亲子情感时可以说以下类歌谣。

"小羊咩咩叫妈妈,妈妈咩咩也叫他,跟着妈妈一道去,吃饱早回家。"

"小板凳,真听话,和我一起等妈妈,妈妈下班回到家,我请妈妈快坐下。"

方法 3:激发婴儿对古典文学的兴趣,可以说以下类歌谣。

"乖宝宝会说三句话(歌谣)。'身体发肤,受之父母',现在我小,'羊羔跪乳',等我长大,'乌鸦反哺!'。"

7. 讲故事

适宜年龄:7~12 个月。

练习时间:每次 3~5 分钟。

练习方法:准备一只蜗牛玩偶或蜗牛图片,一个积木楼梯,或用积木搭起的楼梯。

母婴护理人员向婴儿介绍材料:"看,宝宝,这是什么呀? 哇,一只小蜗牛宝宝。蜗牛宝宝在做什么呢? 噢,它在爬楼梯。因为它有一个重重的壳,所以它爬得好慢呀。不过,它虽然爬得慢,却很有毅力,一直在努力爬呀,爬呀,爬呀,噢,它爬到最高处了。听,小蜗牛在说什么:我是小蜗牛,走路慢悠悠,别看我走得慢,我从来不忧愁,别看我个头小,蜗牛也是牛,蜗牛有牛劲,哈哈,我上了大高楼! "母婴护理人员边讲故事,边做蜗牛爬楼梯的动作,当说到语气词的时候要表现夸张。讲完故事后,可以请婴儿指认。如问:"蜗牛在哪里啊?"让婴儿尝试用手指指认。

(三) 注意事项

1. 在日常生活中,充分利用各种方式与婴儿说话,以丰富他们的语言。例如,进餐时说说今天吃了什么;带婴儿散步时,说说大街上的事物,如"前面开来了一辆车,滴滴答答在唱歌"。

2. 丰富婴儿的生活。要充分利用环境,增加婴儿接触周围自然界和社会生活的机会,引导婴儿多看、多听、多说。

3. 看图说话时,准备的图片颜色要鲜艳,这样既能吸引婴儿,又能培养婴儿对颜色的印象。

4. 讲故事时普通话一定要准确,吐字清楚,速度适中,语调要抑扬顿挫,有一定的节奏,努力做到绘声绘色。

5. 循序渐进。训练的时间和次数不要太长、太多,关注婴幼儿的兴趣度,逐渐增加时间和次数。

思考题

1. 简述胎教的基本方法。

2. 新生儿感知觉能力发展有哪些特点？

3. 如何进行新生儿感知觉能力的训练？

4. 婴儿粗大动作训练包括哪些内容？

5. 如何进行婴儿精细动作训练？

6. 如何进行婴儿语言能力训练？

参考文献

［1］葛可佑.中国营养师培训教材［M］.北京:人民卫生出版社,2005.

［2］卓长立,高玉芝.家政服务员［M］.北京:中国劳动社会保障出版社,2012.

［3］刘康,丁宗一.育婴员［M］.北京:海洋出版社,2013.

［4］刘康,张亚男.育婴员［M］.北京:中国劳动社会保障出版社,2013.

［5］陈宝英,金璎.月嫂服务实用技能［M］.北京:中国劳动社会保障出版社,2004.

［6］刘勤,卓长立.家政服务实用手册［M］.济南:山东科学技术出版社,2005.

［7］赵茂矩,徐秀莲,赵萍.母亲因素对婴儿早期教养影响的观察［J］.中国妇幼保健,2005(22):
       2915-2918.

［8］Shaffer DR,Kipp K.发展心理学［M］.邹泓,译.9版.北京:中国轻工业出版社,2016.

［9］Charies HZ.婴幼儿心理健康手册［M］.刘文,译.3版.北京:中国人民大学出版社,2014.

［10］俞铮铮.母婴护理员(初级技能)［M］.杭州:浙江大学出版社,2017.

订购方式

1. 可按教材订购惯例，通过各院校教材科统一订购。

2. 使用单位、个人也可登录高教社网上书城（http://www.landralo.com）和高教社官方微店或扫描以下二维码，输入书名，网络在线购买。

高教社网上书城

高教社官方微店